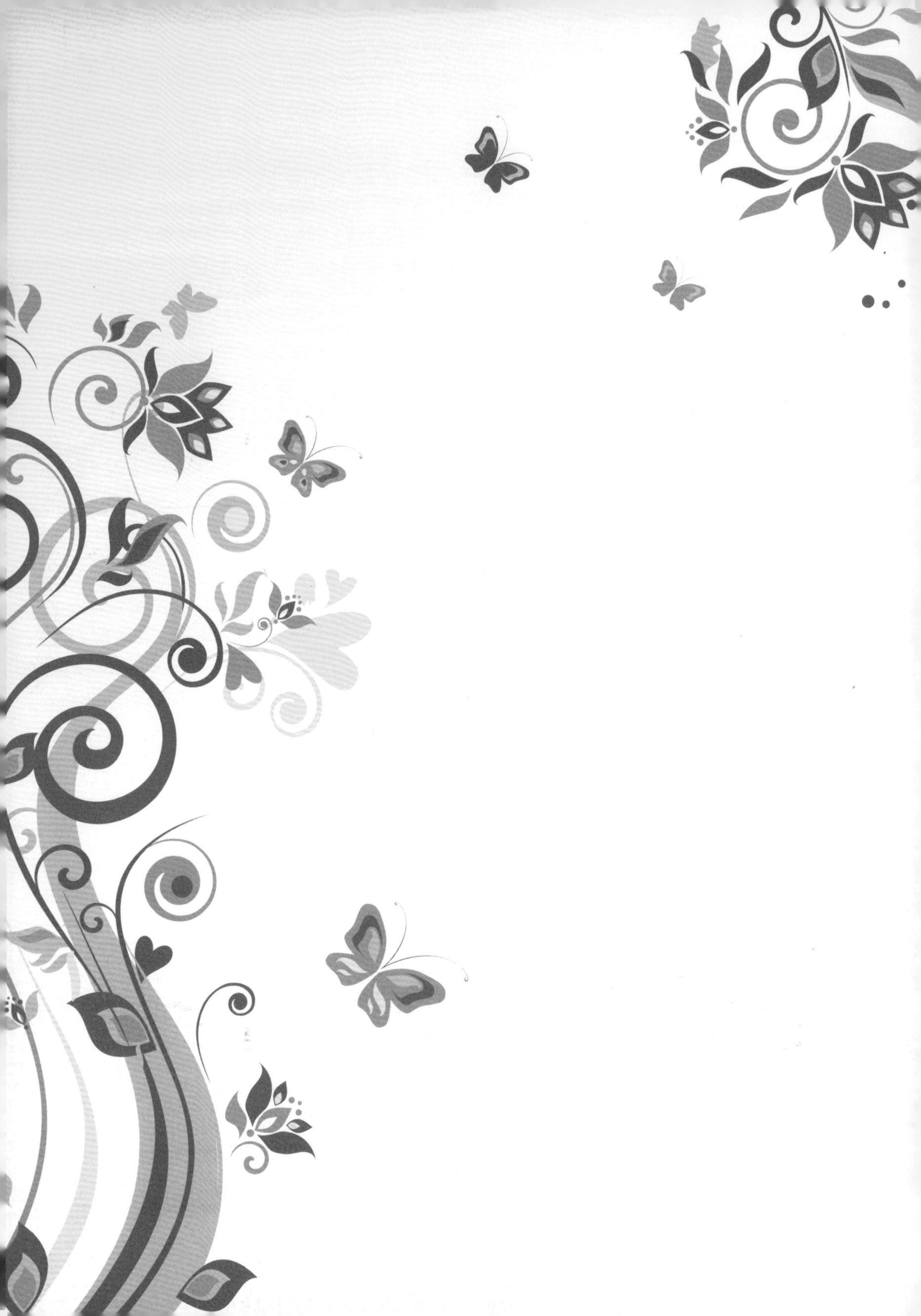

變身超吸睛自然系美女 修訂版

養好婦科，打造靚瘦體質

讓女人更耐看的美膚、逆齡漢方調養術

中醫師 張文馨一著

生饗宴

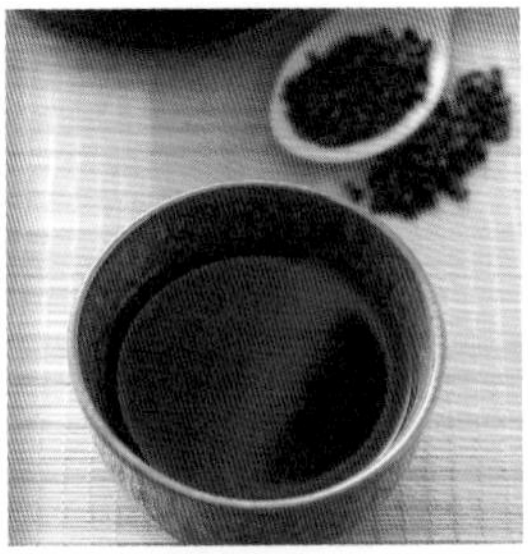
生薑決明子紅茶 p.202

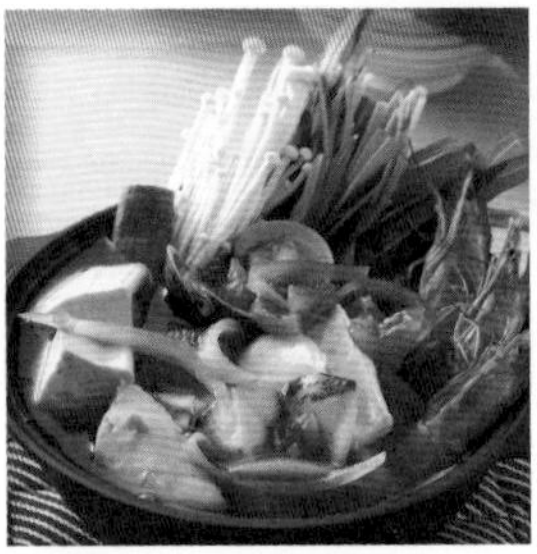
窈窕番茄洋蔥海鮮湯 p.179

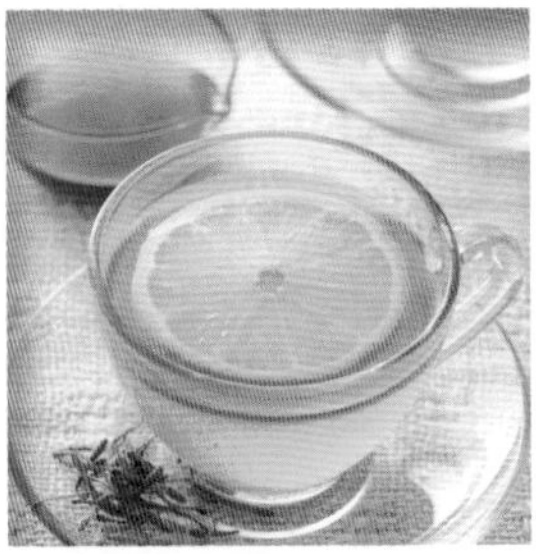
抗痘銀花檸檬蜜茶 p.219

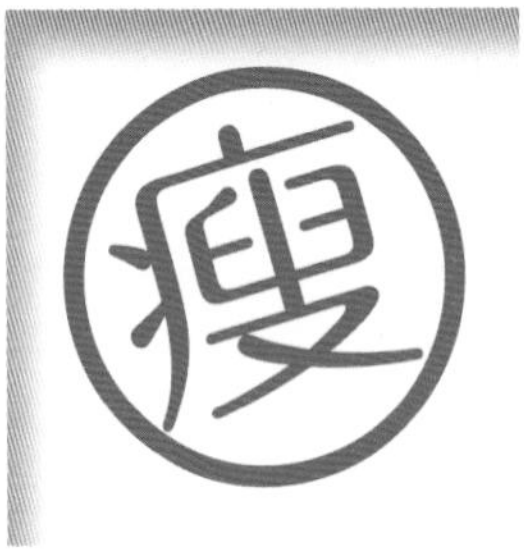

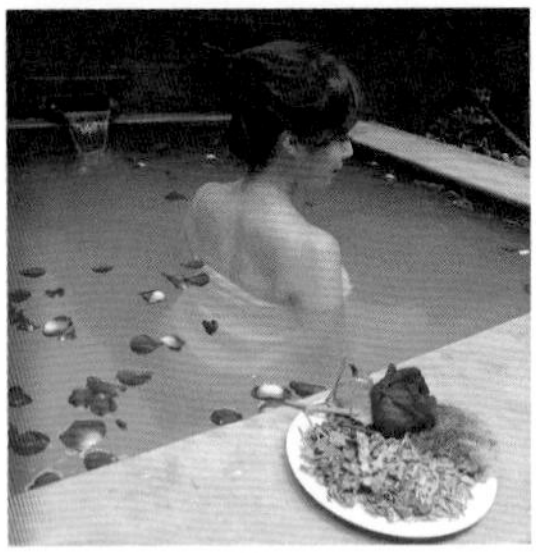
養生瘦身中藥浴 p.204

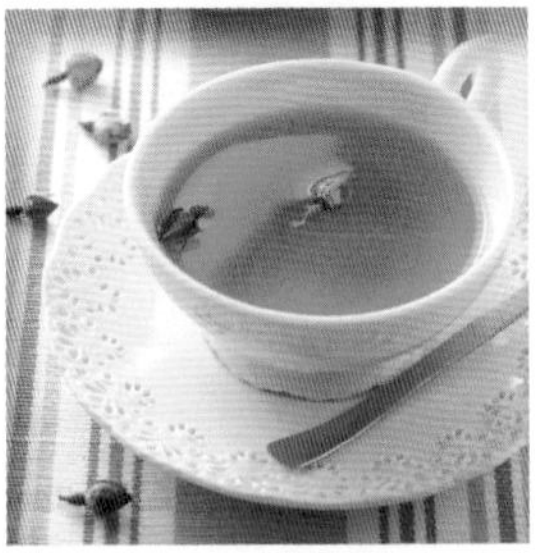
好氣色私房美顏茶飲 p.272

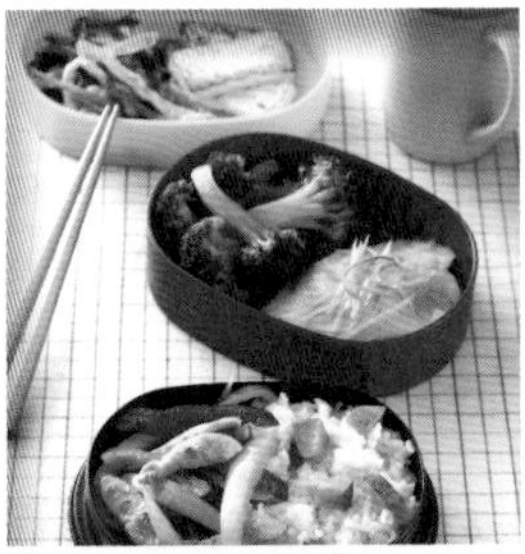
幸福五行瘦身便當 p.175

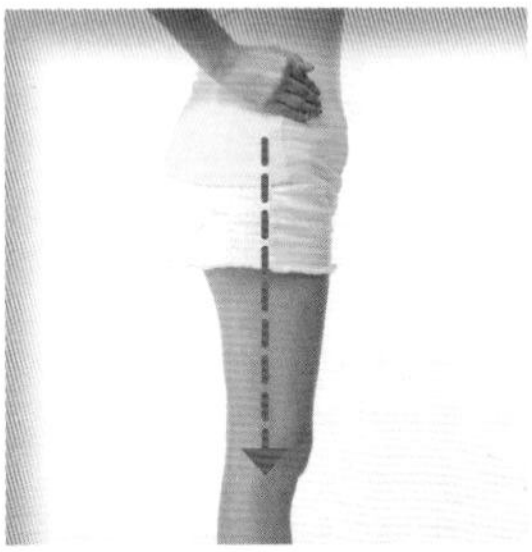
激瘦經絡拍打 p.157

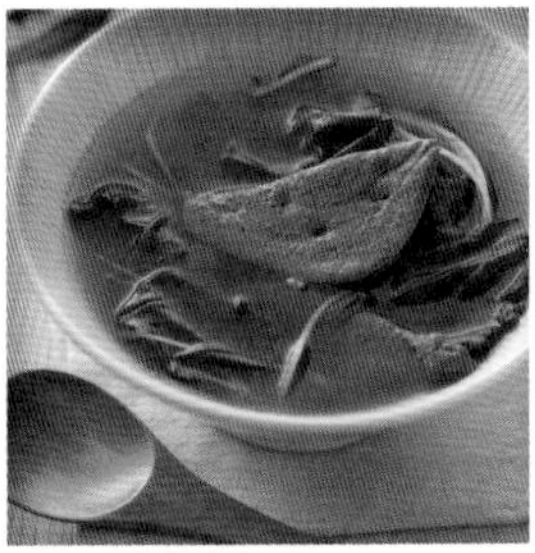
補血菠菜豬肝湯 p.055

中醫養

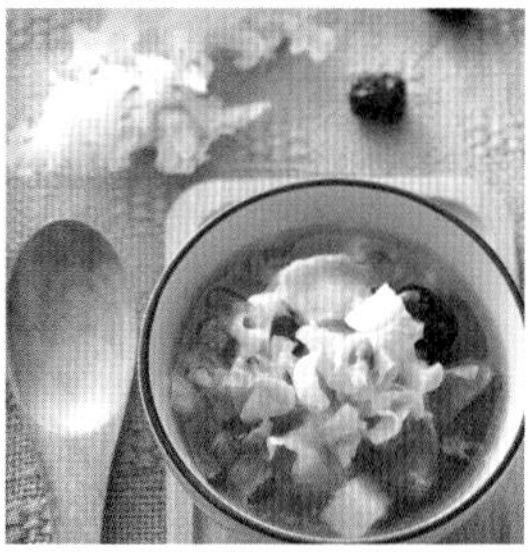
美白抗老銀耳甜湯 p.271

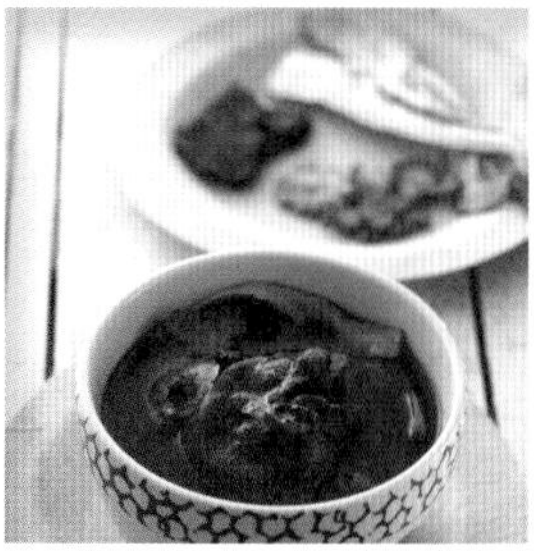
四物湯正確喝法 p.032

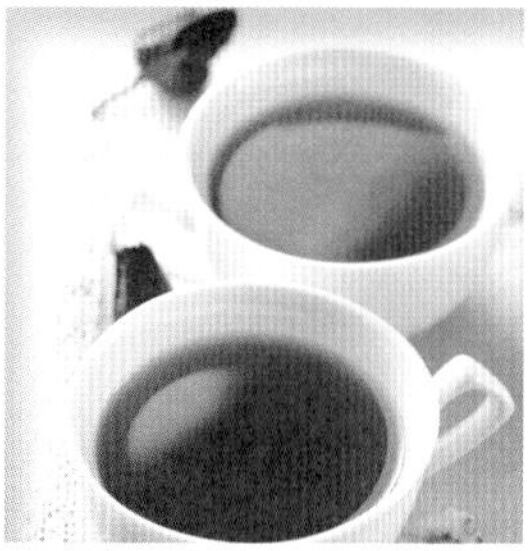
首烏玉竹抗老茶 p.226

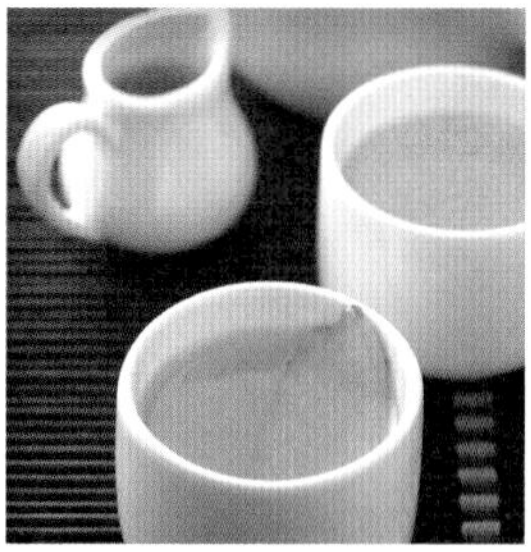
暖宮蜂蜜薑茶 p.097

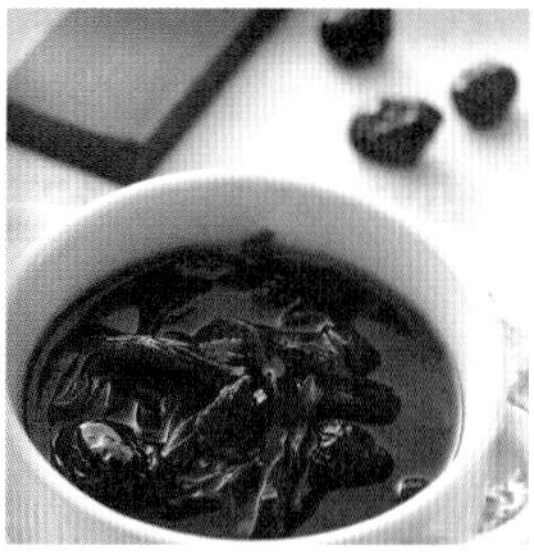
黑木耳阿膠紅棗甜湯 p.234

靚

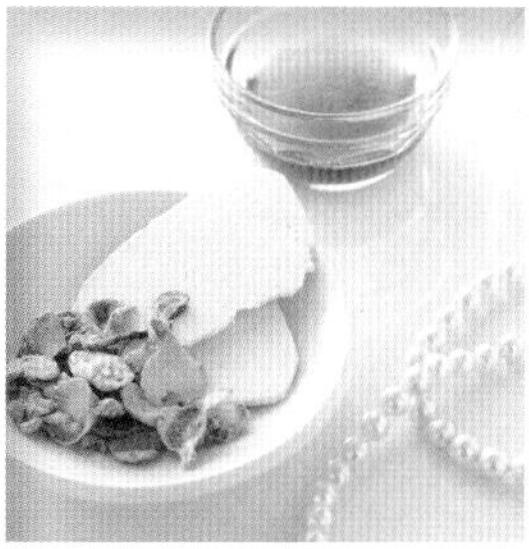
珍珠美白淡斑面膜 p.233

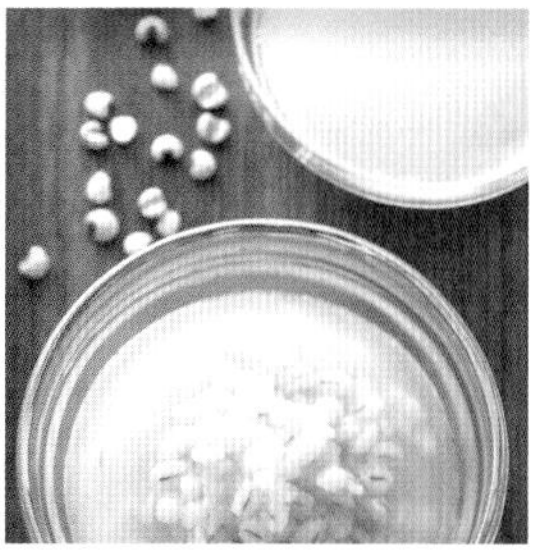
消腫法寶薏仁水 p.123

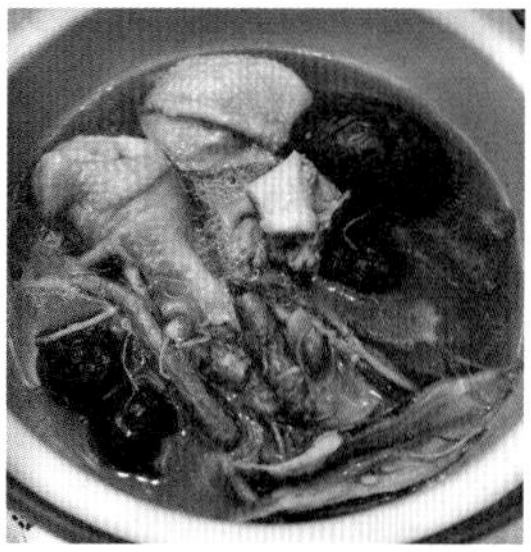
參鬚首烏玉竹雞湯 p.100

目錄 Contents

PART 2

女生重「身材」——重建瘦體質，不餓肚子也能瘦！

修煉魔鬼曲線的美體大法

PART 3

女生愛「面子」——養成靚體質，就能擁有好膚質！拍照不再依賴美肌模式 209

總結

專文推薦

想美要深耕，婦病要除根

台北市中醫師公會名譽理事長
日本大學醫學部醫學博士
陳旺全

婦科問題眾女關注，美膚永駐眾女期待，纖體常在眾女望呆。沒錯，中醫首重健康整體觀，更著重女性美之意涵，女性朋友婦科沒問題，才能展現「內美，什麼都美」！話雖如此，要達到此境界，應注重月經不順、月經痛、經期症候群、陰道炎、不孕症、子宮疾患、更年期障礙等問題的改善，這就得仰賴醫師給妳正確的治療與養生觀念，當然也需妳的身體力行，才能達成目標。

全世界先進國家，女性朋友追求婀娜多姿魔鬼身材，水嫩輕盈美貌風采的風氣方興未艾。但，我強調健康需要維繫，青春可以再現，美麗可以創造，而如何達成並維持是個重要難題！不僅妳應配合均衡的飲食，規律的作息，適當的運動，快樂的情緒，更應相信中醫，搭配中醫全方位的養生方式，如此一來不美也難了！

個人行醫已30多年，不管是醫學基礎理論、臨床醫學經驗及醫學演討會，所發表的國內外期刊已數千篇，現任義守大學醫學院教職，帶過無數個醫學生，深深覺得「長江後浪推前浪」的至理名言，像張文馨醫師這樣的努力與執著，在醫界真是少之又少。她不只以口傳授、以文引導讀者美麗養生，更實際行動，重視「婦科養生祕技」、「享瘦美食不胖」、「美膚保養豔麗」之法則，至今是一位人人稱羨之窈窕美女醫師。

我雖然出版過20多本醫療保健書，而張文馨醫師所著之書的見解有特殊獨到之處，說真的，我認為想擁有美姿，常現窈窕，妳別無選擇，應有「想美要深耕，婦病要除根」的決心，積極配合張醫師的女性養生祕訣，就能成為超吸睛的自然美女了。

專文推薦

照顧自己的健康，才能擁有好氣色

台北醫學大學醫學系婦產學科部定講師
台北醫學大學附設醫院婦產部主治醫師
《婦科女醫師懷孕生產絕對完整版》作者
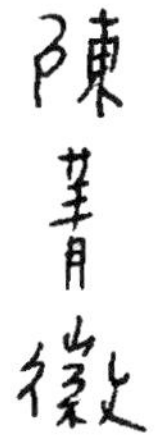

第一次見到張醫師，就驚豔於她甜美亮麗的外表，加上時髦的打扮讓人完全猜不出她的身分。同樣身為女生，並不會因為專業領域不同而有隔閡，反而有聊不完的話題，同樣我們也會分享女性病患的種種困擾，並且交流中西醫的意見。

做為一位婦產科專科醫師，我每天都會面對各個年齡層、被各種婦科疾病困擾而前來求診的病患，其中月經不規則、經期疼痛、陰道搔癢、白帶多等問題十分常見，每位女性在一生中，很難不會遇到。這些問題相較於子宮肌瘤、子宮內膜異位症、不孕等，算是比較「小」、易於處理的狀況，西醫的治療方式較為立竿見影，發作時的急性期在用藥後，幾乎都能得到緩解，之後病患只要懂得保養，就能相安無事。然而我也診治過反覆發作的病患，我觀察這些病患，她們通常不願意多花一點時間了解自己的身體，不願意改變生活方式來讓自己變得健康，真的十分可惜。

我雖然是西醫，但是我也相信中國醫藥五千年的智慧有其道理，像是從小女生們被耳提面命「生理期不要吃冰冷寒涼食物」、「保護好子宮才能打造一個良好的受孕環境」等，年紀愈長愈覺得不可小覷這些提醒。尤其是在門診中看到有些女性年紀才三十出頭就不孕，更讓我深深體會女生從小照顧好自己子宮、卵巢健康的重要性。我自己也在懷孕生產和坐月子期間，適度選擇中醫的進補和食療。

現代人漸漸懂得「美麗要由內而外」的真理，的確，我沒有看過哪個疾病纏身的人，還能擁有迷人的外表。往往當妳健康顧好了，身體的智慧就能自我調節，讓妳不用刻意減肥就能維持好身材。至於臉上氣色，也會自然而然變得紅潤有光澤，化妝時只須畫龍點睛一下，就足以比擬電視上的模特兒。但要如何「由內而外」做好保養？這些細節作法現在都在張文馨醫師的新書裡。

我所認識的張文馨醫師是位對生命、工作充滿熱情的「新世代」中醫，年輕、有朝氣的特質，不只展現在她的穿著上，更從她的舉手投足之間顯現。人家說「醫者醫心」，她的熱情及專業讓許多病人看到她，病就好了一半。醫師的工作十分忙碌緊湊，在這種情況下，她卻能總是神采奕奕、耀眼動人，想必平時保養有方。

此次她出書，毫不保留的把她對婦科、纖體、美膚等私房保養祕訣分享出來，她深知現代女性上職場的比例居多、壓力大、時間常常不夠用，因此提供的保健方式都十分簡單易行，她的理念就是：「只要跟我這樣簡單做、注意一些常忽略的小細節，妳就能時時刻刻都在變美、變健康！」我深信，這本書能讓愛自己的女生，達成「裡子」、「面子」兼具，吸引眾人目光的健康美人！

專文推薦

穿越時空的美麗祕訣

綺顏診所、湖光皮膚科診所主治醫師

不論是中醫或西醫，我們都相信，美麗的肌膚，來自於健康的身體、平衡的情緒、安穩的心靈。雖然理論基礎各異，對於許多病症的看法常有不同，但只要能夠幫助大家解決或甚至只是減輕問題，就值得受到重視。近年來許多修行西方醫學的醫師或研究室，都回頭在中醫藥中尋求靈感或配方，保養品中也見到越來越多的漢方成分；這些都是前人的智慧結晶再次閃現靈光的例證。

第一次與張文馨醫師在某個電視節目中一同接受訪談，就對張醫師出眾的外表、清晰的思路以及優秀的表達能力，留下深刻的印象。修行西方醫學的我，雖然對於傳統醫療認知有限，但仍可感覺出張醫師對於中醫的熱愛與堅持。後來，偶爾碰面時，張醫師常提出皮膚方面的問題和我討論，希望聽聽西方醫療對於某些病症的看法，更可以了解，張醫師想努力結合現代與傳統醫療的企望。

非常高興聽到張文馨醫師準備將她認真鑽研的心得寫出來提供大家做參考，更有幸在第一時間閱讀到張醫師的手稿。讀完深深感到，我們西醫雖然在單一疾病的分類、症狀描述以及即時治療方面較為精確，但傳統醫療對於我們整個個體的狀態，則更為看重；兩者實在有相輔相成的協同性。想要提醒大家的是，中醫所說的「肝」、「腎」，其實並非我們西醫所說的肝臟、腎臟這些單一的器官，所指的其實是一種身體運作狀態與功能。「肝火過旺」並非去抽血檢查肝功能就會發現有問題，根據我粗淺的理解，應該指的是代謝旺盛、甚至有些潛在發炎反應的問題。因此，大家在研讀張醫師的心血力作時，也應該從調整修正整個生活型態的角度出發，才能從中得到最大益處。

謝謝張文馨醫師用心地將古老的經驗知識化為活潑生動的現代語言，為大家深入淺出介紹穿越時空的美麗祕訣，希望透過中醫的優雅調理與我們西醫的即時醫療，能夠讓大家健健康康、輕輕鬆鬆地擁有持續的絢麗人生。更祝福張醫師未來行醫之路一路順暢，為更多人們解決困擾、帶來美麗。

作者序

我的中醫之路——用熱情享受工作和生活

猜猜看，我的職業是什麼？

「猜猜我從事什麼職業？」剛認識的新朋友，從來沒有人猜對我的工作是什麼！單從外表來看，很難想像總是穿著洋裝和高跟鞋的我是位中醫師。其實，剛從醫學院畢業進入診所執業時，我也曾刻意穿著黑長褲、襯衫，甚至仿效同學的做法，去燙一頭大捲髮，以營造出老練、專業的醫生形象，好符合患者心目中對於醫療從業人員的既定認知，但後來體會到其實「美麗與專業」兩者之間可以並行不悖，關鍵在於透過不間斷的努力，累積專業實力，再加上親和的看診態度，同樣能獲得患者的肯定與信賴。

為什麼我會當中醫師？

大學時期，家中有長輩生了一場重病，在那漫長的就醫過程中，眼看著她受病痛折磨，我卻幫不上什麼忙，因而感到十分難過。當時剛好熟識的朋友想去報考學士後中醫，因緣際會之下，我就跟著一起讀書準備，也恰巧這時透過學長姐的推薦，認識了一位中醫師，於是帶著長輩前往台中就醫。在中醫的針灸治療與中藥材調養之下，竟讓長輩的身體狀況穩定不少，這讓原本學習西醫物理治療的我，對中醫領域產生更大的信心。

經過一番努力後，我終於如願考取中國醫藥大學學士後中醫學系。進入中醫系後，面對艱澀的古文醫藥理論、上百個人體穴位及數百種中藥名稱，確實讓我在學習過程中吃足了苦頭，幸好有一群好同學，相互加油打氣，甚至自創趣味口訣來背誦上課內容，讓原本困難的學習過程，增加不少趣味。

而原本大學四年物理治療學系所研習的課程，讓我在中醫學習路上更加順利。例如在解剖學所教的人體肌肉和神經走向，有助於我理解針灸、穴位的施行及分佈，而西醫概論的課程，則讓我能進一步結合現代醫療知識與古代中醫理論。

用熱情享受工作

投入職場以來，我深深覺得身為中醫師是一件很開心幸福的事。我每天遇到不同的患者，就像遇到不同朋友一樣。我喜歡沒有距離的親切感，希望病人能和我像朋友般自在聊天，放鬆心情說出他們要說的話，透過中醫的「望、聞、問、切」診斷體質之後，用有趣的方式教導他們如何根據自己的體質配合對症食療和按摩穴位。如果有空檔，還會與患者小聊一下，聽聽他們講述自己精彩的人生故事。現代人生病有一大部分的因素是來自於壓力與不快樂，我相信只要讓病人願意敞開心胸，信任醫師，則疾病自然就會先好三成。

用熱情享受生活

崇尚享樂主義的射手座天性，讓我一聽到最新最夯的美食、活動、電影資訊時，就立即想跟朋友分享嘗鮮，從很多生活小細節中找尋小確幸、小驚喜，讓生活更有樂趣。

熱愛美食的我，有時候一週甚至會聚餐四、五次，為了繼續保持瘦瘦身材，當然也會針對我自己的體質來保養調理，和乖乖運動來償還美食肥債，才能繼續享受美食。

而當我想從忙碌的工作中喘息時，我會選擇旅行，讓身心獲得新的能量來面對工作上的挑戰，尤其是有陽光、海灘的地方，就是我的首選。但如何玩得盡興，又不會被陽光曬黑、曬傷、曬出斑，是我非常在意的保養重點。

正因為我和大多數女生一樣，都愛吃、愛玩也愛美，所以我更能體會這種「魚與熊掌都想要」的心情，因此我更用心以中醫的觀點，分享自身的私房保養祕訣，希望每個女生跟我一樣，享受生活、享受健康、享瘦美麗！

前言

全方位的中醫實用養生饗宴

從99年開始寫部落格文章至今，原本一開始是為了督促自己累積更多中西醫學知識和臨床經驗，並且以中醫理論觀點分享由內而外的自我調養方法，讓大家能夠從生活中就能輕鬆養生。不同於最夯的旅遊、美食或美女部落格，中醫部落格難免令人感覺相對比較難懂，因此這些年也不斷的從報章雜誌和電視節目訪談中獲得更多想法點子，試著用更活潑生動的標題和有趣易懂的字句來表達中醫的想法與心得，沒想到一點一滴的努力耕耘，居然可以累積到百萬瀏覽人次，這讓我感動不已，於是我決心將部落格上最常被點閱的健康、美容、瘦身等女性最關注的議題，更完整的整理成書籍，希望能帶給大家更全方位的中醫實用養生饗宴！

妳不可不知的漢方調養術

很多人都以為中醫的理論深奧難懂，所以不太敢接觸。在我的新書中，會用像跟朋友聊天的方式，來分享漢方調養方法和祕訣，同時把現代醫學與中醫的理論結合，用比較生活化、很實用的方式呈現，讓妳接近中醫更有趣的一面，無論是治療或是預防疾病，當妳遇到這些問題時，可以了解如何保養跟調理，由內到外都健康，從頭到腳都美麗！

獻給20、30、40世代女性：女生要有「面子」，就要先顧好「裡子」！

一、女性調養首重「婦科」

女孩子都希望自己永遠看起來美美、瘦瘦的，我也不例外。想要擁有好膚質、好身材，首先要顧好妳的「裡子」，不管妳現在幾歲，婦科調養是打造美麗窈窕「靚、瘦體質」的最重要關鍵，婦科一旦沒照顧好，除了子宮卵巢疾病所帶來的困擾之外，內分泌失調還會引起水腫、肥胖等女生最在意的身材問題，還有可怕的冒痘、長斑、老化等面子問題，由內而外保養，才能成為裡外兼顧的自然系美女！

在書中我會分享私房婦科階段式保養方法，每個生理周期都是女性的一次重建，妳千萬別錯過這個好時機。此外，在書中我也會談到女生常見的痛經、到底要不要喝四物、或是困擾女生的月經量變少、小紅延遲、經前症候群、白帶……等等常見問題，以及子宮肌瘤、子宮內膜異位症、和多囊性卵巢這三大惱人的婦科疾病。

二、重建妳的瘦體質，吃美食還能輕飄飄

每個人都喜歡吃美食又擔心發胖。但是卻有很多人使用不當的減肥方法傷害了健康，像我的病人中有人只吃生菜來減肥，卻因為太寒而使月經量減少，或是不吃、亂買減肥藥來吃導致心悸、頭暈想吐，或者狂拉肚子快虛脫，把身體搞壞。

熱愛美食的我，也希望自己時時刻刻看起來都很瘦，尤其我是屬於水腫體質，最擔心的就是下

半身浮腫發胖，為了雕塑下半身的曲線，我在洗完澡以後會做「三陰經絡拍打」，增強血液循環、促進新陳代謝，消除腿部水腫，讓腿部曲線更漂亮，在書中我也會分享自己如何對抗水腫體質，享瘦美食不發胖的茶飲、中藥浴和按摩等私房保養祕訣！其實，只要了解妳是屬於哪種肥胖體質，並針對體質去調理、擬定瘦身計畫，減肥也可以減得很輕鬆，吃得很幸福！

三、養成妳的靚體質，淡妝都能美的冒泡

女生就是愛「面子」！現在人手一支智慧型手機，走到哪裡都愛拍照記錄生活和旅遊點滴，這時候，如果擁有好膚質、亮氣色，拍照不再需要美肌模式來「修修臉」，而「好膚質」決定於「好體質」，如果妳想讓皮膚乖乖聽話，體質調理是絕對關鍵，在書中我會介紹一些對抗痘痘、細紋、斑點、黑眼圈的秘訣，以及調養身體的方法，和宮廷美女私藏的美容祕方，還有分享我的六大步私房美膚保養，讓妳從此晉身為元氣美人，從此刻開始，跟著我一起來實踐「美肌的生存之道」！

聰明女生要記得：唯有「健康」，「美麗」和「纖瘦」才能維持長久！

許多女孩都想要有面子——擁有天使臉孔、魔鬼身材，現今醫美微整和減重正夯，是女性朋友追求美麗、纖瘦的福音，聰明的美女們追求之餘，千萬別忘了唯有「內在體質」真正的健康，才能持久瘦、永恆美！

跟著我一起重建「瘦體質」，養成「靚體質」，卸下所有祕密武器之後（濃妝、假睫毛、放大片、水餃墊、馬甲塑身衣……），妳依然可以是個自信亮麗的自然系美女！

Part 1

女生有「裡子」——

打造「靚、瘦」體質，
婦科保養是絕對關鍵！

遠離子宮、卵巢病老危機

女生保養首重「婦科」

現代女性喜愛吃冰品、喝冰飲，壓力大又時常熬夜，加上環境荷爾蒙的危害，導致婦科疾病（包括子宮肌瘤、經痛、巧克力囊腫、子宮腺肌症、多囊性卵巢、卵巢早衰），甚至不孕症的患者日益增多，而且有越來越年輕化的趨勢！

好好保護自己的子宮卵巢，可遠離婦科疾病，避免因為這些疾病面臨開刀、甚至拿掉子宮的痛苦，還可幫助更多想懷孕的朋友，打造更佳的受孕體質及胎兒成長的健康子宮環境！

婦科一旦出問題，除了婦科疾病所帶來的困擾之外，內分泌失調還會造成肥胖、水腫，以及皮膚長痘、長斑、老化等狀況，因此調理婦科是打造美麗窈窕「靚、瘦」體質的絕對關鍵。

讓子宮、卵巢提早老化、生病的危險因子

檢視看看，在符合自己的■上畫✓

- □ 飲酒過量
- □ 時常吃冰品、喝冰飲
- □ 工作家庭壓力大、思慮多、自我要求高、情緒無法調適
- □ 早上還沒吃熱的食物就先空腹喝蔬果汁、精力湯、吃水果
- □ 大量攝取寒、涼性食物，如西瓜、水梨、柚子、葡萄柚、橘子、火龍果、香蕉、山竹、大白菜、苦瓜、白蘿蔔、蘆薈、石蓮花 、生菜沙拉、生魚片、螃蟹等
- □ 時常熬夜，或輪大夜班，作息日夜顛倒
- □ 過度勞累，沒時間好好休息
- □ 長時間坐臥，不愛運動

檢視自己的生活作息及日常飲食，如果妳有以上情形超過三項，提醒妳，可要好好注意自己的卵巢子宮健康，否則極有可能成為婦科疾病的潛在候選人！

影響卵巢子宮健康的常見體質

一、長期吃冰品喝冰飲、過食寒性食物——寒濕凝滯胞宮（即子宮）

台灣是冰品王國，許多美眉都抵抗不了冰品誘惑，即使在冬天也可以看到許多人正在滿足地吃著冰，其實冰品、冰飲屬於寒濕之物，長期食用會影響子宮卵巢的血液循環，導致女生在生理期子宮收縮不良，經血凝滯不暢，正如寒冬會讓河流凍結變成冰川，並且讓河川內的廢物沉積一般，在中醫的辯證屬於「寒濕凝滯胞宮」，會出現經痛、經血排不乾淨而經量變少、月經延後、血塊、經色變暗，增加罹患子宮內膜異位症（包括大家常聽到的巧克力囊腫、子宮腺肌症）、子宮肌瘤等子宮疾病的機率，甚至還可能不容易受孕（宮寒不孕），這也就是為什麼中醫師時常提醒患者儘量不要吃冰、喝冰飲與寒涼食物的原因！

二、壓力過大、情緒不穩——肝氣鬱結，氣滯血瘀

現代女性自我要求高，期許自己可以扮演好各種角色，工作和家庭壓力雙重夾擊，情緒經常無法調適，沒有適當的抒發管道。

長期壓力過大、易怒或情緒低落緊繃，易形成「肝鬱氣滯」的體質，中醫認為「肝主疏泄」，「肝藏血」調控女生的經血量和月經的順暢，一旦「肝失疏泄」會影響子宮的收縮，氣不行血造成經血運行不暢，進而「血瘀」而出現血塊或經血無法順暢排淨。通常這類患者都會自述學生時代經量也都還算正常，有不少人是在畢業開始工作之後，壓力變大導致經痛、經量開始變少，還有經前

症候群很嚴重，心情特別不穩定，因為壓力也可能導致沒有排卵而出現無排卵性的月經，或者子宮內膜不穩定而排卵期出血。

臨床上有些女生也可能伴有乳房纖維囊腫、泌乳激素過高的問題，其中泌乳激素過高可能引起月經過少之外，還有閉經、異常乳汁分泌、不孕的可能，但有上述問題的朋友也毋須過度慌張，可至婦產科做相關檢查，再根據檢查結果配合中藥調理體質效果更佳。

三、思慮多、過勞、飲食失衡——脾胃氣血虛弱

本身體質虛弱、大病後氣血大虛，或飲食勞倦思慮傷脾，皆會導致脾胃虛弱，氣血生化之源不足，血海空虛，導致經量變少，中醫理論認為「脾統血」，若脾氣虛子宮收攝不佳則會造成月經淋漓不盡，滴滴答答拖延超過7天以上。此外，脾虛無法運化水濕，體內的濕氣無法正常代謝，任脈（妊養胞胎的主要經脈）失固、帶脈（作用為加強經脈間的互相聯繫）失約，而造成令女生困擾的白帶，這類型體質的美眉常伴有貧血、頭暈、容易疲倦和氣色差的問題。

四、過度熬夜、老化、先天不足或內分泌失調——腎陽虛痰濕、腎陰虛

中醫的「腎」和生長、發育、生殖以及水分代謝等功能相關，腎為先天之本，主藏精氣，精為腎陰，氣為腎陽，經本於腎，經水出諸腎。「腎－天癸－衝任－子宮」為中醫生殖內分泌軸；與現代醫學「下視丘－腦下垂體－卵巢－子宮軸」密切相關。

「腎陽虛」時無法溫煦機體，易導致生理功能嚴重失調，內分泌異常，因此腎陽虛的女性容易

出現月經量異常、月經周期不規律甚至不孕等問題。此外「腎主水」，腎虛使得體內的水分代謝異常，導致濕氣堆積在體內，濕氣日久累積，形成黏稠、比較難代謝掉的病理產物「痰濁」，痰濕阻滯於衝任，而致月經不行，臨床上常見於排卵功能異常的多囊性卵巢。

「陰」是指體內的精華物質，陰液的功能是要滋潤、濡養人體的各個臟腑器官以及全身皮膚，隨年紀增長，尤其女性更年期之後，或是年紀輕輕卻經常熬夜、工作過勞或長期失眠，體內津液會自然流失，漸漸造成「腎陰不足」，此為一種老化現象。當水不足時，陰陽不平衡，身體自然容易上火，容易造成月經量變少、潮熱盜汗等、提早停經等問題。

【中醫觀點】認識女生的月經周期

排卵前一週 濾泡發育期

經期剛結束一直到排卵期之前，增厚的子宮內膜剝落完畢，陰血耗傷，血海空虛有待修復，新的濾泡開始發育，從中醫角度來看屬於**「陰長期」**，經本於腎，腎為經水之源，腎陰是月經來潮的物質基礎，腎陰充足產生天癸（類似現代醫學所說的荷爾蒙），天癸盛方能促使月經來潮。

調養原則 **補腎滋陰養血，兼顧腎氣，調養衝任**（衝任二脈起於胞中，其盛衰會影響婦女的生理特點和病理變化）。

「**現代醫學觀點**
促使濾泡正常發育，子宮內膜增生，為之後排卵作準備。」

排卵期 **濾泡逐漸成熟至排卵**

濾泡逐漸成熟，雌激素分泌漸趨高峰，回饋給腦下垂體釋放促黃體生長激素（LH），當促黃體生長激素達到高峰，便可刺激卵泡排卵，在中醫的理論看來這個過程屬於**「重陰轉陽」**。

調養原則 **繼續滋補腎陰（血），佐以補腎助陽、調氣活血，協助陰陽轉化順利以促進排卵。**

現代醫學觀點

促進排卵。此時子宮內膜已增生，濾泡逐漸成熟，雌激素分泌漸趨高峰，刺激腦下垂體釋放更多的促濾泡成熟激素（FSH）與促黃體生長激素（LH），促黃體生長激素達高峰，可促使成熟的卵泡排卵。

排卵後一週 **黃體形成期**

婦女在排卵之後，黃體素（Progesterone）上升，刺激下視丘的體溫調節中樞，釋放出正腎上腺素，使體溫升高0.3℃至0.5℃，高溫期會維持到黃體素的濃度

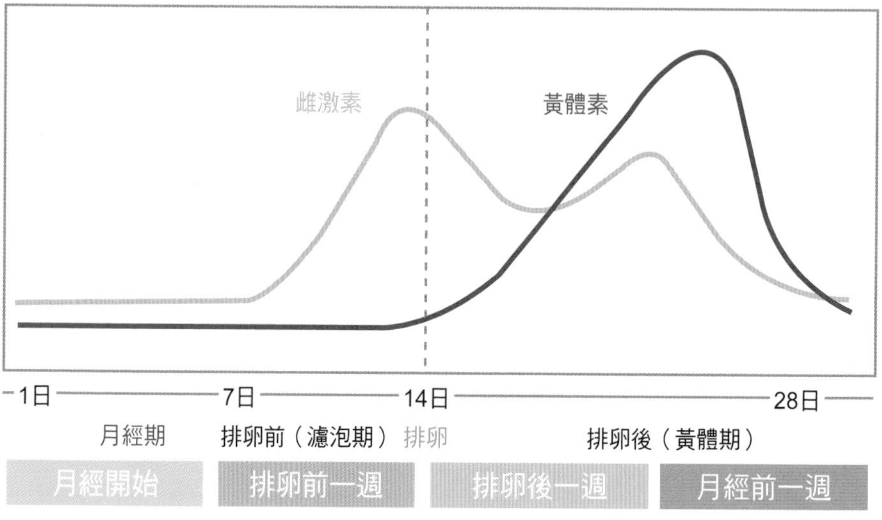

下降，月經來潮為止。此時陰已轉陽，開始了**「陽長期」**的階段，為陽氣活動旺盛時期。

調養原則 **補腎陽、益精血。水中補火，陰中求陽，以期黃體發育良好功能健全。**

現代醫學觀點

黃體分泌大量黃體素及少量雌激素，子宮內膜從增生期進入分泌期，腺體活動旺盛，繼續增厚。

月經前一週 黃體退化期

黃體從成熟轉向退化，這時雌激素與黃體素分泌急速降低，直到子宮內膜剝落而經血出，在中醫的理論看來這個過程屬於**「重陽轉陰」**，這時期主要是讓月經來得順。

調養原則 **因勢利導，以活血化瘀，通經止痛為主。**

現代醫學觀點

使自然行經，減少痛經。

其實造成婦科疾病和不孕症還有許多其他因素，本章將現代人容易罹患婦科疾病的體質，以及保養婦科的日常實用對策提出來和大家分享，女生再怎麼忙碌，也要記得愛護自己的身體。

1-1 月經量變少怎麼辦？喝四物有用嗎？

35歲的小綠近半年換新工作之後，月經量開始變少，原本大約來5天的月經縮短為3天，經血顏色變暗。她聽朋友說，喝四物湯可以補血，於是在經期結束後，去藥房抓了5帖四物湯煮來喝。連續喝了3個月，小綠月經量並沒有增多，原本就怕熱、口乾舌燥、長粉刺、痘痘的情形，反而更加嚴重，於是決定求助中醫師。

經過詳細問診及把脈，發現小綠自從換工作後，壓力變大，除了經量減少的困擾外，還經常偏頭痛，經前情緒煩躁、易怒，胸部脹痛、口乾咽燥、眼睛經常乾澀且血絲密布。

中醫將這類的症狀表現歸為「肝鬱血虛」的體質，肝氣鬱結，久而久之容易化熱，造成肝火上炎，更會加重冒痘痘及身體燥熱的狀況。

此時，如果為了想改善經量而純喝四物湯調理，因其成分含有當歸、川芎、白芍、熟地，藥性對小綠的體質來說過於溫補，因此在治療上，應選用柴胡、梔子、牡丹皮、薄荷、白芍、當歸、白朮等「疏肝清熱養血」的藥材調理。

連續就診調理3個月之後，不僅經量回復正常，經色也較鮮紅，惱人的痘痘明顯消退，頭痛及經前症候群等問題也一併改善。

「張醫師，我的月經量變少了，該不會要停經了吧？我平常也很少吃冰啊！」

其實經量變少不見得是常吃冰造成子宮排血不乾淨，門診中有不少人是在畢業開始工作之後，或者換了挑戰性大的新工作，壓力變大，導致經量變少，這樣的人通常還會伴隨明顯的經前症候群，情緒不穩定。

既然月經量變少的原因很多，當然是單服四物湯就能讓經量變多。有這樣情形的姊妹先別慌，讓我為大家說明清楚。

怎樣才算月經過少？

月經過少指的是和自己情形相比，月經期可能正常或異常，但經量減少，甚至點滴即止，或者行經期縮短，總量變少。一般女生在經期頭兩三天經量最多，大約二至三小時需要換一次衛生棉，若一天換不到三片，就是屬於月經過少。從中醫的體質觀點來看月經量變少到底是什麼原因引起？月經量變少喝四物就能改善嗎？該如何調理和保養呢？

容易出現月經量變少的體質

一、氣血虛弱

常見成因 本身體質弱、大病後氣血大虛，或過飢過飽或飲食不節制、思慮傷脾、脾胃虛弱、氣血生化之源不足、血海空虛，常見於長期吃素、厭食症或過度節食減肥、營養不足、缺乏動物性脂肪及必需胺基酸的人，這些人因製造女性荷爾蒙的材料不足而經量變少；人工流產手術後、反覆墮胎或產後調養不慎也會有氣血虛弱的現象。

婦科特點

月經量逐漸由正常變少，或不到一兩天點滴即止，經血色淡，可能伴隨月經周期延後，月經期間至月經結束後小腹隱隱作痛，且有下墜感，按壓腹部經痛減緩，腰痠無力挺直，月經淋漓不止（滴滴答答拖很久）。

全身症狀

面色蒼白、頭暈眼花、心悸、疲倦、易掉髮、手腳冰冷、眼睛乾澀、唇甲色淡、排便偏軟或腹瀉。

調養方藥

治療原則以「益氣補血，溫經止痛」為主，視個人體質選用人參、黃耆、白朮、茯苓、熟地、當歸、川芎、芍藥等藥材調理。

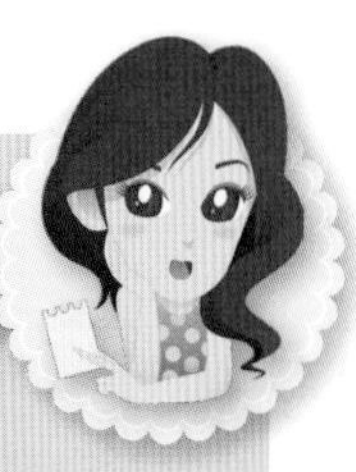

張醫師の小叮嚀

氣血虛弱的體質除了經血量變少之外，另一個常見的苦惱是月經來多於7天，子宮收縮不佳，經血滴滴答答拖了很久，收不乾淨，甚至有些人會抱怨一個月幾乎有一半的時間都被「小紅」困擾。

這類型的女生常伴有貧血、頭暈、容易疲倦和氣色差的問題，這種體質才是真正適合喝四物的人。

二、肝氣鬱結，氣滯血瘀

常見成因 平時工作壓力大或自我要求高，情緒抑鬱不暢，鬱則氣滯，久而血瘀，經血排出不暢。

婦科特點 月經量變少、經血色暗或伴有血塊、經出不暢、經前或經行腹部脹痛或牽引腰背、經前症候群明顯（乳房脹痛、情緒不穩定、頭痛嚴重甚至想吐）。

全身症狀 胸脇脹痛、頭痛、失眠、胸悶、腸胃不適。

調養方藥 **治療原則以「疏肝理氣，活血調經」為主，視個人體質選用柴胡、玫瑰、鬱金、香附、紅花、丹參、川芎、延胡索等藥材調理。**

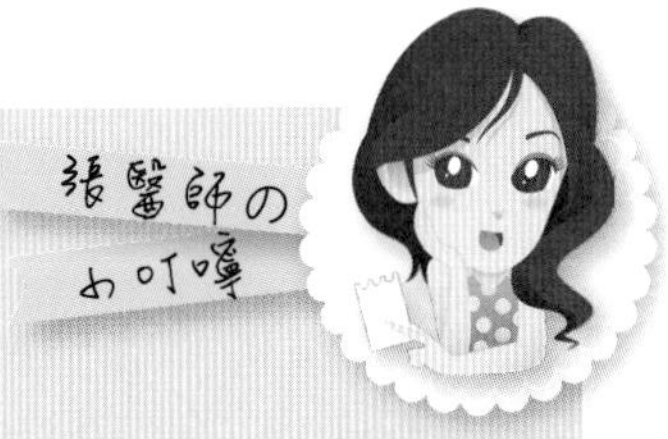

通常這類型的女生來就診時都會問：「醫師，我很少吃冰啊！經量怎麼會變少，還經痛？」其實經量變少不見得是常吃冰造成子宮排血不乾淨，長期處於壓力大的情況之下，影響排卵功能以及子宮收縮不良，出現月經量開始變少的情形，通常可能伴隨經前症候群。

臨床上有些女生也可能同時有甲亢、乳房纖維囊腫、泌乳激素過高的問題，其中泌乳激素過高可能引起月經過少之外，還有閉經、異常乳汁分泌、不孕的可能。但也毋須因經量少就過度慌張，可至婦產科做相關檢查，再根據檢查結果配合中藥調理體質效果更彰。

三、寒濕凝滯胞宮

常見成因 臨經感寒飲冷、貪食生冷冰涼，或是原本體質虛寒，或是經期時淋雨、涉水、游泳，寒濕內侵造成經血凝滯不暢，無法排乾淨。

婦科特點 經量澀少、經血色淡或夾有血塊、經前或經行腹部冷痛、熱敷腹部則經痛減緩，常伴經期延後、腰痠、經前容易下半身水腫、白帶偏多。

全身症狀 怕冷、手腳冰冷、容易腹瀉。

調養方藥 治療原則以「溫經散寒，暖宮止痛」為主，視個人體質選用吳茱萸、桂枝、乾薑、小茴香、蒼朮、茯苓、當歸、川芎等藥材調理。

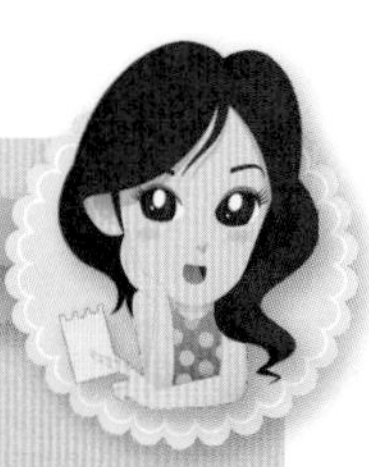

張醫師の小叮嚀

門診中曾有25歲女生為了減肥，三餐幾乎只吃生菜沙拉裹腹，如此持續了半年，結果經量變少還變暗，因為生冷食物、冰品、冰飲屬於寒濕之物，長期食用會影響子宮收縮，造成經血凝滯不暢，經血排不乾淨甚至逆流，增加罹患子宮內膜異位症（包括大家常聽到的巧克力囊腫）、子宮肌瘤等子宮疾病的機率，這時候反而要用溫子宮的中藥材來改善，而不是單純喝四物就能見效。

四、腎虛

常見成因 先天稟賦不足，子宮發育遲緩；經常熬夜，過度操勞，臨床上常見於接近更年期、早發性卵巢衰竭、多囊性卵巢（無排卵）、生產後／多次墮胎或反覆流產後未妥善調養身體，損傷腎氣腎精，以致化血不足，經量稀少。

婦科特點 經量從初經就很少、或逐漸變少、經色暗淡、質稀、或伴初經過遲、或經期延後、早發性停經（40歲以前）。

全身症狀 腰膝痠軟、頭暈耳鳴、足跟痛、小腹冷、頻尿或夜尿多。

調養方藥 **治療原則以「補益腎氣，調精養血」為主，視個人體質選用熟地、山茱萸、山藥、枸杞、杜仲、菟絲子、女貞子、懷牛膝、阿膠、何首烏等藥材調理。**

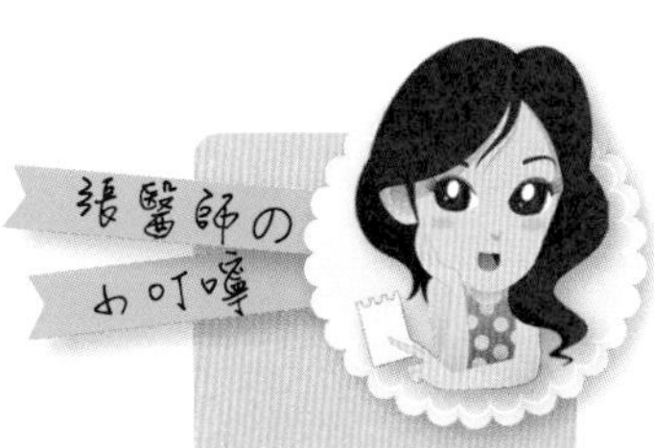

現代女性經常熬夜，加上工作過度勞累，久而久之變成腎虛的體質，有不少人在還沒40歲就開始出現經量變少，甚至出現早發性卵巢衰竭而提前停經，女性朋友可要好好愛惜自己的身體，每個月定期留意一下自己的小紅狀況。

【中醫樂活】實用養生妙招

妙招一 月經結束每個女生都可吃的補血食物

■ **蔬菜類：**紅蘿蔔、菠菜、芥藍菜、花椰菜、紅鳳菜、香菇、茄子、紫菜、海帶、髮菜、黑木耳、番茄。

■ **海鮮／肉類：**烏骨雞、海參、牛肉、豬肝（膽固醇過高或肥胖者，牛肉、豬肝要減量吃，可挑其他食物多吃）。

■ **水果類：**櫻桃、蘋果、葡萄、草莓、藍莓、覆盆子、桑椹、黑醋栗、蔓越莓。

■ **飲料飲品類：**蔓越莓汁、蘋果汁、葡萄汁、黑木耳露、紅豆湯。

妙招二 四物湯的正確喝法及適合體質

「醫師，我經量變少，喝四物湯能改善嗎？」

「醫師，女生每次月經期結束後，是不是一定要喝四物湯補一下？」

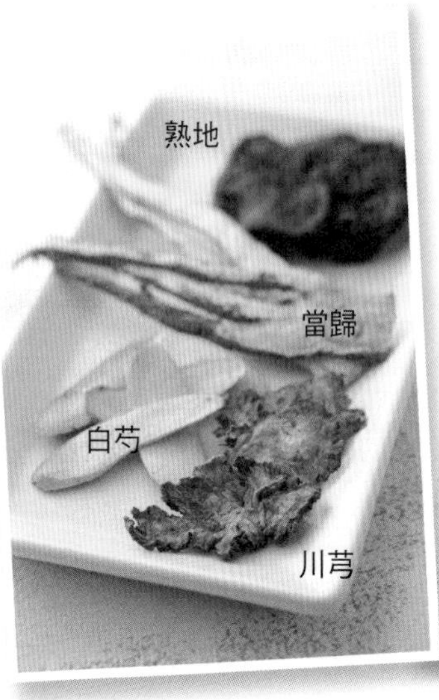
熟地
當歸
白芍
川芎

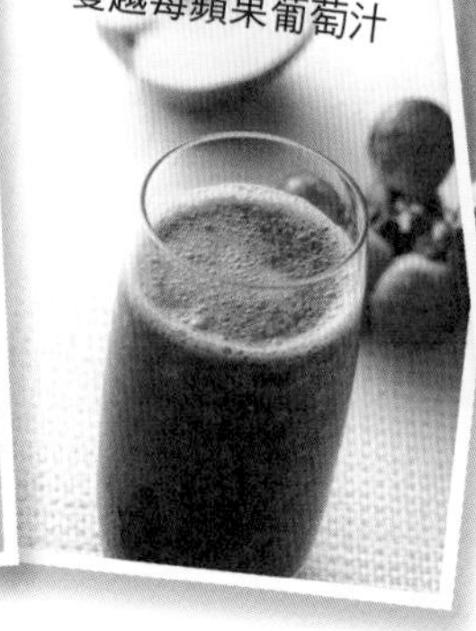
蔓越莓蘋果葡萄汁

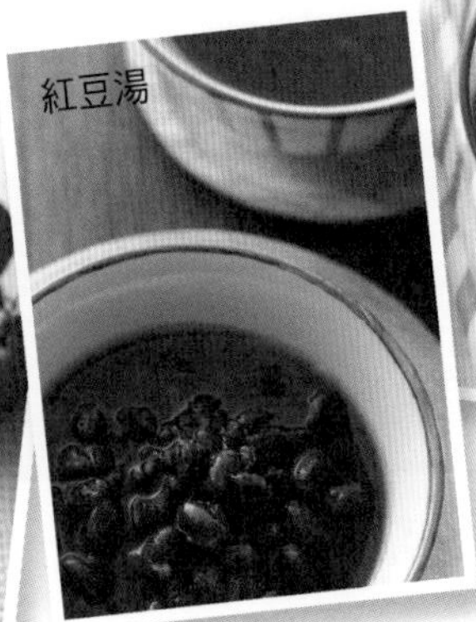
紅豆湯

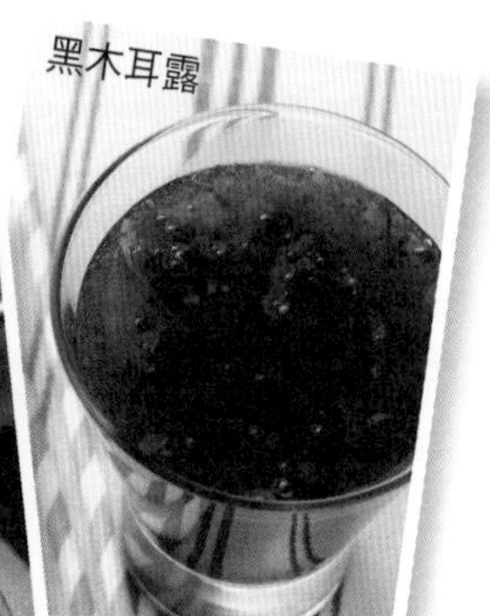
黑木耳露

四物是由熟地、白芍、當歸、川芎四味藥材組成，其中熟地可補血填精；白芍可滋陰養血；當歸可補血活血；川芎可活血行氣。源自宋朝《和劑局方》流傳八百多年的四物湯，雖為中醫補血第一方，但並非所有女生都適合喝，還是要看體質的喔！

四物並不是天天喝就能保養到位的，也不是月經結束一定要喝四物，只有上述第一種氣血虛弱體質者才需要特別在經後喝四物，其餘體質的女生在經期後只要多吃補血的食物，因為女生在經血流失的過程中多少會流失些鐵質，此時如果身體沒有其他不適，食療補血養生即可。

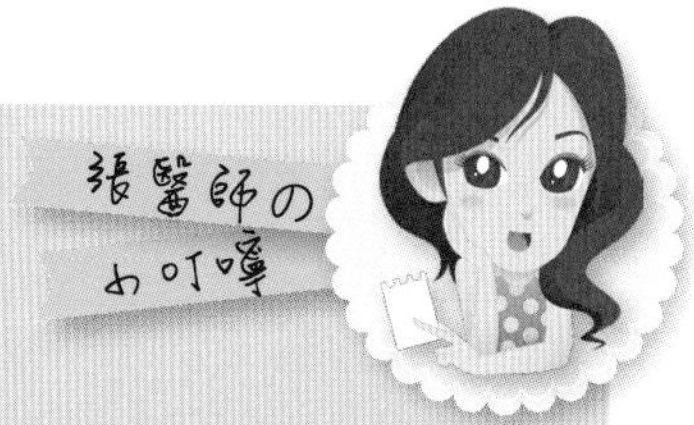

有血虛體質的人經後喝四物湯4至5帖即可，不是每個女生都一定要喝四物，最好是看過中醫、了解自己的體質之後才吃。而市售罐裝的四物飲雖然方便，但成分較稀，效果有限。

以下三種體質的人吃四物前特別要留意：

一、體質燥熱的人

平時容易便祕、口乾舌燥、粉刺痘痘滿布的人，若單服四物會使冒痘和燥熱狀況加重，需要醫師診斷搭配其他清熱解毒藥材調理，例如將藥性偏溫的熟地換成偏涼性的生地，或只搭配蒲公英、金銀花等清熱解毒藥材。

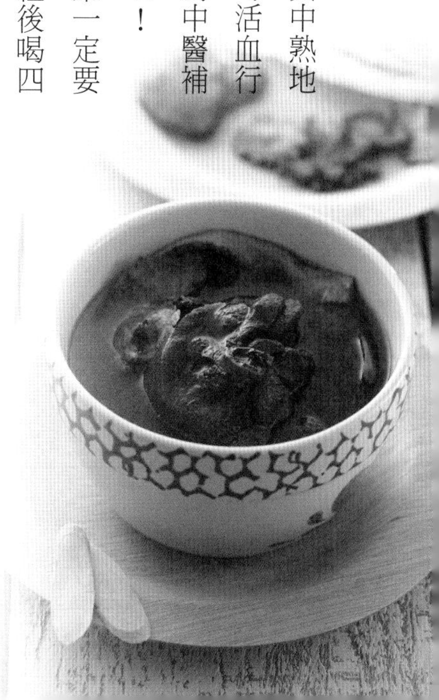

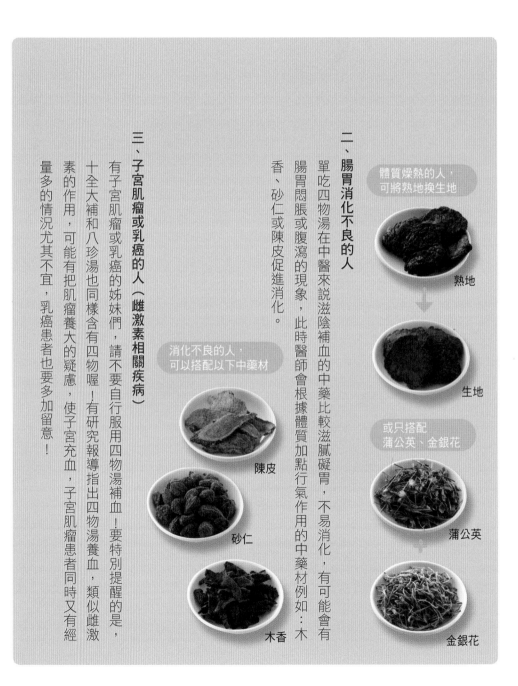

二、腸胃消化不良的人

單吃四物湯在中醫來說滋陰補血的中藥比較滋膩礙胃，不易消化，有可能會有腸胃悶脹或腹瀉的現象，此時醫師會根據體質加點行氣作用的中藥材例如：木香、砂仁或陳皮促進消化。

體質燥熱的人，
可將熟地換生地

熟地

生地

或只搭配
蒲公英、金銀花

蒲公英

金銀花

消化不良的人，
可以搭配以下中藥材

陳皮

砂仁

木香

三、子宮肌瘤或乳癌的人（雌激素相關疾病）

有子宮肌瘤或乳癌的姊妹們，請不要自行服用四物湯補血！要特別提醒的是，十全大補和八珍湯也同樣含有四物喔！有研究報導指出四物湯養血，類似雌激素的作用，可能有把肌瘤養大的疑慮，使子宮充血，子宮肌瘤患者同時又有經量多的情況尤其不宜，乳癌患者也要多加留意！

妙招三 經期保養飲食注意事項

月經量少者忌食寒性食物，尤其在經前一週到行經期時；經期時，建議吃屬性為平性的食物。

■ **寒性食物**：冰品冰飲、西瓜、水梨、柚子、葡萄柚、椰子、橘子、柿子、火龍果、香蕉、石蓮花、蘆薈、苦瓜、大白菜、螃蟹。

■ **涼性食物**：絲瓜、白蘿蔔、豆腐、蓮藕、黃瓜、冬瓜、綠豆芽、萵苣、空心菜，若要食用烹調上可多加蔥、蒜、薑絲或薑片、豆豉等來平衡涼性。

■ **平性食物**：蘋果、葡萄、柳丁、木瓜、草莓、芭樂、楊桃、百香果、枇杷、李子、黑木耳、花椰菜、高麗菜、山藥、菠菜、金針菇、紅蘿蔔、雞肉、魚肉、奶蛋。

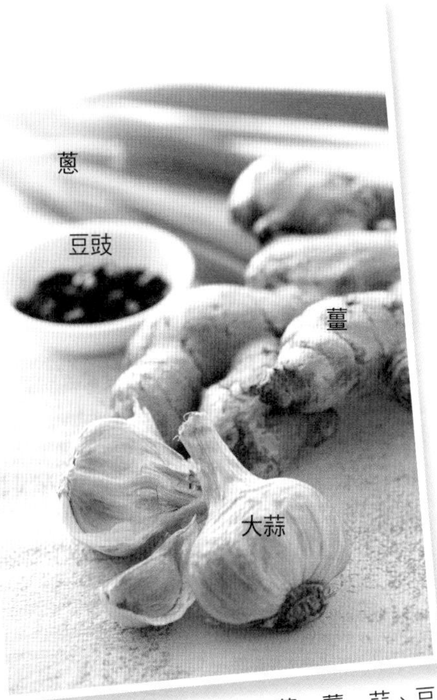

食用涼性食物時，可多加蔥、薑、蒜、豆豉來平衡。

1-2 小紅怎麼還不來？會不會提早停經？！

「張醫師，我的小紅怎麼還不來？會不會提早停經？」

如果小紅太久沒來報到，大部分的女生都會很緊張，但我卻曾經聽過有年輕的美眉覺得月經沒來可以省下衛生棉的費用，而拖了一年都不在意的誇張案例！千萬不要認為月經沒來反而省事，背後潛在的婦科疾病是最需要擔心的！月經超過35天沒來？超過3個月沒來？甚至超過一年沒來？從中醫的觀點來看，到底有何不同？針對不同的體質該如何調理呢？

怎樣才算是閉經？

原發性無月經

A. 到了14至16歲還沒有月經，且第二性徵（如乳房）尚未發育

B. 到了18歲還沒有月經，但第二性徵（如乳房）已發育

單一定義：女性到了16歲仍未有月經

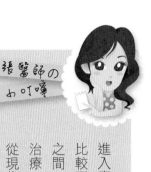

進入青春期的孩子，在初經開始後的2至3年，因為卵巢功能尚未發育完全，排卵比較不穩定，會導致月經周期長短不一，周期大約21至42天不等，尤其是13至15歲之間，月經也許好幾個月才來一次，如果沒有經痛或其他不適，其實不太需要服藥治療，家長們毋需特別著急。

從現代醫學觀點來看，原發性閉經可能是下視丘、腦下垂體或卵巢本身出現異常導致無法正常排卵和分泌雌激素與黃體素，也可能有子宮的因素。

繼發性閉經

有過月經，但連續3至6個月沒來；40歲以下繼發性閉經，伴有潮熱盜汗等症狀需留意是否早發性卵巢衰竭。

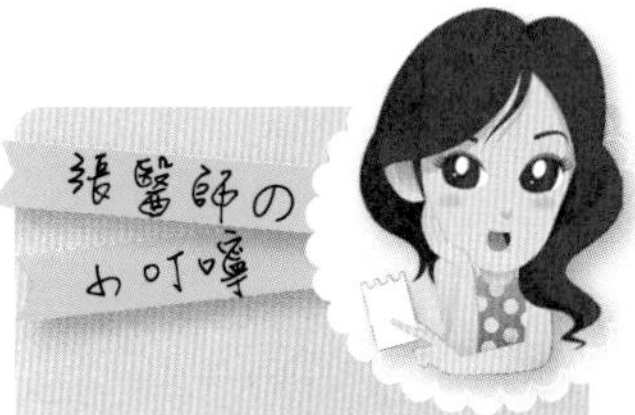

凡是女生到了生育年齡，如果有發生性行為者，一定要先排除懷孕的可能性！從現代醫學觀點來看，繼發性閉經可能是因為下視丘的問題（情緒、壓力、營養狀況）、早發性卵巢衰竭、泌乳激素過高或多囊性卵巢等因素造成。

此外過久或過度劇烈運動，或者長期服用精神科藥物如：三環抗憂鬱劑、鈣離子阻斷劑也可能出現無月經的狀況，可視情況搭配中醫調理。

月經還沒來，該等還是該調？

月經周期超過35至40天

臨床上寒性體質的女性較易發生月經延後的情形，周期超過35天，也可能是近期大量吃冰或寒性食物（生魚片、西瓜、火龍果、葡萄柚……）或者暫時性壓力過大所引起。

月經周期超過1至2個月，短於3個月

有此情形建議妳尋求中醫調理2至3個月，並與醫師討論，視情況搭配婦科檢查及是否服用西藥（如避孕藥催經）。

月經周期超過3個月甚至1年

建議一定要至婦產科抽血及照超音波檢查有無器質構造上的問題，並且了解相關荷爾蒙的數值是否在正常範圍，可同時搭配中西醫調理。

【中醫體質說】哪些體質容易出現閉經？

一、肝鬱／寒凝，氣滯血瘀

常見成因 長期壓力大，情緒抑鬱不暢，鬱則氣滯，久而血瘀，經血排出不暢，或經期、產後調攝

失宜，外感寒邪，內傷生冷，血為寒凝，衝任受阻。

婦科特點 月經數月不來，下腹部脹痛，可能伴隨月經量變少、經血色暗、經出不暢，經前或經行少，腹部脹痛或陣痛牽引腰背，血塊、經前症候群明顯（乳房脹痛、情緒不穩定、頭痛嚴重甚至想吐）。

全身症狀 胸脇脹痛，頭痛，失眠，胸悶，精神抑鬱，煩躁易怒，怕冷，手腳冰冷。

調養方藥 **治療原則以「疏肝理氣／溫宮散寒，活血化瘀」為主，視個人體質選用柴胡、鬱金、香附、桃仁、紅花、吳茱萸、乾薑、熟地、當歸、川芎、芍藥、延胡索等藥材調理。**

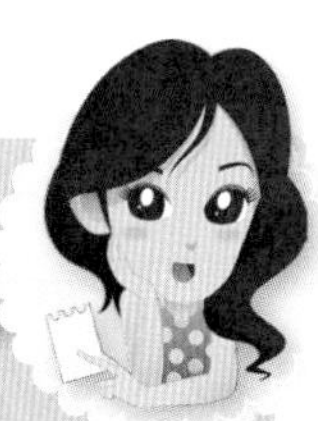

張醫師の小叮嚀

除了常見的長期食用冰品及生冷食物造成寒凝血瘀、月經失調之外，這類患者通常會自述初經及學生時代經量還正常，其中有不少人是在開始工作之後壓力變大，肝氣鬱結，影響排卵功能導致經量開始變少，甚至月經幾個月沒來，例如下視丘閉經症，正是因為心理壓力引起，如考試、工作、親人離異等；臨床上有些女生也可能伴有乳房纖維囊腫、泌乳激素過高的問題，其中泌乳激素過高可能引起月經過少之外，還有閉經、異常乳汁分泌、不孕的可能，但也毋須過度慌張，可至婦產科做相關檢查，再根據檢查結果配合中藥調理體質效果更彰。

二、肝腎兩虛

常見成因 肝藏血，腎藏精，若肝腎兩虛則精血不足，衝任虛損，易導致月經不來。先天稟賦腎氣不足，子宮發育遲緩；經常熬夜，過度操勞，臨床上常見於接近更年期、早發性卵巢衰竭、生產後、多次墮胎或反覆流產後未妥善調養身體，損傷腎氣腎精，以致化血不足，導致月經量變少、周期延後，也可能驟然停經。

婦科特點 經期延後甚至數月沒來，或月經驟停；初經過遲，經量從初經就很少或逐漸變少、經色淡紅，早發性停經（40歲以前）。

全身症狀 腰膝痠軟，頭暈耳鳴，足跟痛，口乾咽燥，五心煩熱（手心、足心、胸口）、潮熱盜汗。

調養方藥 **治療原則以「補益肝腎，養血通經」為主，視個人體質選用熟地、山茱萸、山藥、枸杞、杜仲、女貞子、肉蓯蓉、菟絲子、懷牛膝、阿膠、當歸、何首烏等藥材調理。**

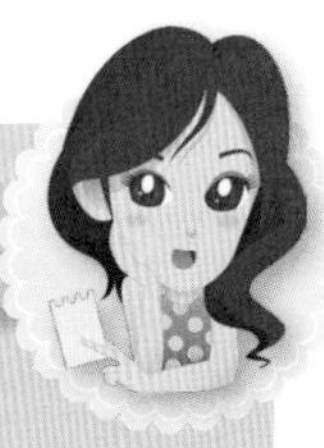

張醫師の小叮嚀

現代女性因為工作、家庭壓力大，加上過度勞累，造成肝腎兩虛的體質，有不少女性在還沒40歲就開始經量變少，甚至出現早發性卵巢衰竭而停經，抽血檢驗會呈現促濾泡激素（FSH）上升、雌激素（E2）下降、卵巢庫存量偏低或照超音波發現卵巢尺寸有提早萎縮的現象。

三、氣血虛弱

常見成因 平時身體虛弱、大病後氣血大虛，或過飢過食不知節制，思慮傷脾，脾胃虛弱，氣血生化之源不足，血海空虛，導致經量變少，而漸至停閉不行，常見於長期吃素或過瘦，營養不良，缺乏動物性脂肪及必需胺基酸，製造女性荷爾蒙的材料；厭食症、過度節食減肥；人工流產手術、子宮刮除術之後；產後失血調養不慎導致衝任血少，血海空虛。

婦科特點 月經周期逐漸延長、月經量漸少至經閉、經血色淡、經來小腹隱隱作痛，且有下墜感，按壓腹部經痛減緩，腰痠無力挺直、可能伴隨月經淋漓不止（滴滴答答拖很久）。

全身症狀 面色蒼白、頭暈、心悸、疲倦、易掉髮、氣短懶言，排便偏軟或腹瀉。

調養方藥 **治療原則以「益氣養血，調補衝任」為主，視個人體質選用人參、黃耆、茯苓、白朮、熟地、當歸、川芎、芍藥等藥材調理。**

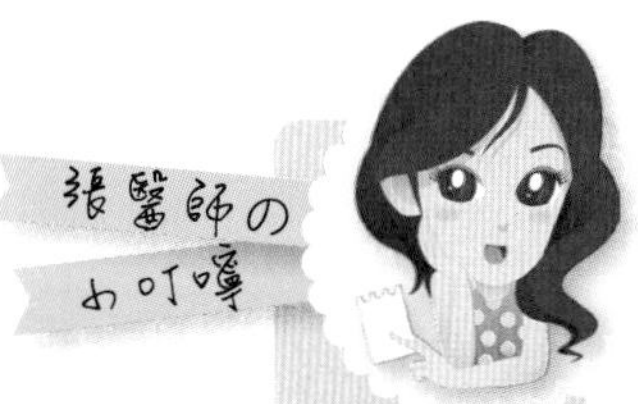

氣血虛弱的體質除了經血量變少甚至月經沒來的苦惱之外，這類型的美眉常伴有貧血、頭暈，經常給人一臉倦容、氣色差的印象，應當好好調理。

四、痰濕阻滯

常見成因 「脾主運化」，意思是脾負責運化水分和穀物，一旦「脾失健運」，則「濕由內生」；「腎主水」，腎虛使得體內的水分代謝異常，導致濕氣堆積在體內，脾腎失調，濕氣日久累積，形成黏稠、比較難代謝掉的病理產物「痰濁」。而女性朋友關心的「脂肪」，中醫觀點正是一種「痰濕」蘊藏體內的表現；痰濕滯於衝任，胞脈閉塞，而致月經不行。

婦科特點 月經停閉，白帶量多，月經初潮晚、月經後期（周期35天以上）、或月經稀發（不能按期來潮），量少，色淡質稀，甚至閉經、不孕。

全身症狀 形體多為肥胖，怕冷，手腳冰冷，腰膝痠軟，頭暈耳鳴，嘔噁痰多，神疲倦怠，大便稀軟，如為多囊性卵巢患者可能伴隨多毛、冒痘現象。

調養方藥 **治療原則以「溫補脾腎，祛濕化痰」為主，視個人體質選用半夏、蒼朮、膽南星、茯苓、陳皮、香附、杜仲、肉桂、肉蓯蓉、菟絲子等藥材調理。**

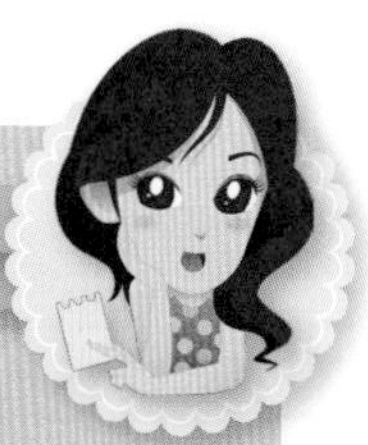

張醫師の小叮嚀

「肥人多痰濕」，體脂肪過高會干擾荷爾蒙的分泌，引起荷爾蒙分泌失調，導致月經紊亂，臨床上常見於卵巢功能障礙、而出現過多不成熟的「囊泡」，所形成的多囊性卵巢。

小紅沒來，畫基礎體溫表讓中醫調理更有效率！

如果小紅沒有定期報到，建議一定要配合量基礎體溫，如果溫度一直都沒上來至高溫，表示沒排卵（無高溫期，即基礎體溫未成雙相變化，無高低溫的差別，低溫與高溫相距不到0.3℃），月經就不會來，這時候更要藉由溫腎陽、滋腎陰、疏肝理氣的藥材，依個人體質的差異調理，讓基礎體溫上升，超過排卵線，卵巢一旦能正常排卵，月經周期就可望趨於正常。

什麼是婦女基礎體溫（Basal Body Temperature, BBT）

1. 連續不間斷的睡眠達6至8個小時以上，清晨由熟睡中醒來，還沒掀開被子，尚未起身運動、進食前所測得的體溫（口溫），稱為基礎體溫。
2. 藉由偵測黃體素這種升高體溫的作用，來判斷排卵是否發生，一般低溫與高溫相距大於0.3℃表示有排卵，排卵後會較排卵前高出0.3℃以上，排卵前稱做**低溫期**，排卵後稱做**高溫期**。
3. 若某天體溫比低溫平均線超過0.3℃以上，且持續三天以上，就表示有溫度上升的高溫期出現。
4. 排卵一般發生在體溫持續上升前的低溫那天，但是有24至48小時的誤差（自行估算排卵日可搭配市售的排卵試紙，同時參考基礎體溫來推估）。

如何測量基礎體溫？

1. 量體溫的時間必須在每天早晨剛睡醒，還沒有起床活動之前就測量。
2. 使用ＢＢＴ專屬體溫計或口溫計，置於舌下３至５分鐘，將測量結果記錄下來，注意不可使用耳溫計喔！
3. 必須每日不間斷地測量，例如定時八點起床量體溫，遇到假日建議先設定鬧鐘同一時間起床測量，之後再繼續補眠。
4. 需要註明感冒發燒、熬夜失眠、晚起、出血或其他會使影響體溫的因素。

量基礎體溫可以知道些什麼？

1. 評估有無排卵及排卵日。
2. 調理閉經、月經周期過長、月經量少、多囊性卵巢及不孕症。
3. 從黃體期的溫度以及天數（高溫期正常應大於12天）評估卵巢功能。
4. 追蹤懷孕或流產跡象。
5. 評估不孕症患者的卵巢功能以及臨床治療效果。

★正常基礎體溫

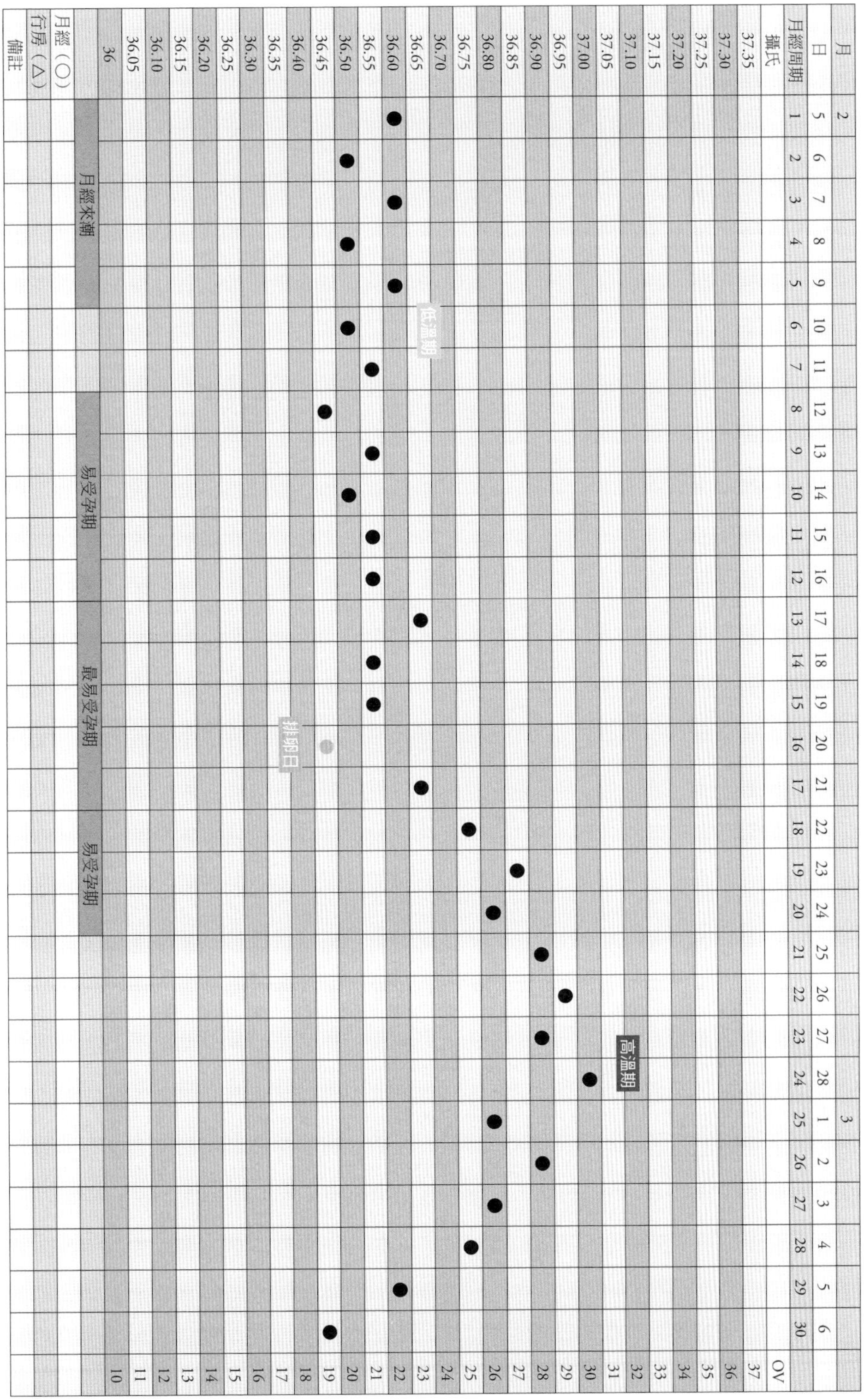
月
日
月經周期
攝氏
37.35
37.30
37.25
37.20
37.15
37.10
37.05
37.00
36.95
36.90
36.85
36.80
36.75
36.70
36.65
36.60
36.55
36.50
36.45
36.40
36.35
36.30
36.25
36.20
36.15
36.10
36.05
36
月經（○）
行房（△）
備註
月經來潮
易受孕期
最易受孕期
易受孕期
低溫期
排卵日
高溫期
OV

1-3 經痛沒妳想的這麼簡單！女生真的不能吃冰嗎？

根據一項針對台灣女性經痛狀況的調查，女性「每次經期來都會痛」的有23％，「經常痛」占30％，「偶爾才痛」占40％，「完全沒有此困擾」的女性比例只有7％，可見經痛是女性相當普遍的經驗。

經痛不是靠忍耐、喝熱巧克力、黑糖飲能根治！止痛藥也不是萬靈丹！

台灣女性面臨經痛時，多半不會選擇就醫找出原因積極治療，而是喜好自行透過飲食或休息方式來舒緩疼痛。最常見的方法是「喝熱飲」，例如：黑糖飲、桂圓茶、熱巧克力等；其次是「忍耐」、熱敷休息，什麼事情都不做；再不然就是「吃止痛藥」、「吃甜點」等。其中喝熱飲或熱敷藉由熱效應，多少能夠改善子宮的血液循環而緩解經痛；而甜食甜飲則會誘發腦內釋出一種讓人心情愉快的腦內啡，暫時忘卻經痛的苦楚，但巧克力也含有咖啡因不宜多吃，此外，經期吃甜食過量還是會胖，所以要節制；至於經痛時吃了止痛藥雖或多或少可暫時緩解疼痛，但止痛藥並不是萬靈丹，要當心經痛背後所隱藏的婦科問題，例如子宮內膜異位症（如：巧克力囊腫、子宮腺肌症）、子宮肌瘤等。「經痛」沒妳想的這麼簡單，千萬不要輕忽！

【現代醫學觀點】為什麼會經痛？

目前認為痛經的主要機制是子宮內膜分泌過多的前列腺素，引起子宮過度收縮不規則或不協調，造成血流減少，子宮缺氧而疼痛。

原發性痛經

不明原因，無器質構造病變，年輕女性伴隨腰痠者多為子宮後屈，中醫則認為部分和過食生冷冰品、情志因素有關。國外研究發現，社經地位較高的女性經痛情形較嚴重，可見心理壓力與經痛的關聯。

繼發性痛經

所占比例比原發性還多，由子宮內膜異位症（如：巧克力囊腫、子宮腺肌症）、子宮肌瘤、子宮內膜息肉、骨盆腔細菌感染、子宮頸阻塞……等疾病所引起。

經痛檢測站——什麼樣的經痛需要醫生調理？

檢視看看，在符合自己的■上畫✓

月經來時，有輕微的悶、脹感，是正常的，但若出現以下狀況，就要注意了：

- ☐ 經前或經期下腹絞痛、刺痛或悶痛，甚至延伸到會陰部、肛門或大腿內側
- ☐ 痛到噁心、嘔吐、頭痛、頭暈、冒冷汗、手腳冰冷
- ☐ 經來時腹部下墜感，腰痠挺不直，頻尿或經期一直拉肚子
- ☐ 腹痛在血塊排出後或經期結束即慢慢減輕
- ☐ 常因以下因素加重痛經程度：情緒容易焦慮緊張、易怒、吃冰或過食生菜及寒性水果、常熬夜、過度勞累

若以上症狀妳至少符合三項，就應該積極尋求醫師診療，依據體質調理經痛！

【中醫體質說】哪些體質容易出現經痛？

一、寒濕凝滯胞宮（吃冰型經痛）

常見成因 長期貪食生冷冰涼，或是原本體質虛寒，或是經期時淋雨、涉水、游泳，造成經血凝滯不暢，留滯而痛。

婦科特點 經前或經行下腹部冷痛，牽及腰脊痠楚，熱敷腹部則經痛減緩，或伴隨經量少，經血色黯淡或夾有血塊，經前容易下半身水腫、白帶。

全身症狀 伴隨怕冷、手腳冰冷、容易腹瀉。

調養方藥 **治療原則以「溫經暖宮，調血止痛」為主，視個人體質選用吳茱萸、桂枝、艾葉、小茴香、乾薑、當歸、芍藥、川芎、茯苓等藥材調理。**

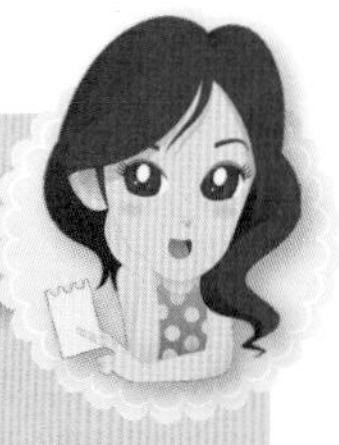

張醫師の小叮嚀

長期食用冰品和生冷食物，會影響子宮卵巢的血液循環，在生理期吃冰更會造成子宮收縮不良，經血排不乾淨，除了經痛、伴有血塊和經色變暗之外，還會增加罹患子宮內膜異位症（包括大家常聽到的巧克力囊腫、子宮腺肌症）、子宮肌瘤等婦女病的機率，甚至宮寒不孕，所以各位女生們，可別小看吃冰的影響喔！

二、肝鬱氣滯血瘀（壓力型經痛）

常見成因 平時壓力大，情緒抑鬱不暢，鬱則氣滯，久而血瘀，經血運行不暢，不通則痛。

婦科特點 經前或經行下腹部脹痛或陣痛牽引腰背、血塊、經血色暗、或伴隨經前症候群（乳房脹痛、情緒不穩定、頭痛嚴重甚至想吐）、經出不暢或經量變少。

全身症狀 胸脇脹痛，頭痛，失眠，胸悶，肩頸僵硬，腸胃不適。

調養方藥 **治療原則以「疏肝理氣，化瘀止痛」為主，視個人體質選用柴胡、玫瑰、香附、桃仁、紅花、熟地、當歸、川芎、芍藥、延胡索等藥材調理。**

三、氣血虛弱（體虛型經痛）

常見成因 素體脾胃虛弱，氣血化源不足，行經時血海空虛，或嚴重挑食，或大病、久病之後氣血兩虧，經血運行無力，衝任胞脈俱虛。

婦科特點 經行至經淨後下腹部隱隱作痛，伴隨小腹下墜感，按壓腹部經痛減緩，經血色淡，經量時多（氣虛不固攝經血）或時少（血虛較嚴重時），月經淋漓不止（滴滴答答拖很久），經來腰痠無力挺直。

全身症狀 面色蒼白、頭暈目眩、心悸氣短、疲倦，排便偏軟或腹瀉。

調養方藥 **治療原則以「補氣養血、調攝衝任」為主，視個人體質選用人參、黃耆、茯苓、白朮、熟地、當歸、川芎、芍藥等藥材調理。**

【中醫樂活】實用養生妙招

妙招一 急按救經痛的穴位！

當經痛發生不方便就醫和服藥，又不能馬上買熱飲或熱敷時，這時候雙手萬能，學會按穴位止痛，可以緩解當下的痛楚。吃冰型經痛可按下腹部的關元穴，搭配熱敷此穴位區域效果加倍；壓力型經痛可按夾腳拖鞋區域的太衝穴，搭配泡腳更能舒緩；體虛型可以按小腿前方的足三里穴。

如果還沒時間找中醫師診斷自己屬於哪種體質的時候，可以按萬用的緩解經痛穴位三陰交，因為三陰交是肝、脾、腎三經的交會穴，故能廣泛的緩解經痛。

按摩方式＆時機：

以大拇指深層按壓，一次按壓5秒，一個穴位各按20下，早晚至少各一次。

【關元穴】for吃冰型經痛

位置 肚臍正下方3寸（相當於四指幅併攏寬度）。

功效 屬任脈，為小腸募穴，小腸腑氣聚積之處，可促進腸蠕動，搭配熱敷可改善子宮循環，緩解經痛。

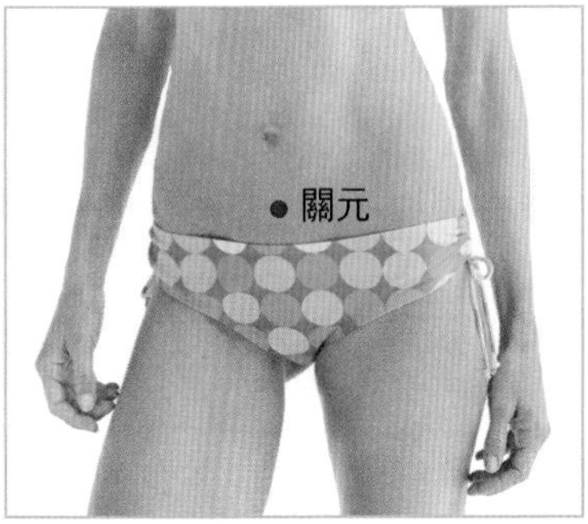

【太衝穴】for壓力型經痛

位置 大拇趾和第二趾中間，第1與第2蹠骨之間凹陷（大約在夾腳拖鞋區域）。

功效 屬肝經，疏肝理氣，緩解壓力型經痛，同時緩解頭痛，幫助睡眠。

【足三里穴】for體虛型經痛

位置 坐姿，膝蓋彎曲成90度，找到膝蓋前外側關節交界處的凹陷，從凹陷處往下3寸（相當於四指併攏寬度），且距離小腿前側骨頭邊緣1寸處（相當於大拇指指節寬度）即是。

功效 屬胃經，補脾胃而生氣血，使胞脈衝任得養。

【三陰交穴】for調節賀爾蒙分泌

位置 內踝尖上3寸（相當於四指幅併攏寬度），脛骨後緣凹陷處。

功效 屬脾經，是肝、脾、腎三經的交會穴，調理月經，緩解經痛，改善婦科多種疾患，調節荷爾蒙分泌，是婦科要穴！此外也有益於美容抗衰老，促進血液循環，改善下肢水腫。

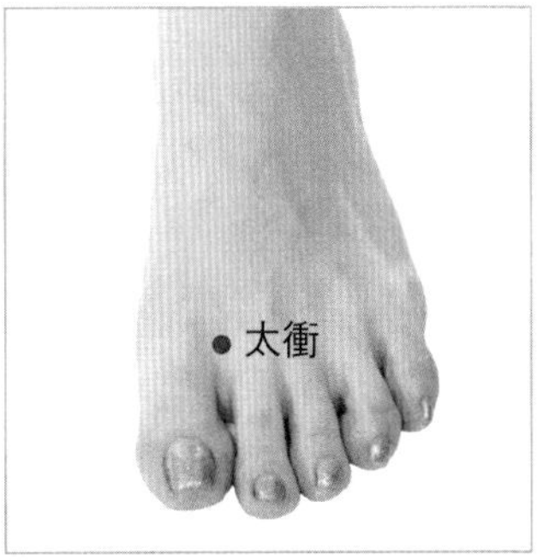

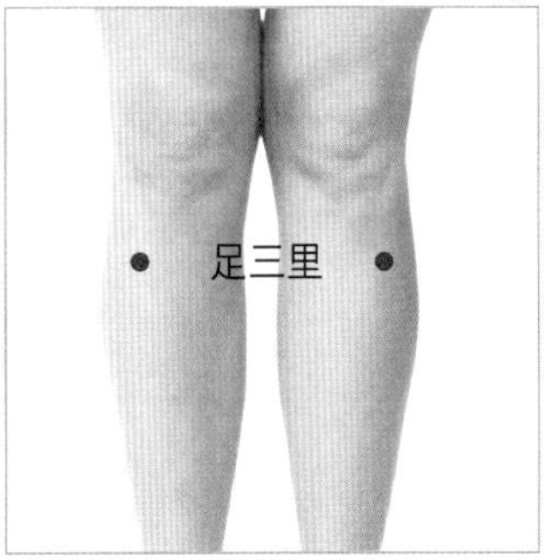

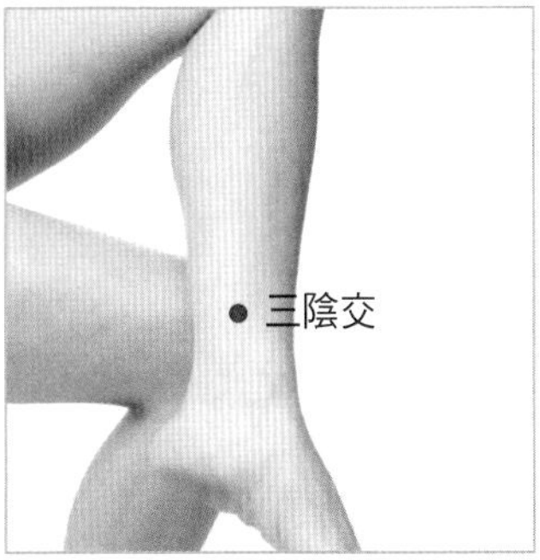

妙招二 對溫性食物說YES！寒性食物說NO！

對溫性食物說YES！

平性食物即使在經期也可以吃！溫性食物可以提升體內的陽氣，讓身體和子宮都暖和！

■ 平性食物：蘋果、葡萄、柳丁、木瓜、草莓、芭樂、楊桃、百香果、枇杷、李子、黑木耳、花椰菜、高麗菜、山藥、菠菜、紅蘿蔔、杏鮑菇、雞肉、魚肉、奶蛋。

■ 溫性食物：南瓜、洋蔥、韭菜、川七、山蘇、老薑、九層塔、薑、蔥、蒜、芫荽、肉桂、八角、孜然、櫻桃、石榴、水蜜桃、泥鰍、羊肉、牛肉、豬肝。

對寒性食物說NO！

寒涼食物少吃，尤其在經前一週到行經期時！

■ 寒性食物：冰品冰飲、西瓜、水梨、柚子、葡萄柚、椰子、橘子、柿子、奇異果、火龍果、香蕉、山竹、石蓮花、蘆薈、苦瓜、大白菜、生魚片、螃蟹、牡蠣。

■ 涼性食物：豆腐、白蘿蔔、蓮藕、絲瓜、黃瓜、冬瓜、綠豆芽、萵苣、A菜、菠菜、莧菜、空心菜。若欲食用，烹調時可多加點溫性的蔥、薑、蒜、豆豉來平衡涼性。

1. **多吃薑料理暖宮：**寒體質多吃「老薑」料理；燥體質多吃「嫩薑」料理

如果一時嘴饞吃了冰，之後記得先喝點溫開水（此時如果喝熱水，冷熱溫差太大，對口腔及腸胃黏膜反而較刺激），過了2至3小時後不妨來杯生薑紅茶（用切好的生薑片2至3片或薑汁，加入以茶包泡好的紅茶中），或者來碗蛤蜊薑湯、魚片薑絲湯、豬肝薑絲湯，不敢直接吃薑的妳，喝湯也有效喔！薑可以幫助去除寒濕之氣，溫暖子宮。老薑比較辛辣溫熱，平時容易嘴破，或便祕、痔瘡的人，可以改用溫和的嫩薑代替。

2. **以熱敷袋或暖暖包熱敷下腹部**

平時容易經痛的朋友若吃了冰，回家後記得用熱敷袋或暖暖包，熱敷腹部15分鐘，多少有幫助驅散寒邪的效果，熱敷後，可以大拇指加強按摩關元穴至少20下。

提醒各位愛吃冰又易經痛的美人們，還是少吃冰為妙！因為吃冰不僅會造成經痛，還會讓經血排不乾淨喔！

以上提供的一些補救小妙招，希望對大家有幫助。若經痛情形嚴重，建議妳還是要找專業中醫師為妳調理體質。

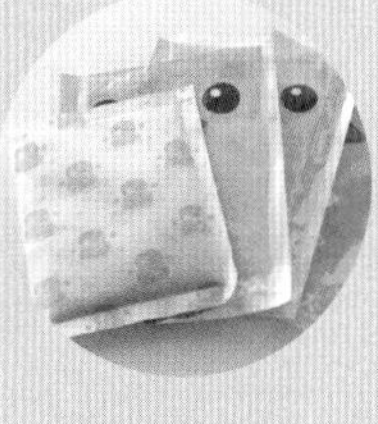
暖暖包

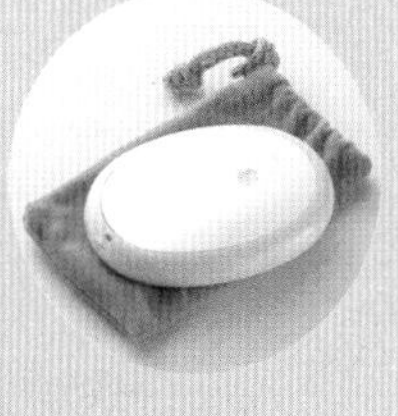
暖蛋

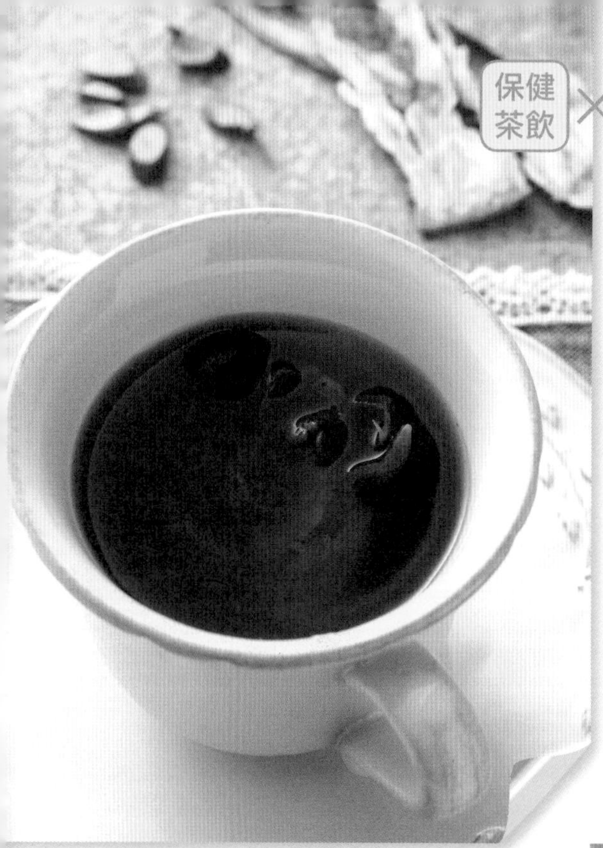

保健茶飲×桂枝桂圓茶

藥材

桂枝1錢、桂圓3顆、當歸1錢、紅棗3顆（去籽）、生薑3片

作法

將藥材洗淨，包入過濾袋置入鍋中，與1000cc水同煮至沸騰，轉小火再煮10分鐘。

服法

經前七天或經行第一天開始飲用。

經後藥膳×當歸生薑羊肉湯

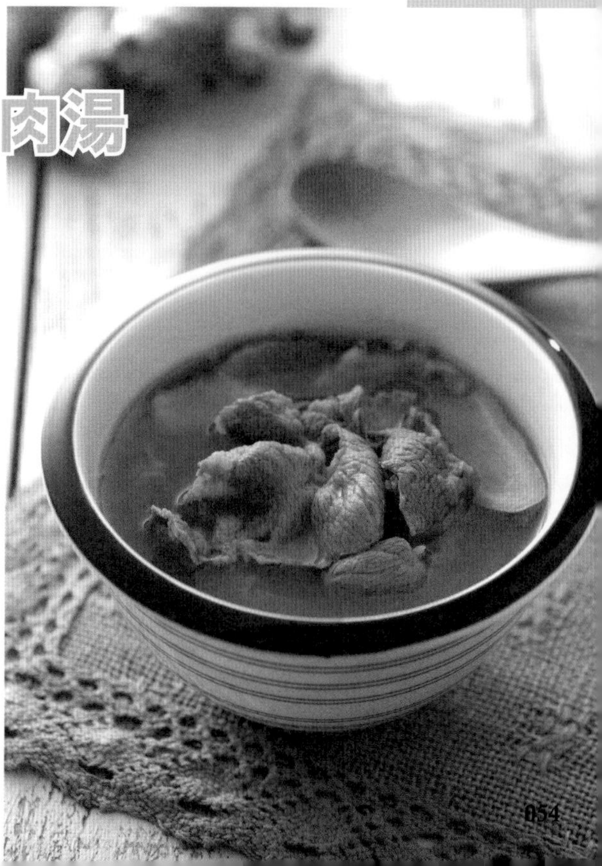

材料

羊肉適量、當歸3錢、生薑6片、米酒1大匙、水4杯、鹽少許

作法

1. 羊肉洗淨切塊後放入煮沸的熱水燙熟撈出。
2. 中藥材洗淨後，與米酒、水放入鍋中同煮30分鐘，熬出中藥湯汁後，放入羊肉再燉煮約30分鐘至羊肉入味。
3. 起鍋前可加入鹽少許。

保健茶飲×玫瑰山楂茶

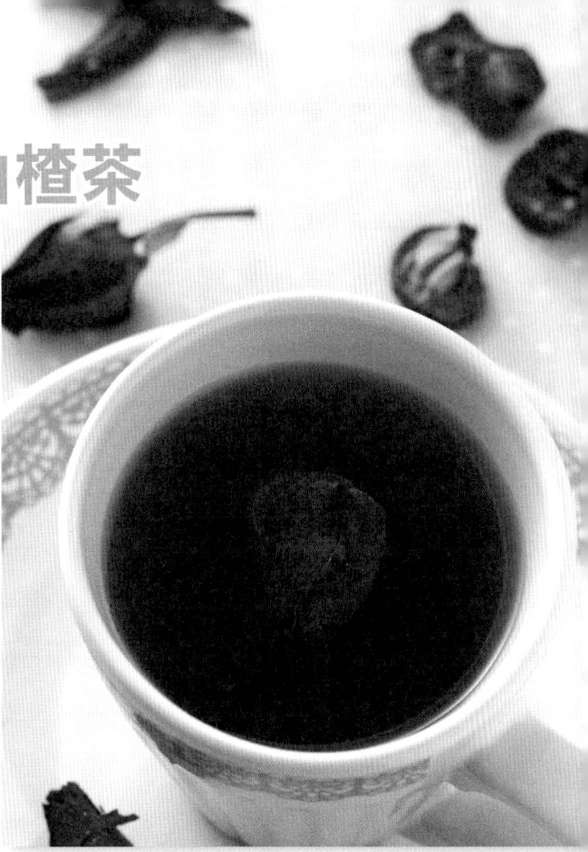

藥材

粉紅玫瑰2錢、丹參1錢、山楂1錢、枸杞1錢、生薑3片

作法

將藥材洗淨，包入過濾袋置入鍋中，與1000cc水同煮至沸騰，轉小火再煮10分鐘。

服法

經前七天或經行第一天開始飲用，腹瀉體質者可用紅玫瑰取代粉紅玫瑰，因為粉紅玫瑰有潤腸作用。

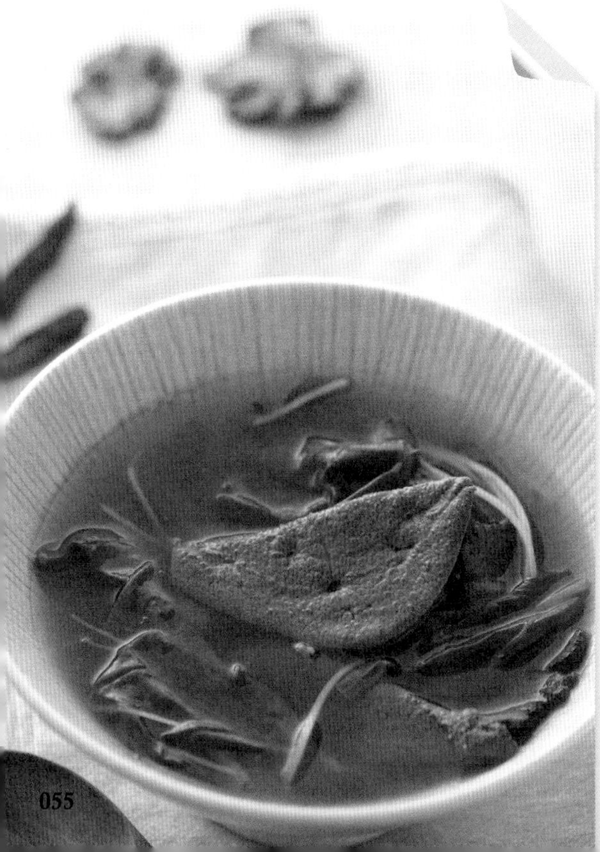

經後藥膳×菠菜豬肝湯

材料

豬肝100克、菠菜適量、丹參3錢、川芎3錢、米酒1大匙、薑絲、鹽、香油少許

作法

1. 豬肝洗淨，稍微川燙去除血水。
2. 中藥材洗淨後裝入過濾袋，與米酒、水放入鍋中同煮30分鐘，熬出中藥湯汁後，再放入豬肝、菠菜、薑絲燉煮約5分鐘，加鹽調味，熄火後淋少許香油即可。

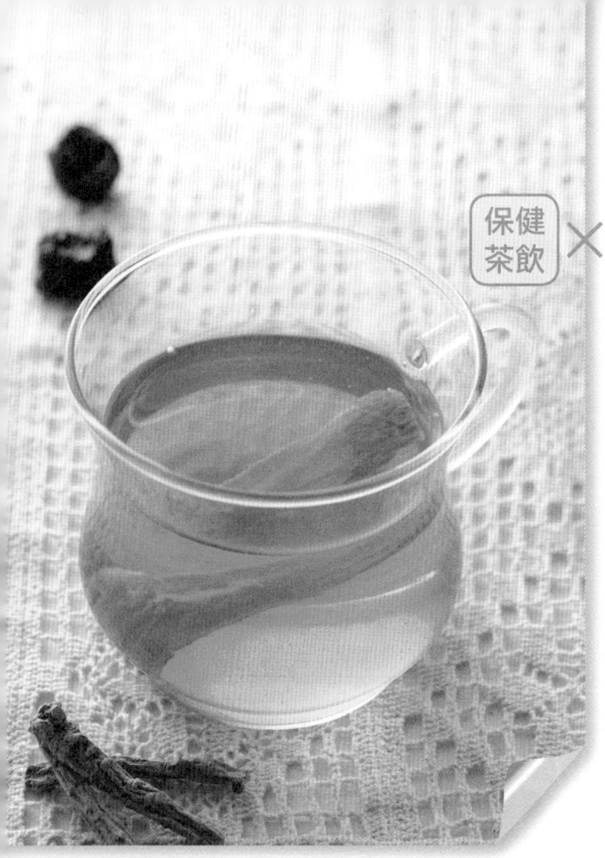

保健茶飲×黃耆當歸茶

藥材

黃耆2錢、黨參1.5錢、當歸1錢、紅棗3顆（去籽）

作法

將藥材洗淨，包入過濾袋置入鍋中，與1000cc水同煮至沸騰，轉小火再煮10分鐘。

服法

經前七天或經行第一天開始飲用

經後藥膳×人參枸杞燉雞湯

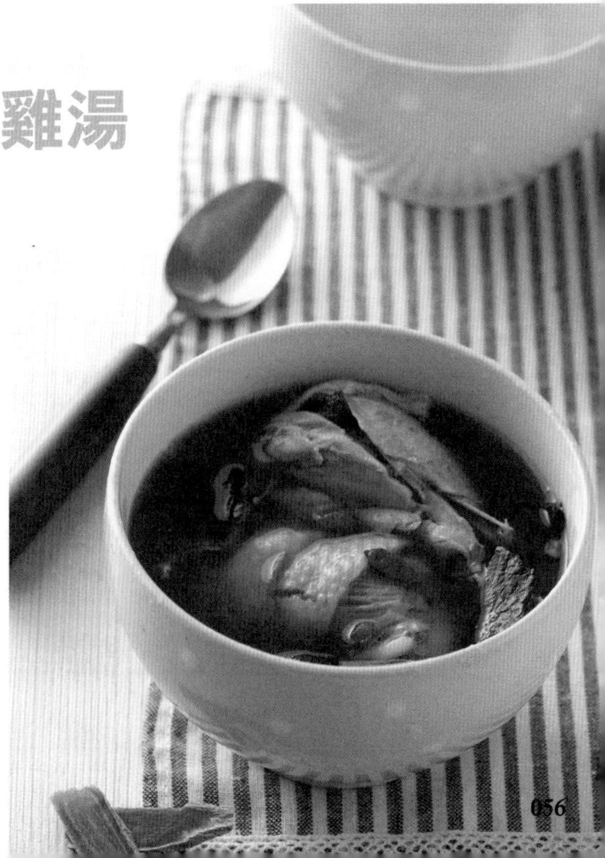

材料

雞腿2隻、東洋參3錢、枸杞3錢、何首烏2錢、米酒1大匙、水4杯、鹽少許

作法

1. 雞腿洗淨切塊後放入煮沸的熱水燙熟撈出。
2. 中藥材洗淨後，與米酒、水放入鍋中同煮30分鐘，熬出中藥湯汁後，放入雞腿再燉煮約30分鐘至雞肉熟爛。
3. 起鍋前可加入鹽少許。

妙招四 舒緩腰痠經痛的瑜伽：貓式運動

有些女性月經來時會腰痠，最常見的原因是子宮後傾壓迫牽扯到腰部肌肉韌帶（正常情況下，從側面看，子宮為前屈），這類型腰痠通常會在月經過後消失。經前一週多做貓式瑜伽來矯正子宮位置，可改善腰痠。

功效 舒緩經痛，使經血排出順暢，緩解腰痠，尤其適合子宮後屈所導致的痛經。

頻率 經前一週可開始做，每天三次，每次重複做三回。

1 採取跪姿，手掌膝蓋撐地，雙手打開與肩同寬。

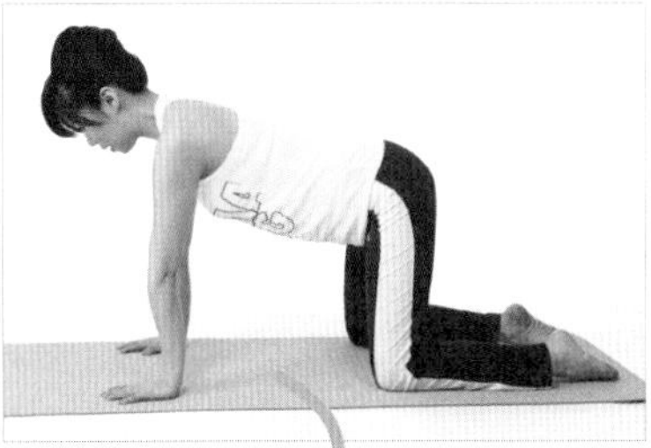

2 手掌位置維持不變，慢慢吐氣，將身體往下壓並向前延伸，直到胸部貼地，下巴頂住地板。

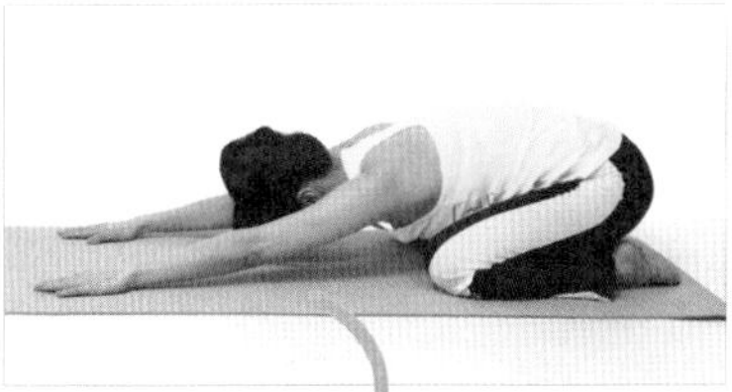

3 維持上述的動作，將雙手臂儘量往前伸展，感覺手臂被拉緊。上半身儘量往下壓，臀部相對往上延伸。

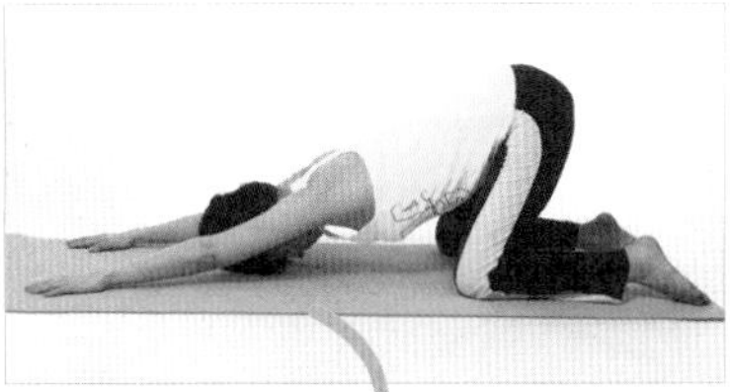

4 之後慢慢將上半身及臀部回復至原跪姿。

1-4 大姨媽來，頭痛想吐、好鬱卒？談月經性頭痛、經前症候群

「張醫師，我每次大姨媽快來的前幾天都會頭痛到吐，該怎麼辦？一直吃止痛藥也不是辦法……」

32歲的小優是業務經理，平時工作壓力大，在事業上表現優秀，但每逢經前就開始頭痛發脹，甚至頭痛到吐，不得已只好請生理假在家休息，一過經期症狀又都不見了，每次發作都到藥房買吃止痛藥來吃，但是下一次月經前仍然繼續發作，小優覺得一直吃止痛藥不是辦法，於是前來求助中醫，希望調理體質。

詳細把脈和問診後，發現小優除了經前頭痛到吐之外，一到經前就會乳房脹痛，身體燥熱，狂冒生理痘，情緒不穩定，變得特別敏感，容易為小事發脾氣，影響工作表現。像小優這些症狀其實是屬於經前症候群，在中醫看來小優是屬於「肝火旺」的體質，中醫理論「肝主疏泄」、「肝藏血」，是指「肝」具有保持全身氣機疏通暢達的作用，調節情志活動，影響消化吸收，維持血液運行，尤其調控女生的經血量和月經的順暢，當月經一來血液下行到子宮，此時肝調暢氣機的功

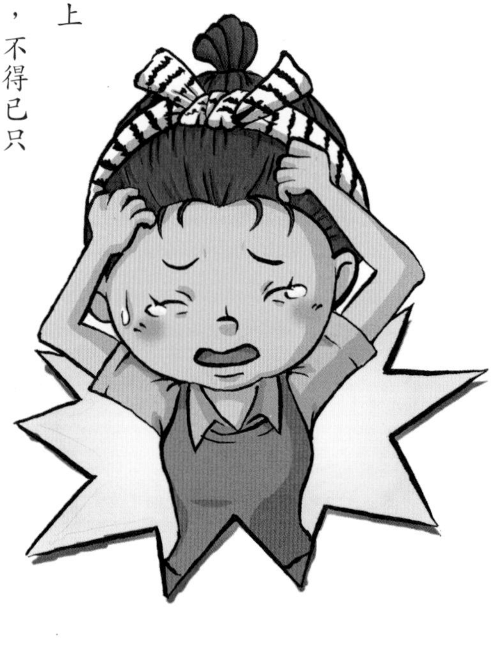

能，就會因為肝血供應減少而發揮不良，這時候就會產生令人不適的經前症候群，壓力大或自我要求高的女生特別容易失衡，肝氣無法疏泄，日久鬱結或上火，「肝氣（火）上逆」則頭痛、易怒、冒生理痘、身體燥熱；若「肝氣犯胃」就會造成頭痛到想吐，治療方向主要是「疏肝解鬱，調理脾胃」，可用柴胡、薄荷、梔子、蒲公英、川芎、白芍、茯苓、白朮、半夏、竹茹等中藥材。

經過兩個月的調理，小優的月經性頭痛和其他經前症候緩解許多，整個人也變得比較開心，不再因經期頭痛和情緒困擾而使工作表現打折！

月經性頭痛，經前、經後中醫觀點不同！

這種「肝火旺」的月經性頭痛一般發生在「經前」，此種頭痛表現性質為脹痛居多。此外，另一種常見的「血虛型」月經性頭痛則是發生在「經後」，因為血虛不能上達頭部而發生頭痛，這種頭痛一般是隱隱作痛，頭痛程度較輕微，通常會伴隨頭暈、容易疲倦、經量少或心悸，治療方向以「益氣養血」為主，可選用當歸、川芎、白芍、熟地、黨參、白朮、茯苓、甘草等藥材調理。

月經性頭痛其實也屬於經前症候群之一。現代婦女身兼數職，又要照顧家庭又要工作，多重壓力衝擊之下，有經前症候群的人數日益增多，只是症狀輕重不同，有人從排卵後的黃體期症狀就開始，直到月經來潮時，甚至到月經結束才緩解，而血虛型的月經性頭痛反而經後最明顯。

每個人都有經前症候群嗎？什麼情況才需要調理？

經前症候群一般在月經來潮前約5至11天出現，包括月經周期荷爾蒙起伏所造成的生理和心理的症狀，如身體浮腫、乳房脹痛、頭痛、頭暈、腰痛、全身痠痛、肌膚敏感或冒痘、便祕、胸悶心悸、失眠或極度疲倦、情緒不穩定、焦躁易怒、無法集中思考，甚至悲傷哭泣，通常症狀會在月經開始後的24小時內結束。

許多女生多少都會出現經前症候群，什麼情況才需要尋求醫生調理呢？如果症狀持續在每次月經周期前發生，而且每次會嚴重影響到工作表現、日常生活和人際關係時，或是月經來之後，經前症候群的不適症狀仍無法結束，有這類的情形建議必須求助專業醫師的調理。

【中醫體質說】哪些體質容易出現月經性頭痛＋經前症候群

一、肝火

常見成因 平時壓力大，或自我要求高，情緒抑鬱不暢，鬱則氣滯，氣鬱化火，火氣上逆造成頭痛。

婦科特點 經前或經行頭痛，多偏於頭部兩側，或痛到頭頂，甚至頭痛嚴重到想吐，或伴隨其餘經前症候群如：乳房脹痛、情緒不穩定、經痛或夾血塊。

全身症狀 胸脇脹痛、眼睛脹痛、胸悶、肩頸僵硬、口苦、失眠、腸胃不適。

調養方藥 **治療原則以「清肝降火，理氣止痛」為主，視個人體質選用柴胡、薄荷、菊花、川楝**

子、玫瑰、鬱金、佛手、香附、延胡索、川芎、芍藥、枸杞等藥材調理。

二、血虛

常見成因 本身脾胃虛弱，氣血化源不足，或嚴重挑食，或大病之後氣血兩虧，無法順利上達頭部。

婦科特點 經期或經後頭痛，月經量少、經來腹部悶痛。

全身症狀 頭暈目眩、心悸氣短、疲倦無力、面色蒼白。

調養方藥 **治療原則以「益氣養血」為主，中醫理論補氣能助生血，視個人體質選用黨參、黃耆、甘草、白朮、茯苓、熟地、當歸、川芎、芍藥等藥材調理。**

【中醫樂活】實用養生妙招

妙招一 急救頭痛的穴位

一旦頭痛起來會影響到工作的專注力或生活品質，當頭痛發生又無法馬上求助醫療時，經絡穴位按摩便是最佳的紓解方法！

按摩方式&時機：

以大拇指深層按壓，一次按壓5秒，一個穴位各按20下，早晚至少各一次。

【風池穴】for後側頭痛、肩頸痛

位置 用大拇指往耳後尋找，碰到骨頭突出處，再往靠近後面髮際上凹陷中央。

功效 屬膽經，幫助頭頸部肌肉放鬆，使氣血順暢可向上送達頭面部，改善頭脹痛、頭重等不適。

【肩井穴】for肩頸痛到頭

位置 頸部第七椎（後頸根部，低頭時骨凸最高點）與肩峰連線中點，肌肉隆起處（大約耳垂對下來手掌往肩上搭，中指按到的地方）。

功效 屬膽經，理氣行血，疏經活絡，本穴位居肩部經筋聚結之處，常按摩此穴可以改善肩頸部的痠痛僵硬緊繃。

【太陽穴】for兩側頭痛

位置 眉梢與眼外角之間向後1寸（約大拇指指節寬度），骨頭凹陷處。

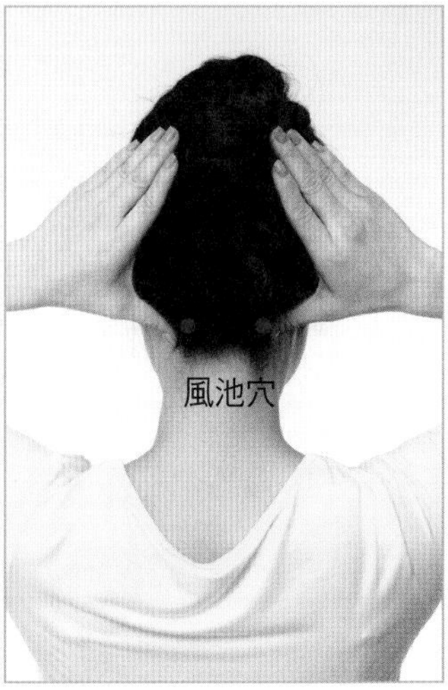

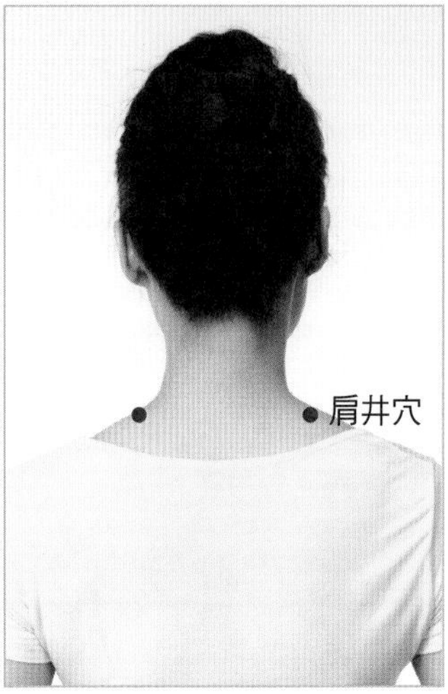

功效 屬經外奇穴，舒緩頭痛及眼睛疲勞，提神醒腦。

【攢竹穴】for前額頭痛、眉稜骨痛

位置 眉頭中央按壓有凹陷處。

功效 屬膀胱經，消除眼睛疲勞痠脹，改善前額頭部脹痛及眉稜骨痛。

【內關穴】for頭脹痛到噁心想吐

位置 手腕橫紋中央正上方2寸（相當於三橫指寬）。

功效 屬心包經，頭痛到想吐時，一邊按壓此穴一邊深呼吸，慢慢調息直到緩和噁心感。經常按能緩解壓力、胸悶，平撫情緒緊張，消除緊繃感；安定心神，減少雜夢，減緩心悸；平胃降逆改善脹氣、打嗝、胃酸逆流。

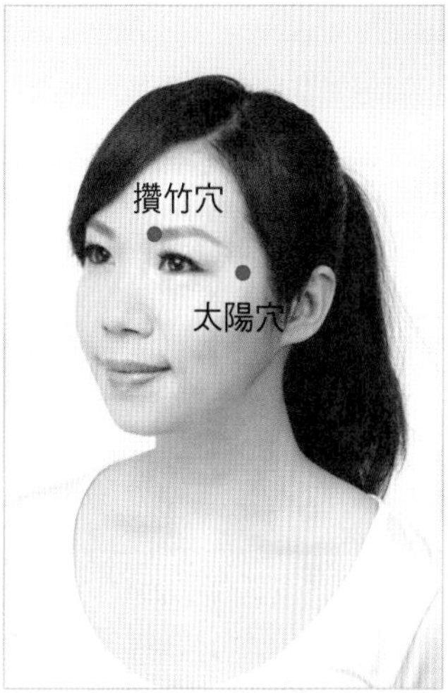

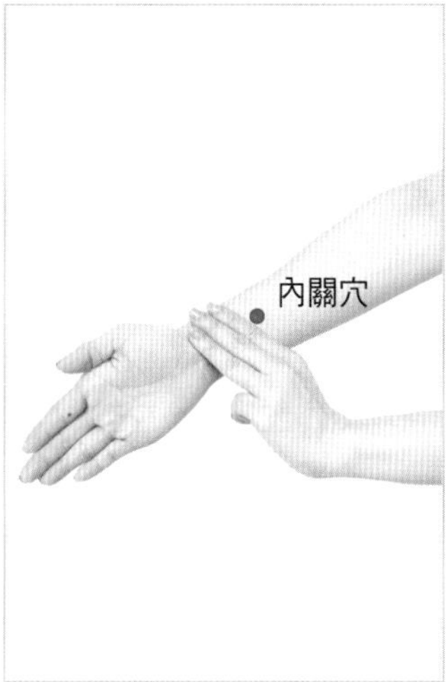

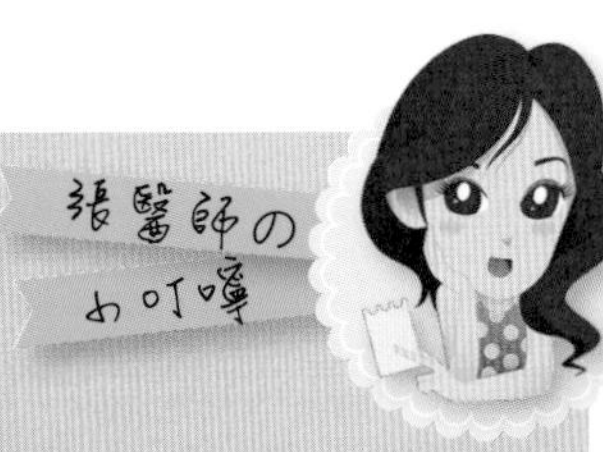

有不少人不只經期頭痛，平時也經常頭痛，多半是因為長時間固定姿勢打電腦，加上壓力大，不自覺緊繃聳肩，忘記活動放鬆肩頸和頭部，造成肌肉循環不良，過度疲勞，導致肩頸僵硬痠痛，引發頭痛、頭暈、頭部緊繃感或手麻。

其實這些不良姿勢就是造成頭痛與肩頸僵硬的原因之一。解決的方法是，若久盯螢幕請記得提醒自己收下巴，自然會跟著挺胸不駝背，千萬不要一直把頭往電腦螢幕靠，並且減少當低頭族的時間。

妙招二 巧用梳子，按摩輕敲頭皮、促進頭部氣血流動

頭部是百脈之會，分布著許多重要的穴位，常梳頭可以促進頭皮末稍神經的循環，幫助刺激到頭、頸部的穴位，使頭皮經絡的氣血暢通，讓營養充分供給頭部，提神醒腦，防止頭痛頭暈，同時可幫助頭髮生長，達到預防掉髮、白髮的作用。

【利用梳子】梳頭邊按摩

挑選梳具時選用寬齒梳，材質以天然木頭或牛角較佳，比較不容易產生靜電，或拉扯損傷髮絲；梳頭時，由前額往後梳理，力道不要太

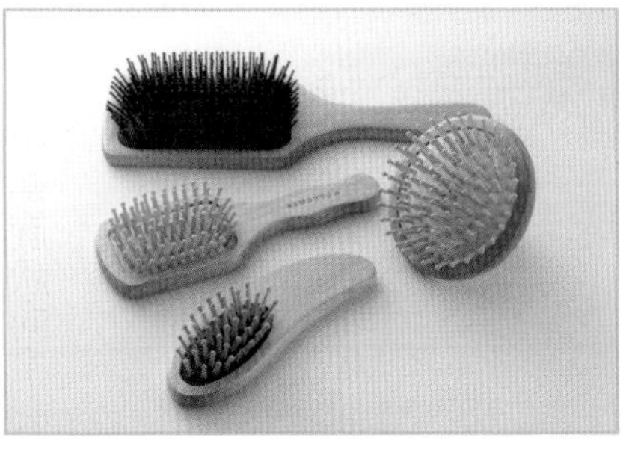

大，也不要硬扯頭髮，以免傷害頭皮毛囊；若有明顯緊繃疼痛的區域，用梳子從邊緣螺旋狀向中心均勻叩擊。

【利用指腹】梳頭按摩

手邊沒有梳子的時候，可以雙手手指代勞，一樣由前往後梳，接著用五指指腹抓揑或輕敲頭皮，一抓一鬆幫頭皮按摩，因為頭為諸陽之會，按摩頭部可以疏通經氣，促進頭部的氣血流循環。

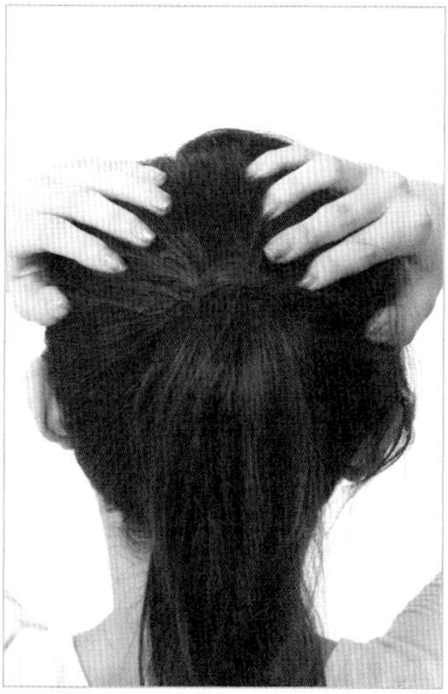

妙招三 調整飲食、運動及生活型態

建議各位女性朋友日常飲食減少如咖啡、辛辣食物、酒的攝取，以免更加煩躁易怒，此外，可適度補充維他命B_6及鈣片，幫助舒緩情緒、改善乳房脹痛、消除疲勞；經前可多做瑜伽、聽音樂、泡澡紓壓、放鬆心情，這些飲食、運動及生活型態的調整，多半能改善經前症候群。如果仍無法藉由這些方式擺脫經前的不適，則需請教專業醫師調理體質。

1-5 陰道炎反覆來找碴——白帶、異味、搔癢，難以啟齒的煩惱！

白帶是女生難以啟齒的煩惱，那種濕濕的不清爽感、異味、搔癢，不僅讓一整天的心情大打折扣，反覆發作更是女性的夢魘！

台灣人酷愛喝飲料，尤其每到夏天，對於冰飲、霜淇淋等冰品更是愛不釋手，大量吃進生冷食物（西瓜、水梨、葡萄柚、橘子、蘆薈、生魚片、生菜沙拉、大白菜……），易導致體內的濕氣加重，可要小心白帶分泌增多！

此外，長期熬夜，抵抗力下降，更要小心反覆念珠菌感染帶來的搔癢，加上近年來流行的legging和skinny的褲子，雖然顯瘦卻容易製造悶濕的環境讓細菌滋生，造成白帶情形無法斷根！女生到底該怎麼樣預防白帶，杜絕陰道感染發炎呢？

門診中常有患者問我：「張醫師，我的白帶要多久才會好？」

非炎性感染的白帶由中醫調理效果佳，治療主要著眼於臟腑的協調改善體質；反覆發作的白帶調理一定要有耐心，最好持續2至3個月才能改善體質，使得陰道環境可以改變，正常乳酸桿菌能發揮保護作用，致病菌不再作怪；至於濕毒型白帶，也就是黴菌及滴蟲所造成的炎性感染，建議中西並用調理，效果更佳。

陰道反覆感染、白帶多的煩惱

- 在小褲褲上的分泌物汙漬變多
- 量多到想要使用及更換護墊
- 有氣味令人不舒服
- 外陰部感受局部刺激感，搔癢刺痛，或紅腫破皮（只有念珠菌和陰道滴蟲才會搔癢）

都是這三種菌惹的禍！

- **細菌感染：**分泌物屬於白色或黃色，有魚腥味，一般不會搔癢。
- **黴菌（白色念珠菌）感染：**分泌物為濃稠，無臭味，如豆腐渣般呈現白色，伴隨陰部搔癢、刺痛、紅腫。
- **陰道滴蟲感染：**常產生大量泡沫狀白帶，黃綠色，伴隨有酸臭、魚腥味或腐臭的異味，外陰部感到搔癢與灼熱，小便或性交疼痛出現，急性期會嚴重的陰道觸痛，產生刺激性分泌物。

怎麼樣的分泌物才異常？

■ **生理性白帶：**生育年齡的健康女性會有陰道分泌物，生理性分泌物呈透明或白色，不會有臭味或搔癢，分泌量和濃稠度隨著月經周期而變化，在排卵期分泌量最多，此為所謂的生理性白帶。

■ **病理性白帶：**正常陰道分泌液是酸性，pH值介於4.1至4.9之間，在此範圍內，致病菌不易生存。如果陰道酸度降低（分泌液pH值增加到5至6），就利於致病菌的生長，這種pH值的變化，多見於月經期、停經期及產後期。因陰道感染所引起的白帶，分泌液量多，顏色氣味都有改變，或有局部刺激症狀如癢痛、灼熱等感覺，稱為病理性白帶。除此之外，子宮頸炎、子宮頸癌、皮膚病等問題也可能出現異常的陰道分泌物，所以已有性行為的婦女仍然建議配合內診檢查為佳，必要時可加上子宮頸抹片檢查。

【中醫體質說】哪些體質容易出現白帶？

一、脾虛

常見成因 本身體質虛弱，平時過度勞累，或長期吃冰品及生冷食物、喝冷飲，損傷脾胃的陽氣，造成脾虛無法運化水濕，體內的濕氣無法正常代謝，任脈失固，帶脈失約，因而帶下。

婦科特點 通常屬於非炎性感染，帶下色白、量多、質清稀或黏，無臭味，經前容易水腫。

全身症狀 面色蒼白或萎黃，手腳冰冷，容易疲倦，胃腸脹氣或食慾不振，小腹墜脹，或大便稀軟或者次數多，小腿易腫脹。

調養方藥 **治療原則以「健脾益氣，除濕止帶」為主，視個人體質選用黨參、白朮、山藥、蒼朮、黑荊芥、白芷、芡實等藥材調理。**

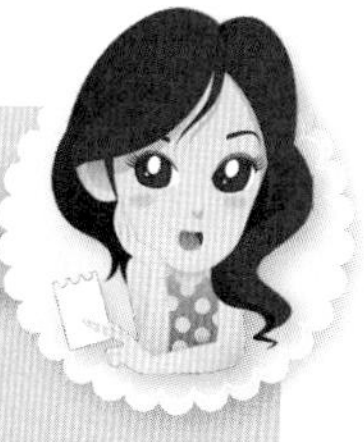

張醫師の
ㄉ叮嚀

脾虛型的白帶患者到婦產科檢查時，不見得會驗出有細菌或黴菌感染，但濕濕不清爽的感覺卻會造成困擾，狀況時好時壞，反覆發作，吃冰較多又會加重。建議這類體質的女生朋友們應少吃冰品及生冷食物，配合中藥調理，才能真正根治。

二、腎陽虛

常見成因 腎陽虛，無法溫煦身體和處理水分代謝，寒濕內生所造成，這類的女性朋友寒氣比脾虛型更重，即使沒吃冰，可能一吃偏寒涼性的食物，例如白蘿蔔、大白菜，白帶量就會變多。

婦科特點 通常屬於非炎性感染，白帶量多、質稀薄如蛋清或水狀，甚至整天停不了，經期延後。

全身症狀 晚上頻尿特別嚴重，腰痠、小腹冷。

調養方藥 **治療原則以「溫補腎陽，固澀止帶」為主，視個人體質選用肉桂、附子、熟地、茯苓、肉蓯蓉、艾葉、補骨脂等藥材調理。**

三、腎陰虛

常見成因 接近更年期或長期熬夜者，腎陰虧虛則生內熱，衝、任、督、帶諸脈失調，而造成帶下。

婦科特點 帶下量多、呈黃色或帶有血色，或伴有陰部搔癢，甚至有灼熱感。

全身症狀 心煩易怒、午後潮熱、手足心熱、頭暈目眩、腰酸耳鳴、心悸失眠。

調養方藥 **治療原則以「滋陰清熱，除濕止帶」為主，視個人體質選用知母、黃柏、澤瀉、牡丹皮、山茱萸等藥材調理。**

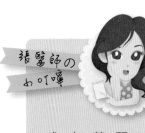

張醫師の小叮嚀

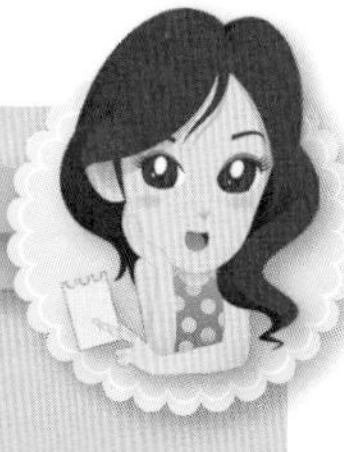

腎陰虛型白帶通常發生在中老年的婦女，更年期後缺少雌激素保護，陰道上皮變薄萎縮，容易產生萎縮性陰道炎，子宮頸黏液在陰道內呈酸性反應，主要是受到陰道上皮分泌的雌激素所影響，由陰道內乳酸桿菌將陰道上皮內的肝醣分解為乳酸而成，所以一旦缺少雌激素，陰道pH值改變照樣可能受到感染。

四、肝經濕熱或濕毒蘊結

常見成因 長期壓力大、情緒刺激，肝氣內鬱，氣鬱日久化熱化火，與體內濕氣相合，損傷任、帶二脈而為帶下。

婦科特點 通常屬於炎性感染，多為黴菌（白色念珠菌）及陰道滴蟲，帶下色黃或帶有血色或黃綠、質粘稠，有臭味，淋漓不斷，陰部搔癢，月經先後不定期。

全身症狀 精神抑鬱易怒，胸部及兩側脅肋脹滿，口苦咽乾、頭痛、失眠。

調養方藥 **治療原則以「疏肝清熱，利濕止帶」為主，視個人體質選用龍膽草、黃芩、梔子、薏仁、黃柏、澤瀉、赤芍、豬苓等藥材調理。若進一步濕毒蘊結，黴菌或陰道滴蟲感染後的症狀嚴重，可用金銀花、連翹、蛇床子、土茯苓、苦參等藥材加強清熱解毒。**

【中醫樂活】實用養生妙招

妙招一　遠離白帶日常保健7大關鍵

1. 避免穿過緊身不透氣的內褲、外褲或褲襪，以免使局部溫度和潮濕度增加。
2. 不要長時間使用護墊，如果有使用護墊的習慣請勤加更換。
3. 學會情緒和生活管理，不熬夜、隨時保持愉悅心情，適當的紓壓，遠離焦慮、憤怒及鬱悶，以免抵抗力下降，增加感染機率！

4. 避免使用化學性清潔用品沖洗陰道，以免改變陰道內酸鹼值，使具有保護作用的乳酸桿菌減少。
5. 洗澡時盡量使用淋浴，避免坐浴、溫泉大眾池，以防感染。
6. 性行為時建議使用保險套以免反覆感染，性行為前可以多喝一些水，性行為後排尿可以減少因性交動作在尿道滋生的細菌。
7. 避免久坐、久臥，多運動促進骨盆腔血液循環。

妙招二 擺脫白帶的必勝食療法

對於白帶反覆發作的人，建議少吃寒涼食物，多吃除濕氣，以及平性、溫性食物，因為溫性食物可以提升體內的陽氣，讓身體和子宮都暖和！

1. 多吃除濕止帶的食物

脾腎虛體質的白帶患者可多食用四神湯，其成分含有蓮子、芡實、淮山（山藥）、茯苓等中藥材，可補益脾腎，除濕止帶；腎陰虛體質的白帶患者可多吃含有膠質、黏液的滋陰潤燥食材，如黑白木耳、山藥、秋葵、海蜇皮、海參、蹄筋、珊瑚草等；而濕熱體質白帶患者平時可多吃綠豆、薏仁來除濕清熱，盡量避免會加重體內濕熱的酒精和辛辣刺激食物。

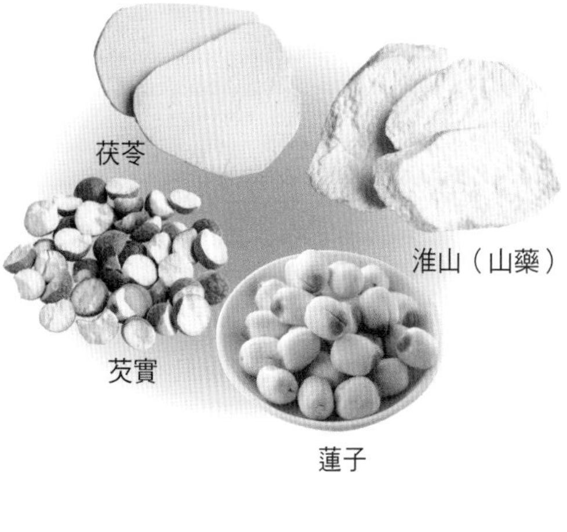

2. 少吃冰品冰飲和寒性食物！

■ **寒性食物：**冰品冰飲、西瓜、水梨、柚子、葡萄柚、椰子、橘子、柿子、火龍果、香蕉、山竹、大白菜、苦瓜、石蓮花、蘆薈、生魚片、螃蟹。

■ **涼性食物：**白蘿蔔、蓮藕、絲瓜、黃瓜、冬瓜、綠豆芽、茼苣、空心菜，若欲食用涼性食物，烹調上可多加點溫性的蔥、薑、蒜、豆豉來平衡涼性。

3. 多吃平性、溫性食物！

■ **平性食物：**蘋果、葡萄、柳丁、木瓜、草莓、芭樂、楊桃、百香果、枇杷、李子、黑木耳、花椰菜、高麗菜、山藥、菠菜、紅蘿蔔、雞肉、魚肉、奶蛋。

■ **溫性食物：**南瓜、洋蔥、韭菜、九層塔、蔥、薑、蒜、芫荽、肉桂、八角、茴香、香茅、川七、山蘇、櫻桃、泥鰍、羊肉、牛肉、豬肝。

1-6 三大惱人婦科疾病，小心不孕——子宮肌瘤、子宮內膜異位症、多囊性卵巢

現代女性喜愛吃冰品、喝冰飲，壓力大又時常熬夜，加上環境荷爾蒙的危害，導致婦科疾病（包括子宮肌瘤、經痛、巧克力囊腫、子宮腺肌症、多囊性卵巢、卵巢早衰），甚至不孕症的患者日益增多，而且越來越有年輕化的趨勢！

本文要來談談女性最常見的三大婦科疾病——子宮肌瘤、子宮內膜異位症、多囊性卵巢，以及如何好好保護自己的子宮卵巢，遠離婦科疾病，也遠離因為這些疾病面臨開刀，甚至拿掉子宮的痛苦，並希望幫助更多想懷孕的朋友打造一個更佳的受孕體質及胎兒成長的健康子宮環境！

經期過了還是下腹痛，當心「子宮內膜異位症」！

36歲的小蘭從大學開始，經前一週就會開始腹部悶痛，今年三月份經前兩週就開始下腹痛加重，痛到腰酸，經期已經過了卻有經痛的感覺，一個月裡面有10天至半個月都在痛！這讓小蘭苦惱不已，前往婦產科就診，醫師診斷為子宮內膜異位症，經由朋友介紹前來中醫門診調理體質。

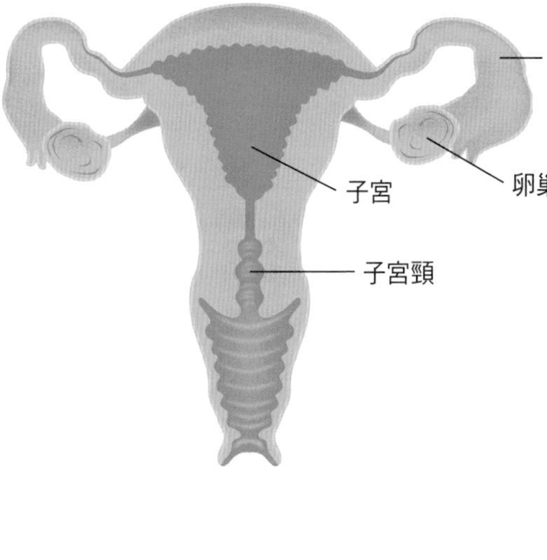

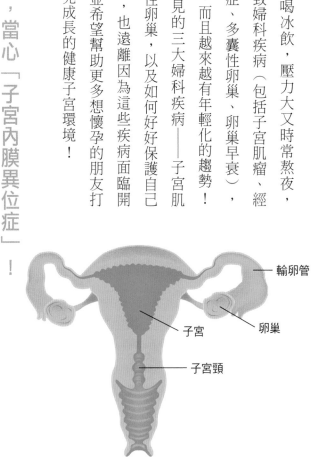

仔細問診把脈之後，發現小蘭工作壓力大，平時又愛喝冰飲，月經周期大約35天，經來4日，經量偏少，血塊多，經前情緒不穩定，胸部脹痛厲害，經前頭痛，平時容易脹氣，排尿及排便皆正常，像這樣的情形是屬於「肝氣鬱滯，寒凝血瘀」的體質，調理方向著重於「疏肝理氣，溫宮活血」，選用柴胡、當歸、川芎、芍藥、茯苓、白朮、澤瀉、乾薑等藥材，並加強活血化瘀止痛的藥材，如：五靈脂、蒲黃、延胡索。經過3個多月的調理以及戒掉冰飲，經前一週持續腹痛的情形改善許多，只剩下輕微腹悶，月經量增多，血塊減少，經前情緒也較平穩。

子宮內膜異位症的定義

子宮內膜組織一定只存在婦女的子宮腔，這種內膜組織若是出現在子宮腔以外的器官或組織，就稱為「子宮內膜異位症」，其中最常聽到的巧克力囊腫和子宮腺肌症（肌腺瘤）就是子宮內膜異位的一種，常見部位包括：骨盆腔腹膜、卵巢、子宮直腸凹陷、直腸、膀胱。

子宮內膜異位變幻莫測，其活性和卵巢荷爾蒙有關，同樣的病灶不經治療可能維持、改善或惡化，只見於生育年齡女性，停經後婦女通常不會有，除非是補充雌激素。生育年齡的婦女罹患「子宮內膜異位症」的約佔10％至15％，在不孕症的婦女族群中，這個比率卻達40％至50％，是婦科領域裡面很常見的疾病。

子宮內膜異位症的症狀

這個疾病最主要的臨床表現是慢性骨盆腔疼痛（嚴重經痛，如痛到腰痠背痛、痛到吐）和不孕，子宮內膜異位的患者在月經來潮時可能出現、尿血、頻尿、持續性便意或排便急迫感等症狀，甚至因異位組織出血排不出，造成骨盆腔周圍組織發炎與沾黏，當黏連已到達某程度以後，下腹的痛覺就不一定只發生在月經的時候了，即便在非經期也可能會下腹痛，甚至造成性交疼痛。

常見的兩種子宮內膜異位症

巧克力囊腫

當子宮內膜長在卵巢上，會形成一個囊腫狀的東西，囊腫裡面有陳舊流不出去的經血已經變成巧克力色，所以叫做「巧克力囊腫」，卵巢局部發炎沾黏，會引起排卵受阻、不孕、痛經及各種月經失調等症狀。

子宮腺肌症

子宮內膜跑到子宮平滑肌肉層，稱為子宮腺肌症（亦稱子宮肌腺瘤、子宮肌腺症），子宮腺肌症在肌肉層，經血排不出，子宮會越來越肥厚，時間愈久，殘餘的正常子宮肌肉組織就愈少，有可能無法正常懷孕。

【西醫觀點】如何治療子宮內膜異位症？

治療的方式主要是先了解病人接受治療的目的，疾病的嚴重程度以及是否打算懷孕，首先要區分是為了疼痛而治療，或是為不孕而治療。對於沒自覺症狀也沒有不孕問題的婦女，不需急著治療，因為有些中度以下的子宮內膜異位並不會擴散長大，大部分會隨著年紀漸長接近更年期，卵巢的功能逐漸衰退而消失。

對於子宮內膜異位造成的疼痛，西醫使用荷爾蒙藥物及止痛藥治療，暫時抑制病灶生長和解除疼痛，至於重度的子宮內膜異位症，嚴重的粘連或較大的巧克力囊腫，則必須依賴手術處理，以緩解疼痛，增加受孕率。

對於不想再懷孕且疼痛嚴重的婦女，或年過40歲且無生育想法的女性，可考慮切除子宮及兩側卵巢，以徹底杜絕再度復發的可能性。

【中醫觀點】如何調理子宮內膜異位症？

對於子宮內膜異位症所引起的經痛或非經期下腹痛，可針對個人體質與症狀開立中藥處方調理；對於較嚴重需動手術清除病灶的巧克力囊腫患者，建議趁開刀休養後趕緊把握時間，配合中醫調理身體，積極準備懷孕，免得再復發，二度影響受孕，也可視情況配合針灸或薰臍。

一、經血逆流——瘀阻

現代醫學最常被提及的一種理論是月經來潮時，原本由子宮腔經陰道流出體外的經血，部分並沒有往外流，卻反向的經由輸卵管逆流進入腹腔內，經血內含有子宮內膜組織細胞，便因此而種植在卵巢，輸卵管及腹膜上，這些子宮內膜細胞就在該處隨著月經周期生長擴散，逐漸形成了「子宮內膜異位」的病灶。

中醫觀點認為逆流的經血，屬於「離經之血」，視為蓄血或瘀血，這些異位的內膜隨月經周期性出血，然後排不出又蓄積，使瘀血情況加重，如果女生又長期吃冰造成寒凝胞宮，或情緒不佳，肝鬱氣滯，氣不行血，經血運行受阻，不通則痛，便會引起更嚴重的經痛或非經期下腹痛的情況。

因此調理子宮內膜異位的原則主要是運用辛溫熱的中藥材如乾薑、桂枝、五靈脂、蒲黃、延胡索等來溫子宮、活血化瘀、行氣止痛，主要是希望促進血液循環，將異位的子宮內膜組織碎片分化代謝，這也就是為什麼中醫師時常提醒患者儘量不要吃冰、喝冰飲與寒涼食物的原因！

治療原則月經前期及經期則以活血化瘀止痛為主，經期結束後可針對有形的病灶加強軟堅散結。卵巢巧克力囊腫的囊腔內蓄積陳舊流不出去的經血已經變成巧克力色，容易造成沾黏影響排卵，臨床治療上可配伍路路通、皂角刺、王不留行、刺蒺藜等活血通絡的藥材；子宮腺肌症臨床表現為頑固性痛經與子宮肌層增大，可用鱉甲、牡蠣、三稜、莪朮等中藥材增強活血化瘀，軟堅散結之力，但在活血化瘀藥中必加補益氣血的扶正之品，以免久用攻伐藥物而耗傷氣血。

二、人體生殖及防禦機能降低——腎虛

「邪之所湊，其氣必虛」，正常婦女在經期，多少都會有經血倒流的情形，這些逆流的子宮內膜組織大多會被身體的防禦機制消滅，只有在防禦機制不正常時，異位的子宮內膜組織細胞才能存活下來。為何有些人會罹患這種病？可能和個人的生殖功能和免疫力降低有關。

中醫觀點認為腎為先天之本，藏精主生殖，腎又和具有防禦機能的免疫系統有關，「腎虛」體質的人多半虛弱，免疫功能較差，因此白血球與淋巴細胞較難以完全吞噬逆流的子宮內膜組織細胞碎片，使異位的子宮內膜組織細胞逐漸擴散形成病灶，調理上可運用補腎中藥材如熟地、山茱萸、山藥、牛膝、杜仲，改善內在生殖免疫功能缺陷。

令女性極度困擾的子宮肌瘤

子宮肌瘤是女性最常見的骨盆腔良性腫瘤。主要由子宮平滑肌細胞過度增生而成，一般認為和雌激素刺激有關，停經後肌瘤大都會逐漸萎縮。

子宮肌瘤通常發生在生育年齡婦女，大約20％至40％育齡女性有子宮肌瘤的問題，大多無症狀，一般是在骨盆腔檢查時才發現。

大多數的子宮肌瘤沒有症狀，通常不需特別治療，建議每半年定期到婦產科超音波追蹤檢查即可，除非引起經血過多造成貧血或有壓迫膀胱、大腸的症狀才需治療。西藥主要是用性腺激素釋放荷爾蒙類似物等藥物療法，暫時降低或抑制體內雌激素的製造，以期肌瘤變小；手術治療是針對肌

瘤造成症狀（包括不孕），或者懷疑惡性時才進行（例如：停經後肌瘤變大或肌瘤快速變大）。

中醫調理子宮肌瘤利用中藥加上針灸雙管齊下，以及配合居家保養，從不同的觀點理論切入，一樣是子宮肌瘤，體質卻大不同！接下來就和大家分享中醫如何調理子宮肌瘤。

子宮肌瘤的臨床症狀

大多數的子宮肌瘤沒有症狀，子宮肌瘤的症狀常與生長部位密切相關，與肌瘤大小不成正比，依據生長部位一般分成三型，長在子宮表面向外（腹腔方向）、長在子宮肌肉層中間和長在子宮黏膜下（子宮腔方向），以第三種類型較常引起症狀和影響生殖功能。

1. **月經症狀：**黏膜下肌瘤較易發生月經出血過多，因為子宮肌瘤使子宮內膜表面積增加，在經期剝落的子宮內膜較多，出血量會變多；也可能是不規則出血或持續淋漓不盡（滴滴答答拖很久），也可能經量沒有異常。
2. **貧血：**出血較多引起繼發性的貧血。
3. **疼痛：**較大的子宮肌瘤會伴隨腹痛、腰痠，經痛時會有下腹墜脹感。
4. **壓迫症狀：**壓迫膀胱可能引起頻尿、排尿困難；壓迫輸尿管可能引起腎盂積水；後壁肌瘤壓迫直腸可能引起便祕、排便急迫感。
5. **增加不孕機率：**子宮肌瘤位於黏膜下方往子宮內膜腔空間長大，占住空間可能會阻礙受精卵著床與發育，或造成反覆流產。

【中醫觀點】如何調理子宮肌瘤？

中醫稱子宮肌瘤為「癥瘕」，「癥」為血病，「瘕」為氣病。子宮肌瘤的產生臟腑不和與血行瘀阻是主要原因，造成痰瘀阻胞宮，體內產生有形的腫塊。子宮肌瘤的中醫治療，分成出血期以及非出血期，治療目標不同。

一、出血期的治療原則

月經前期及月經期，應以扶正為主，「扶正」大多是補氣，因氣為血之帥，能推動血液運行，氣能攝血，尤其對於月經過多或淋漓不盡屬於氣血兩虛者更是重要，可避免氣血受損，治療時搭配辯證，找出經量多或淋漓不盡的主因，針對原因調理體質，並適當配伍化瘀止血藥物。

二、非出血期的治療原則

平時經量過多的患者，因長期經來大量失血，導致氣血兩虛，而引發貧血，因此經淨後，除了運用活血化瘀，軟堅消癥的中藥材如丹參、鱉甲、夏枯草、牡蠣、昆布、海藻、三稜、莪朮等來加強調理子宮肌瘤之外，還必須結合補益氣血，使其祛邪不傷正，大量的益氣藥能通血脈，也有助於癥塊的消除。

【中醫體質說】哪些體質容易有子宮肌瘤？

一、氣滯血瘀

婦科特點 經痛、經量可能多或少，經色暗紅或紫黑，可能血塊偏大且偏多，或經行不暢，淋漓不盡，伴隨腹部脹痛、經前乳房脹痛。

全身症狀 頭痛、肩頸僵硬、失眠、全身痠痛，心煩易怒或情緒不穩、口苦口乾。

調養方藥 **治療原則以「疏肝行氣，活血化瘀」為主，視個人體質選用柴胡、川芎、延胡索、當歸、茯苓、白芍、牡丹皮、梔子、薄荷、桂枝、桃仁等藥材調理。**

二、氣虛血瘀

婦科特點 經來量多，經色淡質稀，經來可能大崩或淋漓不盡（滴滴答答持續7至10天），少量血塊、小腹墜脹作痛，喜溫喜按（熱敷或按摩後改善）或伴腰酸腿軟。

全身症狀 神疲倦怠，面色及甲色蒼白，頭暈心悸，氣短懶言、排便稀軟或正常，食慾不振。

調養方藥 **治療原則以「益氣補血，化瘀止血」為主，視個人體質選用黃耆、白朮、人參、炙甘草、龍眼肉、當歸、遠志、紅棗等藥材調理，如果出現月經淋漓不盡，拖延超過7天尚未經淨，可視情況加入阿膠、艾葉、三七、炮薑、黑地榆或黑荊芥等止血藥。**

三、痰瘀互結

婦科特點 月經後期（周期35天以上），經少不暢，或量多有血塊，經色紫暗，白帶多，下腹脹滿悶痛或刺痛。

全身症狀 多痰，形體多為肥胖、容易水腫、全身痠痛、神疲倦怠。

調養方藥 **治療原則以「理氣化痰，活血消癥」為主，視個人體質選用蒼朮、香附、枳殼、陳皮、半夏、茯苓、膽南星、紅花、黃芩、知母、龍膽草、昆布、柴胡、連翹、三稜、莪朮、歸尾等藥材調理。**

中醫調理能改善子宮肌瘤能到什麼程度？

中醫調理可改善子宮肌瘤引發的不適症狀，例如：經量過多導致頭暈；經期淋漓不盡，拖了很長時間造成的困擾，若能控制得好至少讓肌瘤不再變大，調理體質上必須有耐心；手術切除子宮肌瘤的患者，也可以運用中藥來調理身體，避免肌瘤復發。

發胖、月經異常，當心「多囊性卵巢」作怪！

多囊性卵巢症候群，屬於中醫「癥瘕」的範圍，本病多見於20至40歲的婦女。臨床表現與中醫的「月經過少、閉經、月經後期、不孕」等病症相似，主要以月經稀發，月經量少或不規則陰道流血，或閉經、不孕、多毛、肥胖、雙側卵巢增大、卵巢功能障礙而出現過多不成熟的「囊泡」。

多囊性卵巢長期「不排卵」的原因

受到濃度過高的黃體化荷爾蒙（LH）刺激，卵巢的卵囊膜細胞分泌更多的雄性荷爾蒙；濾泡刺激荷爾蒙（FSH）濃度較低，卵巢的顆粒層細胞無法將雄性素轉變成雌激素，雄性激素過高而雌激素相對較低，引起不排卵、內分泌失調的一系列症候。

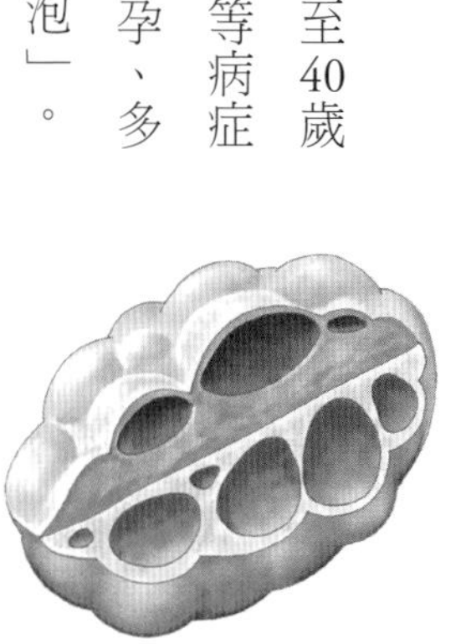
多囊性卵巢

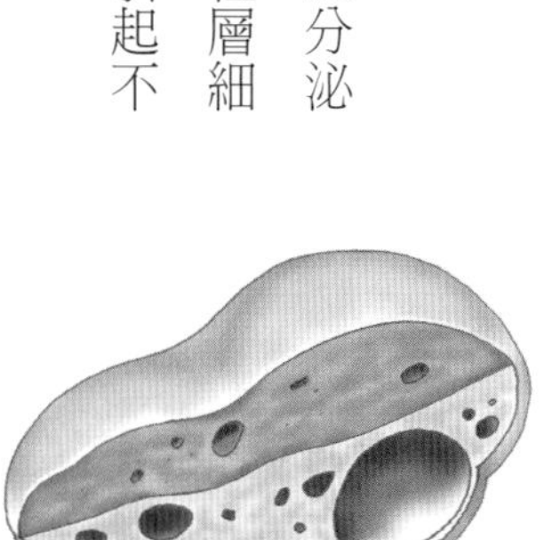
正常卵巢

【中醫體質說】哪些體質容易有多囊性卵巢？

一、腎陽虛痰濁

婦科特點 月經初潮晚、月經後期（周期35天以上），或月經稀發，量少，色淡質稀，甚至閉經，平時帶下量多色白質稠，婚久不孕（不排卵導致難以受孕）。

基礎體溫

a. **高溫期過短型：**正常的月經周期高溫期應該要超過12天，只要高溫期短於12天便稱之為高溫期過短。

b. **高溫期體溫偏低型：**無高溫期，即基礎體溫未成雙相變化，無高低溫的差別，低溫與高溫相距不到0.3℃，一般是因為沒有排卵。

全身症狀

多為肥胖，多毛，疲倦無力，怕冷，手腳冰冷，腰膝痠軟，頭暈耳鳴，多痰，大便稀軟。

調養方藥

治療原則以「溫腎調經，理氣化痰」為主，視個人體質選用熟地、山茱萸、山藥、澤瀉、枸杞、鹿角膠、菟絲子、當歸、杜仲、附子、肉桂、蒼朮、香附、枳殼、陳皮、半夏、茯苓、膽南星藥材調理。

二、肝鬱氣滯血瘀

婦科特點

月經後期（周期35天以上），量少，色暗有塊，甚至經閉不行，經前症候群，不孕。

基礎體溫

體溫起伏不定型，整個周期所記錄的基礎體溫呈現高低起伏的鋸齒狀，不易估計排卵日。

全身症狀

形體多半不胖或偏瘦，壓力大，精神抑鬱，或煩躁易怒，小腹胸脇及乳房脹痛。

調養方藥

治療原則以「疏肝理氣，活血化瘀通經」為主，視個人體質選用柴胡、川芎、延胡索、當歸、茯苓、白芍、牡丹皮、梔子、薄荷、小茴香、牛膝、桃仁、紅花、乾薑、蒲黃、五靈脂等藥材調理。

肥胖型多囊性卵巢，務必先減重！

根據研究顯示多囊性卵巢患者有不少人胰島素的代謝有先天性缺陷，具有胰島素阻抗性，血液中有過多的胰島素仍無法有效控制血糖，和肥胖及糖尿病有一定相關，一旦過度肥胖又會加重多囊性卵巢症候群的月經異常與代謝異常，這類的患者調理婦科之外，務必配合健康減重，才能徹底改善內分泌失調，減少雄性素、改善多毛症、有助於恢復排卵使月經正常、增加受孕率，同時改善胰島素抗性，預防糖尿病。

多囊性卵巢的中醫調理方向——「補腎調周」

腎為先天之本，主藏精氣，精為腎陰，氣為腎陽，腎為人體生長發育和生殖的根本。《難經．三十六難》：「男子以藏精，女子以繫胞」，指出腎為月經和孕育的主要功能之一。

多囊性卵巢的治療當以「補腎」為主來調理月經周期，視體質情況祛濕化痰、疏肝理氣、活血化瘀，並結合針灸促進排卵，恢復正常月經。

- **有周期者：**依照月經周期治療：先以補腎陰及氣血，促卵泡發育；繼用活血化瘀法促排卵；再補腎陽促黃體發育，形成「補腎陰—活血化瘀—補腎陽—活血調經」的中醫人工周期法。
- **無周期者：**建議搭配量基礎體溫，通常這一類的病患多為卵巢溫度偏低，一直無法達到排卵溫度，一般以溫腎為主，再視個人體質加減藥方。

畫基礎體溫表讓中醫調理更有效率！

建議一定要配合量基礎體溫，如果溫度一直都沒上來表示沒排卵（無高溫期，即基礎體溫未成雙相變化，無高低溫的差別，低溫與高溫相距不到0.3℃），月經就不會來，這時候更要藉由溫腎陽、滋腎陰的藥材，依個人體質的差異調理，讓基礎體溫上升，超過排卵線。

中醫運用基礎體溫表幫病患調經的方式，請參見1-2。（第43頁）

三大惱人婦科疾病保養祕訣

有子宮內膜異位症或子宮肌瘤或多囊性卵巢，可以喝四物湯嗎？

四物是由熟地、白芍、當歸、川芎四味藥材組成，有不少女性在月經結束後會自行購買四物湯來幫自己補血，但是有子宮肌瘤的朋友們，請不要自行服用四物湯！

有研究報導指出子宮肌瘤患者不宜喝四物湯養血（十全大補、八珍湯均含有四物成分），因為四物具有類似雌激素的作用，小心肌瘤越養越大，使子宮充血更多，尤其是經量多的子宮肌瘤患者更加不宜。

此外，有研究指出等比例的四物湯可以養血又兼活血化瘀，不會讓肌瘤變大，只要體質符合仍可喝。各方看法不同，一般還是比較傾向：

■ **子宮肌瘤患者**不宜喝四物，如果想在經期結束後多吃補血食物，改善經量過多引發的貧血症狀（頭暈、眼花、心悸……），可挑選紅色或紫色的食材，如豬肝、牛肉、紅鳳菜、胡蘿蔔、香菇、紫菜、海帶、蘋果、櫻桃、番茄、桑椹、葡萄等天然食材來補血；

■ **子宮內膜異位症患**者是否能服用四物亦有爭議，建議避免食用為佳；

■ **多囊性卵巢**則無此禁忌，如有疑慮，建議妳找尋合格中醫師為妳診斷體質，量身訂做屬於個人體質的方藥較安心。

搶救卵巢子宮大作戰：護宮5大招，讓妳遠離婦科疾病！

第一招 親近溫性食物，疏遠寒涼食物

讓卵巢子宮暖暖的，可以減少婦科疾病的發生率，平時盡量對冰品冰飲、寒性食物忌口，在經前一週到行經期時更要注意，特別是偏虛、偏寒或有痰、濁、血瘀體質者，更要堅守不吃冰原則，以免貪吃冰冷造成子宮收縮不良，經血排不乾淨或逆流。

■ **寒性食物：**盡量少吃為妙，如冰品冰飲、西瓜、水梨、柚子、葡萄柚、椰子、橘子、奇異果、火龍果、香蕉、蘆薈、石蓮花、苦瓜、大白菜、過量生菜及生魚片、螃蟹。

■涼性食物：若要食用烹調上可多加點溫性的蔥、薑絲薑片、或豆豉以制約涼性。涼性食物如：絲瓜、白蘿蔔、蓮藕、豆腐、黃瓜、冬瓜、綠豆芽、萵苣、空心菜。

當真偶爾想吃冰，可在夏日的中午淺嚐即止，因為中午／夏天是人體一日／年之中陽氣最旺的時刻。

萬一真的抵擋不了冰品冰飲的誘惑，記得做點事後補救，可先喝點溫開水，此時如果喝熱水，冷熱溫差太大對口腔及腸胃黏膜較刺激，容易引起身體不適，過了2至3小時之後，可以自製生薑紅茶，用切好的生薑片2至3片，加入茶包泡好的紅茶中，或者吃點薑料理，例如蛤蜊薑湯、豬肝薑絲湯，因為薑可以幫助去除寒濕之氣，溫暖身體和子宮。

此外，建議除了平時多喝溫熱開水，多吃辛溫食材可以提升體內的陽氣，溫暖身體及婦宮，如南瓜、洋蔥、韭菜、九層塔、山蘇、羊肉、薑、蔥、蒜、芫荽、肉桂、八角、孜然。

提醒各位愛吃冰又有經痛體質的美人們，還是少吃冰為妙！因為吃冰不僅會造成經痛，還會讓經血排不乾淨，以上提供的補救小妙招，希望對大家有幫助，但有婦科問題的美人，還是建議妳尋求專業中醫師調理體質。

第一招 放輕鬆，注意情緒調節！

壓力情緒如果調適不佳，長期下來會影響到卵巢子宮的健康機能，造成內分泌失調和婦科疾患，啟動自己喜愛的紓壓模式，如看書、散步、聽音樂、看電影品嚐美食或和姊妹淘談心等，讓心情放鬆，是婦科保養的最佳良方之一。

第二招 經期保養及改善婦科問題穴位按摩

按摩方式＆時機：

以大拇指深層按壓，一次按壓5秒，一個穴位各按20下，早晚至少各一次。於每天洗澡後或熱敷後，趁著血液循環正旺時，可按摩護宮穴位，按摩至少20下。

關元穴的所在位置正當子宮上方，是保養婦科的良穴；位於肝經上的**太衝穴**則可疏肝理氣，緩解壓力所引起的婦科問題；**三陰交穴**是肝、脾、腎三經的交會穴，調理月經，緩解經痛，改善婦科諸疾患，調節荷爾蒙分泌，是婦科要穴，此外也有益美容抗衰老，促進血液循環，改善下肢水腫。

三穴合力護宮

穴名	圖	取穴
三陰交	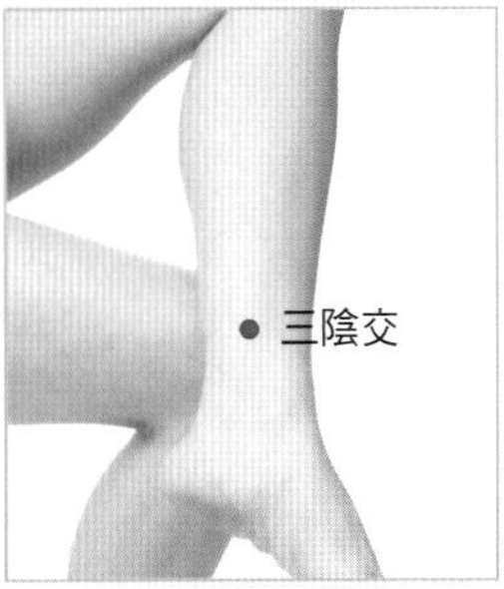	內踝尖上方3寸（相當於四指幅併攏寬度），脛骨後緣凹陷處
太衝	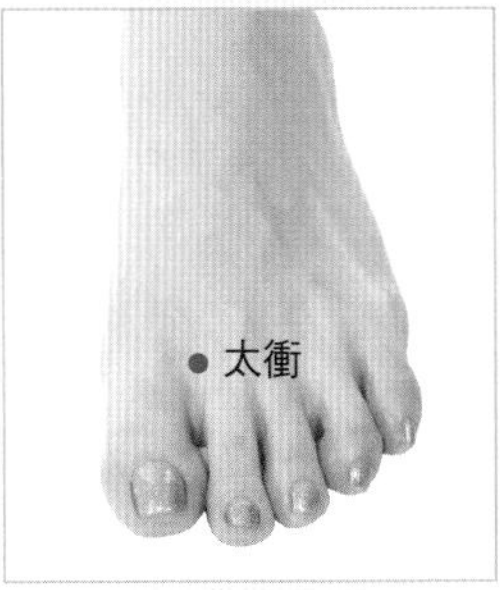	大拇趾和第二趾中間，第1與第2蹠骨之間凹陷沒（大約在夾腳拖鞋區域）
關元	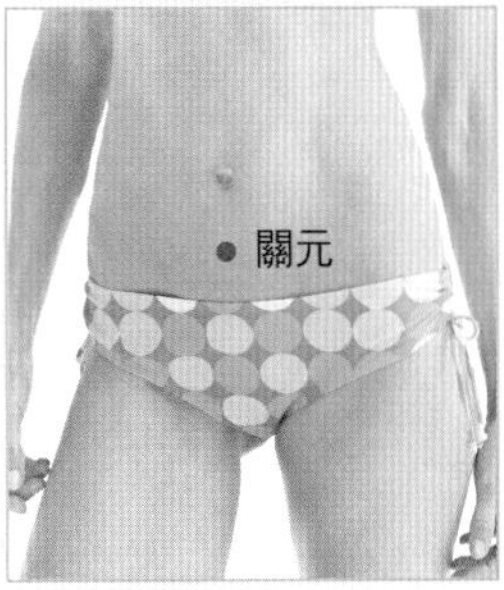	肚臍正下方3寸（相當於四指幅併攏寬度）

功效

- **調解子宮收縮**
- **促進氣血循環**
- **調經助孕**

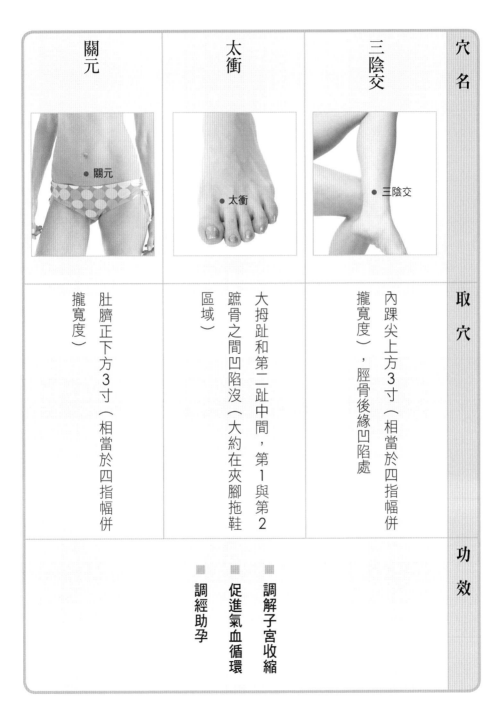

第四招 適當運動！久坐不動，子宮卵巢跟著妳懶惰

除了一般常聽到的壓力大或吃冰之外，長期久坐缺乏運動，骨盆腔循環也會跟著懶惰，將導致「氣滯」及「血瘀」，容易有婦科問題，例如子宮收縮不良、經血排不乾淨、陰部悶濕滋生細菌容易有陰道炎、白帶等問題，甚至經血長期沒排乾淨，進而引發一些例如子宮內膜異位症等問題，這些問題嚴重一點都有可能造成不孕，因此，適度運動也是一種很好的紓壓方式，倘若子宮肌瘤患者屬於經量大的女生，當經期大量出血時，不適合做劇烈運動。

第五招 女生保暖最重要的地方是腹部！

下腹部是子宮卵巢的所在，除了吃冰貪涼之外，有不少愛美女生穿低腰褲、短版上衣，露出小蠻腰、小肚子，讓腹部容易受寒，骨盆腔血液循環不好，婦科疾病自然容易上身，請記得在洗澡時可用溫水多沖一下此區域，在月經前一週可以開始用熱敷袋或暖暖包熱敷下腹部約15分鐘，多少有幫助驅散寒邪、溫暖子宮的效果。

小結

張醫師的私房婦科
養生密技大公開

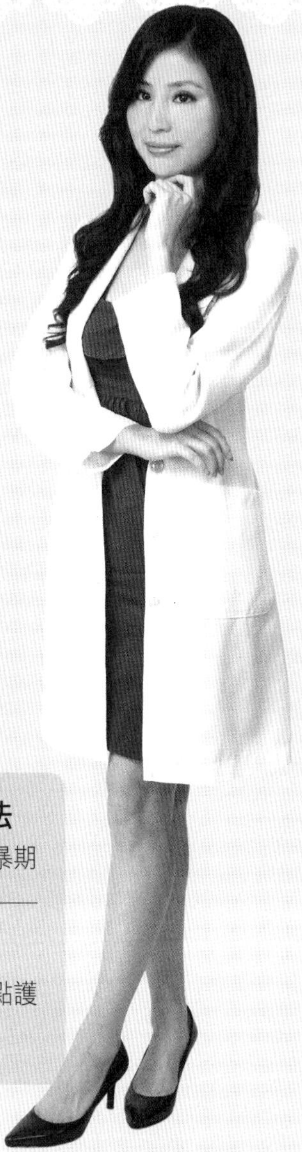

經前—經來—經後的階段式保養法

經前：減壓好自在，度過女生的情緒風暴期

經來：每日3分鐘「吹風機暖宮法」——不讓子宮變冷宮

經後：多吃補氣養血食材，勤勞時再來點護宮藥膳——參鬚首烏玉竹雞湯

回想青澀的求學時期，那時的我超愛吃西瓜，每到炎熱夏天，我就會迫不及待從冰箱拿出切好的半顆西瓜，直接拿著湯匙，邊看電視，邊挖西瓜來吃，就這樣開心地一口接一口，一個人幾乎可以把半顆西瓜吃光。後來大學開始迷上了喝珍珠奶茶，覺得越冰越好喝，當時月經來都會悶痛、有血塊，但我完全不覺得這和吃西瓜、喝冰飲有關，反正痛過就算了，直到後來學習中醫理論，才知道西瓜和冰飲屬性是偏「寒」，長期食用會造成子宮收縮不良，經血排不乾淨甚至伴隨血塊，就像寒冬會讓河流凍結變成冰川，並且讓河川內的廢物沉積一般，在中醫的辯證屬於「寒凝胞宮」，會加重日後罹患婦科疾病的機率，這才慢慢戒掉西瓜和冰飲。

女生保養首重「婦科」，每個生理周期都是女性的一次重建，以下分享一些日常生活比較容易實踐的婦科保養方式，也請妳跟我一起這樣做！

經前：與姊妹淘相聚、按摩、美食來舒壓

情緒壓力會深深地影響卵巢子宮的健康，尤其在經前7至10天更是女生情緒最容易起伏的不穩定時期，這時候「減壓」顯得格外重要，這段期間屬於女生的「經前風暴期」，我的減壓方式是和姊妹淘談心、逛街和看電影，享受精油按摩和洗頭的放鬆感，還有來頓美食饗宴犒賞自己。

經來（一）：3分鐘「吹風機暖宮法」——不讓子宮變冷宮

女生最要保暖的地方是腹部，因為骨盆腔是女性最重要的生殖器官——子宮和卵巢所在，子宮一旦偏寒，婦科疾病和不孕容易找上門，如果偶爾嘴饞吃了冰或生冷食物（如生魚片），回家後可用熱敷袋或暖暖包，熱敷下腹部15分鐘，多少對驅散寒邪有點助益。

此外在經前一週到生理期來的這幾天，我會在洗澡的時候用熱水多沖一會兒下腹部，在吹頭髮時，順道用吹風機吹一下此區域，要注意吹風機大約距離肚子一個拳頭的距離，並選擇低溫的暖風，以免過燙，大約吹3分鐘至溫熱為止，這方法很簡單，即使懶惰蟲上身，依然能做到。此區域包含婦科重要的三連線的穴位：關元穴、胞門穴、子戶穴，關元穴正當子宮上方，而胞門穴、子戶穴約莫相當於兩側輸卵管的位置，每日使用吹風機暖和此區，可改善骨盆腔處的血液循環，提升卵巢子宮機能。勤勞點可再搭配穴位按摩，用大拇指深層按壓這三個穴位，一次按壓5秒，一個穴位各按20下，還會有促進腸胃蠕動，排宿便、瘦小腹的額外收穫！

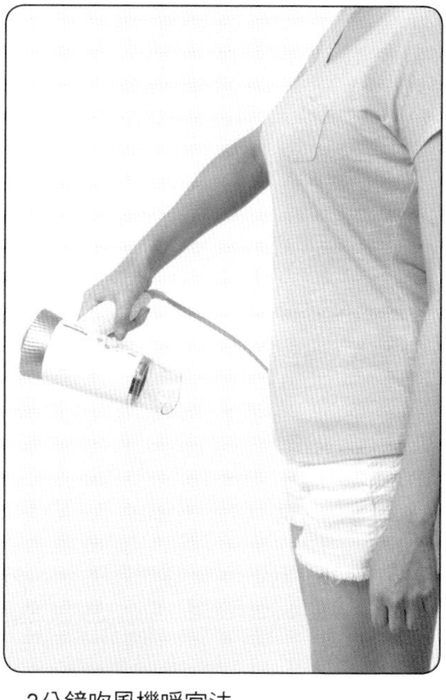
3分鐘吹風機暖宮法

■ **關元穴**

位置 肚臍正下方3寸（相當於四指幅併攏寬度）

功效 屬任脈，為小腸募穴，小腸腑氣聚積之處，可促進腸蠕動，搭配熱敷可改善子宮循環，緩解經痛。

■ **胞門（左）、子戶（右）**

位置 肚臍正下方3寸找到關元穴後，往左右旁開2寸（相當於三指幅併攏寬度）即為胞門（左）、子戶（右）

功效 屬經外奇穴，可調節子宮卵巢機能。

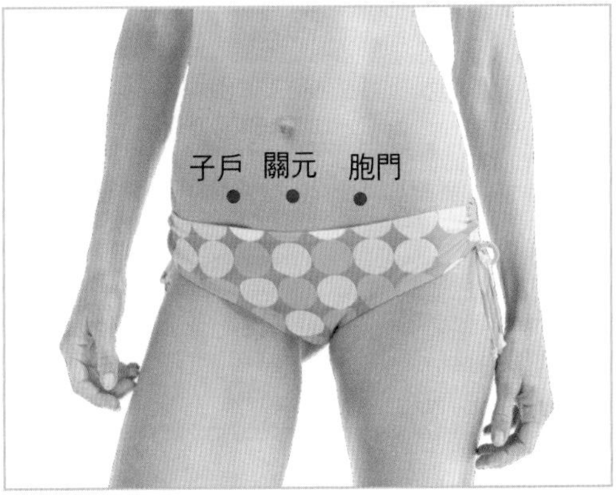

經來（二）：暖呼呼蜂蜜薑茶甜在心

經期來的時候，除了女生普遍常喝的黑糖薑茶和熱可可之外，我喜歡來杯暖呼呼甜在心的蜂蜜薑茶，對我來說是生活中的小確幸。蜂蜜薑茶不會像熱可可或黑糖這麼甜，對體重沒有負擔，而且蜂蜜能補氣，薑又能暖身、消浮腫，是一道健康的養生茶飲。

此外，我會多吃薑料理，如蛤蜊薑湯、魚片薑絲湯、豬肝薑絲湯，不敢直接吃薑的，喝熬煮過薑的熱湯也有效喔！薑性味辛溫，可以幫助去除體內的寒氣，消除浮腫，又能溫暖身體與子宮，是體內的除濕高手。

經來補氣暖宮茶飲【蜂蜜薑茶】

作法

1. 生薑洗淨切6片。
2. 鍋中放入5碗冷水同薑片煮至沸騰。
3. 取適量薑茶倒入杯中，依個人喜好加入適量蜂蜜攪拌，即可飲用。

注意事項

1. 體質虛寒的人用老薑；燥熱體質（平時怕熱、易流鼻血、冒痘、嘴破、痔瘡等）可以選用嫩薑，較不上火；感冒伴隨發燒喉嚨痛現象時不宜吃薑。
2. 許多女生習慣在經期喝熱可可或吃巧克力，甜食則會誘發腦內釋出一種讓人心情愉快的腦內啡，暫時忘卻經痛的苦楚，但可可、巧克力含有咖啡因不宜多吃，此外，別以為經期亂吃不會發胖，吃甜食熱量過高還是照樣發胖，所以愛美的女生千萬要節制，此時帶點甜味的蜂蜜薑茶便是替代的好選擇。

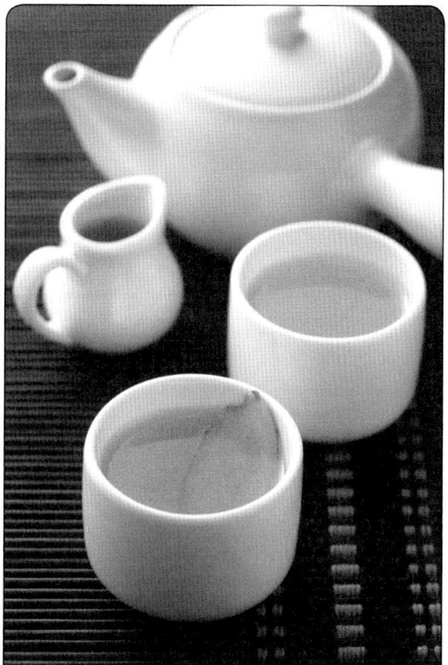

	黑糖	蜂蜜
	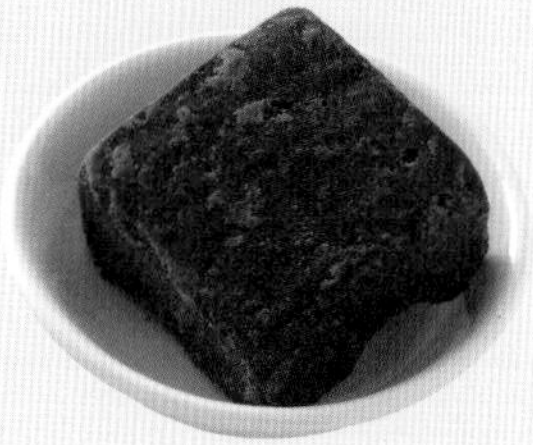	
熱量	375kcal/100g，熱量較高	294kcal/100g，熱量較低
性味	性溫，味甘	性平，味甘
《本草綱目》記載	「性溫，和脾暖肝、補血、活血、通瘀以及排惡露」	「生則性涼，故能清熱，熟則性溫，故能補中，甘而平和，故能解毒，柔而濡澤，故能潤燥」
主要功效	溫中補脾，溫經散寒，活血化瘀，增強抵抗力	補脾肺氣，潤肺止咳，潤腸通便，使皮膚細緻光滑
搭配薑茶溫熱喝	改善女生痛經、血塊和產後惡露	暖和身體、婦宮，驅散體內寒氣，改善經期來的疲憊虛弱

經後：多吃補氣養血食材&藥膳

「氣血」是充沛活力的來源！先天之氣血是生來既有的，要從後天之氣血補充，而脾胃為氣血生化之源，藉由食療固脾胃補氣血很重要。

補血食物

- 紅蘿蔔、菠菜、芥藍菜、花椰菜、紅鳳菜、香菇、茄子、紫菜、海帶、髮菜、黑木耳、番茄。
- 烏骨雞、海參、牛肉、豬肝（膽固醇含量高，少量食用即可）。
- 櫻桃、蘋果、葡萄、草莓、藍莓、覆盆子、桑椹、黑醋栗、蔓越莓。

補氣食物

- 五穀雜糧類（燕麥、糙米、小麥、胚芽米）、馬鈴薯、南瓜、紅棗、麥芽糖、蜂蜜、燕窩。
- 扁豆、黃豆、豆類製品（豆漿、豆腐等）。
- 堅果類食品、深綠色葉菜類、紅肉、牛奶、乳酪、肝臟（屬於內臟，膽固醇含量較高，少量食用即可）、肉類（雞肉、魚肉）等。

每個生理周期都是女性的一次重建，經期流失經血之後，氣隨血耗，容易缺乏元氣，經後7天內是攝取各式各樣補氣養血食材的好時機，如果有空的話，我會簡單抓些中藥材燉雞湯來補補身子，對喜愛喝熱湯的我來說也是很幸福的事。

其中糙米屬五穀雜糧類，可補充脾胃之氣，脾胃是氣血生化的來源，促進氣血的生化，對於怕胖或缺乏足夠青菜的女生而言，糙米高纖維且低升糖指數的特性，具有飽足感、不易飢餓、低熱量，且能減少食慾及促進排便順暢，是很好的主食。

經後養生藥膳【參鬚首烏玉竹雞湯】

藥材 參鬚4錢、何首烏3錢、杜仲3錢、玉竹3錢、桂枝2錢、黃耆2錢、黨參2錢、當歸3錢、川芎2錢、枸杞5錢、紅棗8顆

材料 雞腿或雞胸肉適量、米酒1大匙、生薑切6片、香菇5至8朵、水6碗、鹽少許。

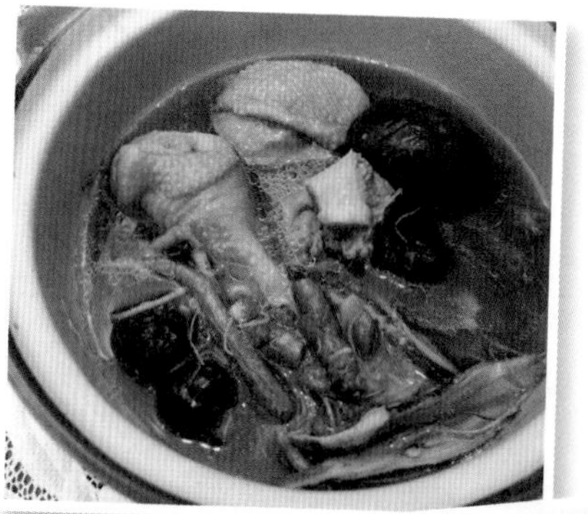

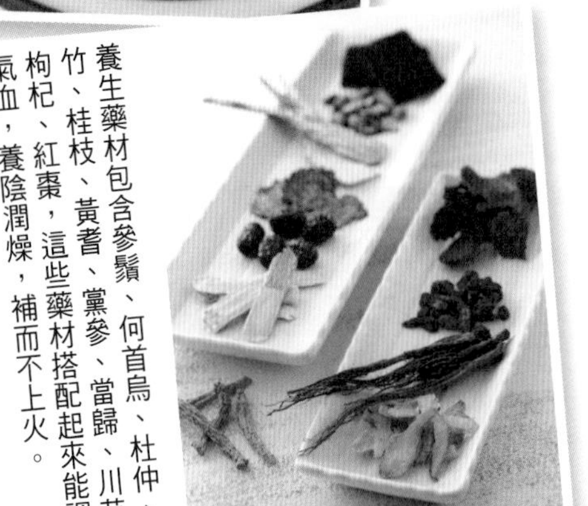

養生藥材包含參鬚、何首烏、杜仲、玉竹、桂枝、黃耆、黨參、當歸、川芎、枸杞、紅棗，這些藥材搭配起來能調補氣血，養陰潤燥，補而不上火。

作法

1. 先把香菇泡軟；切薑片6片；雞肉洗淨切塊後，放入煮沸的熱水燙熟撈出（若擔心吃了發胖，可先去掉雞皮喔！）
2. 中藥材洗淨後，與米酒、水放入鍋中同煮至沸騰，熬出中藥湯汁後，再放入雞肉燉煮約30分鐘至雞肉熟爛。若家中有壓力鍋可善加使用，能節省許多時間，一小時內可熬煮出雞湯。
3. 起鍋前可加入鹽少許，即可食用。

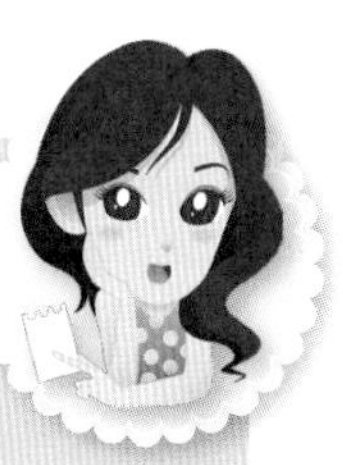

張醫師の小叮嚀

挑選雞肉時，除一般肉雞之外，也可選用養生烏骨雞，性平味甘，可溫中補脾，益氣養血，為藥膳珍品，比一般肉雞或土雞的脂肪更低，優質蛋白質更高；如果想喝雞湯，擔心發胖的美眉，煮好雞湯之後可先冰冰箱、隔天去除上面油脂加熱後再喝。

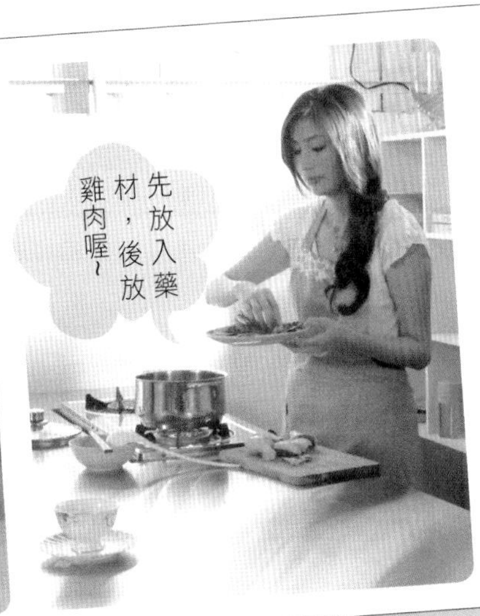

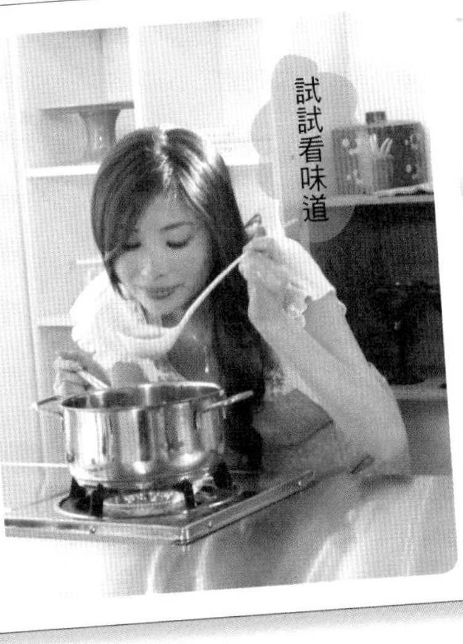

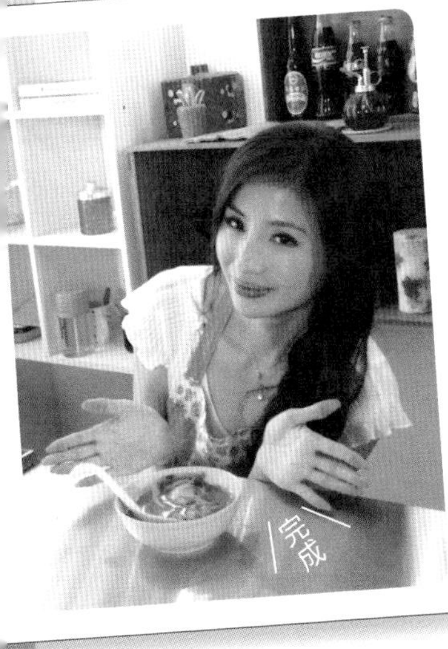

善用女生的祕密武器：月經周期美胸法

每個生理周期就是女性的一次重建，利用月經周期配合食療加穴位按摩來豐胸、美胸，從經期來視為第1天開始算起，隨著體內荷爾蒙的變化，總共有2個高峰期，第10至15天、20至25天，我會把握這兩個黃金豐胸好時機，多攝取美胸食物，在洗澡後搭配美胸保養品來按摩美胸穴位！

聰明的小資女孩不花大錢、不動手術，一定要學會的天然美胸術！即使過了發育期，也千萬別放棄。為了丟掉不真實的水餃墊，好好的跟我一起努力美胸，UP UP吧！

2個黃金美胸好時機

- 第10至15天為雌激素（Estrodiol）分泌高峰期：促進乳腺導管及乳小葉周圍結締組織發育。
- 第20至25天為黃體素（Progesterone）分泌高峰期：促進乳腺小葉及腺泡發育，乳腺細胞周期性增生肥大。

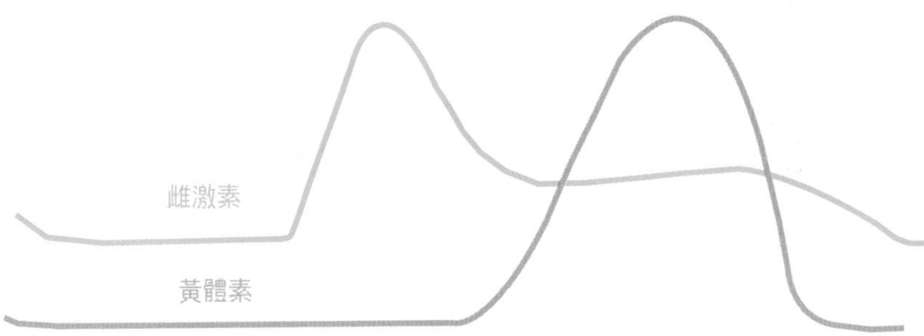

2大豐胸好時機：月經周期第10～15天、第20～25天。

月經周期美胸魔法

一、美胸食物特搜

1. 豆類製品：豆漿、豆腐、黃豆、花生、黑豆、杏仁、核桃。

功效 富含蛋白質、卵磷脂，還含有天然植物雌激素、大豆異黃酮，能調節雌激素分泌，刺激乳腺發育，達到豐胸健美作用。

2. 膠原蛋白與膠質食物：豬腳、豬皮、豬耳朵、豬尾巴、蹄筋、海參、魚皮（富含魚鱗膠原蛋白）、魚肚、魚翅、雞皮、雞腳、黑白木耳。

功效 是支撐胸部纖維結締組織的主要成分，加強肌膚彈力緊緻，防止鬆弛。

3. 青木瓜：含木瓜酵素和維他命A，凝乳蛋白、木瓜蛋白、胡蘿蔔素，並能刺激卵巢分泌雌激素。

功效 幫助乳腺發育，使乳腺暢通，胸部堅挺。

4. 高蛋白食物：牛奶、優酪乳與蛋類。

功效 可幫助胸部肌肉生長。

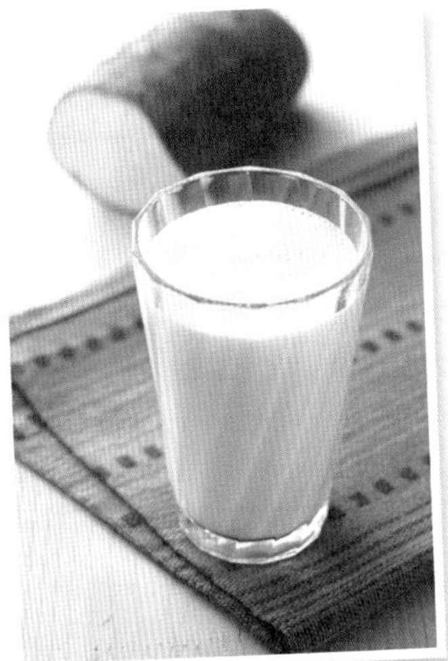

超推！山藥豆漿（無糖或微糖）美胸聖品山藥含雌激素前驅物，刺激體內雌激素的合成。

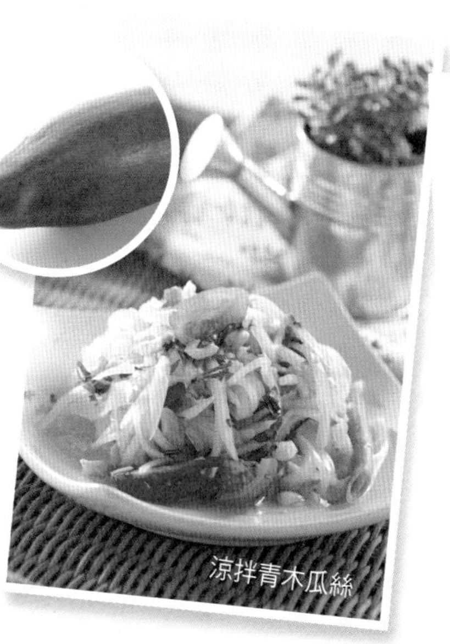

涼拌青木瓜絲

5. 海鮮類食物：蛤蜊、蚵仔。

功效 含鋅能提高女性荷爾蒙，促進乳泡漲大。

6. 水果食物：蘋果、哈密瓜。

功效 富含植物性膠質，有助豐胸。

7. 酒釀蛋食物：酒釀加入煮好的蛋中，加入少量黑糖或代糖，當餐後甜點吃，如果擔心發胖，請當早餐吃，勿再搭配其他食物。

功效 甜酒釀含醣化酵素，是天然的荷爾蒙，而雞蛋富含蛋白質營養，可以養顏又美胸。

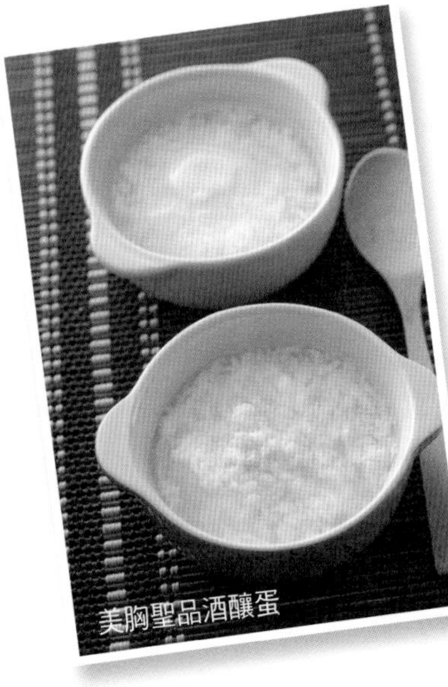

美胸聖品酒釀蛋

二、美胸黃金十字穴位按摩

位置 以乳頭為中心畫一個十字，在水平及垂直線上，分別距乳頭2寸，也就是三指併攏寬度的地方，找到天谿、膺窗、乳根、膻中等4個穴位。

方式 以雙手拇指指腹分別按壓單側乳房左右的天谿穴及膻中穴，按壓5秒後稍微放開，重覆按壓20次；接著再按壓乳房上下的膺窗穴與乳根穴，同樣按壓20次；之後再換另一側。

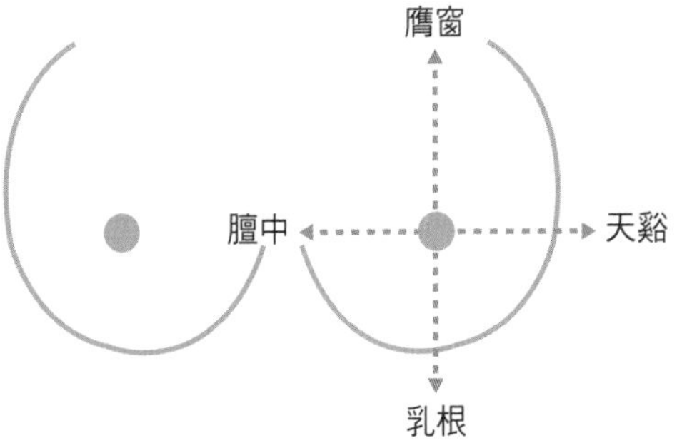

美胸黃金十字穴位

功效 活絡胸部四周的氣血循環，促進乳腺通暢。

時機 建議於沐浴後，搭配美胸保養品進行穴位按摩，因沐浴後全身身體發熱，氣血循環良好，且身體處於放鬆狀態，按摩效果事半功倍！

張醫師語錄

女生的婦科保養，天天都是黃金期，不是等到小紅來才特別呵護，經前—經來—經後的階段式保養法從生活中簡單做起，就能跟可怕的內分泌失調和婦科疾病說掰掰！

Part 2

女生重「身材」——重建瘦體質，不餓肚子也能瘦！

修煉魔鬼曲線的美體大法

妳是胖胖一族嗎？

人為什麼會變胖？當攝取熱量大於身體消耗熱量，多餘的熱量便會累積，每累積7700大卡，熱量就會轉換成1公斤的脂肪囤積在體內，評估自己是否肥胖的方法常見的有**身體質量指數**（Body Mass Index，簡稱BMI）和**體脂肪**。

其中BMI的算法是：

體重（公斤）除以身高平方（公尺的平方）。

而體脂肪是由體脂肪計測量，利用脂肪與水分導電率（電阻）不同的原理，藉由低電壓電流通過測試者之兩極肢體，推測脂肪在身體內所佔的百分率。

有許多人即使BMI落在標準範圍，但測體脂肪時卻大於25%至30%，皮下脂肪過高仍是屬於肥胖的範圍；還有一種是體脂肪和BMI都在正常範圍，但是健康檢查抽血時發現血中脂肪——總膽固醇（>200mg/dl）或三酸甘油脂偏高（>150mg/dl），無論妳是屬於哪一種，都必須正視體重管理的問題。

BMI 成人的體重分級與標準

分級	身體質量指數
過　輕	BMI ＜18.5
標準範圍	18.5 ≦ BMI ＜24
過　重	24 ≦ BMI ＜27
輕度肥胖	27 ≦ BMI ＜30
中度肥胖	30 ≦ BMI ＜35
重度肥胖	BMI ≧35

體脂肪比例

性別	男生	女生
30歲以下	14-20%	17-24%
30歲以上	17-23%	20-27%
肥胖	>25%	>30%

從腰圍和健檢結果也可一窺肥胖影響健康的狀況，如果腰圍在80公分以上屬於腰腹部肥胖，對身體是一種嚴重的警訊，表示腰腹部脂肪已大量堆積，腰腹部接近心臟，脂肪過多會引起腹壓升高，造成下肢靜脈回流障礙，影響心肺功能，以及內臟器官的供血和內分泌功能的協調，容易發生心血管疾病和代謝性疾病，如冠狀動脈硬化、糖尿病、高血壓、血脂代謝異常等的疾病危險性增高！

説來好心酸，少吃多動卻瘦不下來？原來「體質」是元兇

如果身體機能正常，正常三餐飲食並不容易變胖，一旦五臟六腑功能失衡，病理產物堆積在身體裡，使身體超過負荷，新陳代謝變差，在這情況下少吃多動起不了多大作用，越減越心酸，因此胖胖一族想減重必須先看「體質」，才能擬訂正確的作戰對策。中醫減重是針對個人體質，調理五臟六腑的機能，以及清除痰濕、瘀血等病理產物，並且利用辛溫的藥材來加強心肺功能，提高身體基礎代謝率，促進脂肪及醣類的代謝，排除水腫來達到瘦身的目的。

藉由飲食、運動、作息和中藥調理改善體質，使身體機能恢復正常運作，並且瘦到正常的體脂肪範圍內，才是「不復胖」的祕訣，真正有意義的減肥是減掉脂肪，不是只有減掉體重！

妳有代謝症候群嗎？

腰圍	男性≧90公分（約35.5吋） 女性腰圍≧80公分（約31吋）
血壓	≧130/85mmHg
三酸甘油脂	≧150mg/dl.
空腹血糖	＞100mg/dl.
高密度脂蛋白	男性＜40mg/dl. 女性＜50mg/dl.

為什麼這麼想吃東西？如何驅趕小「餓」魔？

為什麼明明晚餐吃不少卻還是很想吃東西？原來食慾大是火氣惹的禍！

大多數的人比較懶得運動，想減重的時候多半先從控制飲食著手，試著靠自己的意志力控制食慾，沒想到越壓抑，反而更加暴飲暴食，甚至因耐不住飢餓，反而吃得更多，導致減肥不斷失敗。

經常嗜吃辛辣、炸烤等重口味食物，容易形成「胃火旺」的體質，「胃熱則消穀」，胃火越大，就越容易飢餓，吃進更多東西，加上工作壓力大、情緒不穩定，會使得飲食更無節制，導致體內火氣愈來愈旺，小「餓」魔附身，無法控制食慾，暴飲暴食。至於如何輕鬆趕走小餓魔，戒除暴飲暴食，會在接下來的篇章一一分享。

過度節食，錯誤方法真傷身

一、小心「溜溜球效應」容易復胖

在門診中最常有病人問我：「張醫師，我覺得我瘦好慢，可不可以乾脆不吃晚餐？」

像這樣過度節食快速減重，可能都會面臨到一個問題，就是好不容易減下的體重維持沒多久，稍微恢復正常飲食又開始快速回升，甚至像吹氣球一樣比原先的體重還要重！這種情形就是俗稱的**「減重溜溜球效應」**，會產生這種現象往往是因為使用了不當的減肥方法（例如：過度節食），造成體重呈現瞬間下降後像玩溜溜球一樣快速回升，若是繼續放任體重反覆又降又升，反而會使得脂肪細胞越來越頑固，身體抗性變強，讓減重困難度大增。

很多愛漂亮的女生為了達到快速減重的目的，採取吃極少量食物的方式，例如晚上只吃一顆蘋果或乾脆長期不吃晚餐，短時間雖然達到減重效果，但容易造成每天所需攝取基本熱量不足，當身體因太飢餓感受到熱量缺乏，為了節省能量消耗來供給心跳與呼吸等人體基本運作，自然保護機制就是讓基礎代謝率也跟著降低，以便更有效率地儲存脂肪，供應能量，最後就是出現即使吃很少也瘦不下來的窘境！

過度節食造成飢餓，身體的能量來自於分解肌肉裡面的肝醣和少部分的脂肪，一旦恢復正常飲食，先囤積的又是脂肪，所以女生們可不要掉以輕心，要好好愛自己，不能為了減重傷害健康。

二、小心月經變少，甚至停經

從中醫觀點看，過度節食會造成飲食失衡，損傷脾胃，脾胃虛弱，氣血生化之源不足，導致月經量變少。從現代醫學理論來看，過度節食減肥，營養不足，缺乏動物性脂肪及必需胺基酸，導致製造女性荷爾蒙的材料不足，會使月經量變少；當身體攝取能量不足，易造成內分泌功能失調，因而出現腦下垂體性腺激素功能低下症或視丘及腦下垂體功能異常，這時候身體就無法分泌足夠的促性腺激素釋放激素（GnRH）和雌激素，導致月經失調或不到更年期就停經的情況，更進一步的隱憂還有厭食症及不孕不育的可能性！

不想要一輩子為減肥痛苦的人必看！跟著我一起做好「體質&體重管理」，修煉魔鬼身材（曲線）的美體大法，享「瘦」美食不復胖，讓妳穿衣照鏡時，看到自己穠纖合度的身材會忍不住微笑！

2-1 水腫是女生的天字第一號敵人！

——脾虛濕盛型肥胖

拍照時妳是否只敢拍上半身，害怕穿短褲、短裙露腿，只因為下半身肥胖？下半身肥胖腫脹，是不少女生的夢魘，到底是怎麼一回事？原來是「濕氣重」惹的禍！

女性朋友們關心的「脂肪」，中醫觀點認為是一種「痰濕」蘊藏體內的表現。而「脾虛濕盛」是下半身肥胖最常見的發胖成因，因為濕性趨下，所以濕氣重的人下腹部、臀部、大腿，尤其小腿容易腫脹發胖！

28歲的小安是個上班族，由於工作需要必須穿著褲裝和高跟鞋，最讓她困擾的是每到下午小腿就開始腫脹，連鞋子都變好緊、腳好痛，尤其一到生理期之前水腫變更嚴重，經期前後體重上下會超過1至2公斤，加上近半年迷上喝冰奶茶，下班後三不五時和朋友聚餐紓壓，總是挑重口味辛辣食物，像是泰國菜、熱炒、麻辣鍋、泡菜、吃鍋愛沾沙茶醬，導致體重突然上升5公斤，合身的貼腿褲都不能穿了，愛美的她為了怕水腫和發胖，變得不敢喝水，不太敢吃東西，還曾經自己買瀉藥來吃，沒想到越拉肚子身體卻越腫脹，於是前來中醫求診，希望調理體質。

經過詳細問診，發現小安平時久坐辦公室，很少運動，容易疲倦的她每天都需要2杯咖啡提神，尤其是下雨天濕氣重時倦怠感更明顯，平時白帶分泌物多，身體容易長濕疹，大便軟黏感覺排不乾淨等症狀，是屬於「脾虛濕盛」的水腫體質。

長期喜好冰飲冰品和大量寒性生冷食物，最直接損傷的就是脾胃功能，中醫觀點認為「脾失健運，濕由內生」，也就是脾運化功能失常，無法妥善處理身體水分的代謝，造成「水濕」病理產物停留在體內；甚至日積月累，濕聚為痰，而女生關心的脂肪正是痰濕蘊藏體內的其中一種表現「脂肪」，由於濕性趨下，所以下腹部、臀部、大腿，尤其小腿容易腫脹；濕氣也阻礙腸胃功能，所以經常消化不良，容易脹氣，大便軟黏不順暢，口淡無味。如果服用瀉藥反而損傷脾胃，加重脾氣虛弱，導致脾虛無法運化水濕，使得水腫問題更加重，而且濕氣重的人容易感到口淡無味，所以小安平時嗜吃重口味食物，鹽分高使得水分滯留在體內更不易排出。

針對「脾虛濕盛」的水腫體質，中醫治療原則以「健脾利濕」為主，選用茯苓、豬苓、白朮、桂枝、甘草等藥材加減，經過3個月後的中藥調理，以及戒掉重口味食物，小安的下半身水腫明顯改善，精神變好，白帶、胃腸脹氣、濕疹等問題也一併解決，體重也跟著減輕了5公斤。

脾虛濕盛的水腫體質並不適合自行購買具有瀉下成分的藥物或者不明減肥茶來喝，因為這類型的體質病理產物是濕氣，利用苦寒的瀉下藥拉肚子來減肥，會讓脾氣變虛弱，腸胃吸收消化功能受損，反而會造成身體不適，更減不下來！

此外要特別注意水腫也有可能是疾病引起的，屬於病理性的水腫，例如腎因性水腫、急／慢性腎小球腎炎、腎病症候群、心因性水腫、充血性心衰竭、甲狀腺機能減退、低蛋白血症，維生素B_1缺乏症，嚴重貧血引起的營養性水腫、原發性醛固酮增多症引起的內分泌性水腫等疾病，都有可能造成水腫。

當妳出現黃疸現象，或一動就喘或心跳加快、呼吸不暢，或突然小便量明顯減少，甚至全身浮腫，體重不明原因急速上升時，一定要立即就醫檢查治療，切勿自我嘗試各種偏方治療以免延誤病情。

濕氣除了讓人浮腫之外，對身體有什麼影響？

中醫理論認為濕為陰邪，濕性重著黏膩妨礙氣機流通的特性，如果濕邪侵犯頭部，會出現頭部沉重疼痛，像戴了帽子或裹了濕毛巾；侵犯四肢，則會出現四肢酸重無力等症狀；侵犯腸胃，會胃腸脹氣、腸鳴、食慾不振、大便稀軟或黏滯不暢，甚至水瀉等；侵犯關節，會出現關節腫脹疼痛等症狀；而侵犯肌膚，則會出現皮下水腫、按之凹陷或皮膚濕疹起水泡等症狀。濕性趨下，就像水往下流的原理一樣，所以濕氣重的人，容易下肢水腫、小便不暢、拉肚子或者女生容易白帶多。

體內濕氣重的人，是健康的隱憂，一旦與外來的濕氣裡外相合，就更加糾纏不清了，這也是為何濕氣重的人一遇到陰雨天或梅雨季節，濕濁阻遏氣機與清陽，時常會覺得頭昏沉、提不起勁、很想睡覺、四肢沉重無力、大便變得軟黏排不乾淨、胃口不好、嘴巴淡淡的沒什麼味覺，甚至皮膚濕疹發作或搔癢加重。

妳是脾虛濕盛型胖美人嗎？（喝冰飲、重口味飲食型）

減重大哉問：「我每到下午都好腫，經前下半身更腫，怎麼辦？」

減重大哉問：「我很容易水腫，是不是因為我喝太多水？！感覺連喝水也會胖 ><」

肥胖體質檢測站

肥胖族群

產後的媽咪、空服員，愛吃重口味、喝冰飲的男女生、久坐久站型態的上班族、長期服用類固醇或荷爾蒙藥物的人。

肥胖型態

多屬於西洋梨身材，常見下半身肥胖，肌肉較鬆軟，最不滿意自己的臀部和大腿，買褲子的時候最苦惱，下半身腫脹尤其到下午更浮腫，或者早上起來臉部浮腫

肥胖特點

1. 食量不大或者食慾差，食不知味卻容易發胖。
2. 平時容易疲倦懶散，覺得四肢沉重。
3. 經前或早上傍晚量體重，水腫體質的人體重可能上下超過1至2公斤。
4. 本身是水腫體質加上愛吃重口味，鹽分攝入過多會讓水分滯留在體內，不易排出。
5. 久坐久站的生活型態或長時間穿高跟鞋。

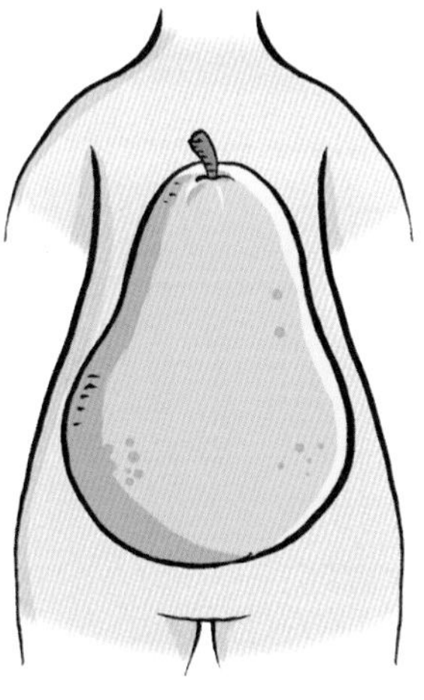

妳是胖酪梨嗎？

發胖原因

時常吃冰品、喝冰飲、吃甜食；或者為了減肥長期吃生菜沙拉；早上還沒吃熱呼呼的食物就先空腹喝了蔬果汁；喜吃大量寒性食物：西瓜、水梨、柚子、葡萄柚、橘子、火龍果、香蕉、蘆薈、生魚片，日積月累易造成脾虛濕盛的體質。

長期喜好冰飲冰品和大量寒性生冷食物，最直接損傷的就是脾胃功能，中醫觀點認為「脾失健運，濕由內生」，也就是脾運化功能失常，無法妥善處理身體水分的代謝，造成「水濕」病理產物停留在體內，由於濕性趨下，所以容易下半身肥胖腫脹；甚至日積月累，濕聚為痰，而脂肪正是痰濕的其中一種表現；此外長期下來，還會損傷五臟六腑的陽氣，造成身體各項代謝循環機能下降。

此外，許多女生喜愛吃辣，其中辣「醬」的熱量高、含鹽分高，容易造成水分滯留體內而身體浮腫，但提醒妳千萬別因吃辣「開胃」而吃進更多食物！（吃辣開胃請見胃熱篇）；外在因素引起的水腫，如久坐久站或長時間穿高跟鞋，則導致足腿部循環差！

常見易水腫的族群還有孕婦和產婦，懷孕期間因為腹部血管、下腔靜脈受到子宮壓迫，容易造成血液回流狀況不佳，靜脈曲張，導致下肢容易腫脹；產後過補，吃太多重口味的食物，容易水分滯留體內，加上坐月子又很少運動，都是造成水腫的主因。

全身症狀

精神懶散，嗜睡，頭昏沉像戴了帽子或裹了濕毛巾、頭暈，自覺四肢沉重，口中常有粘膩感，口淡無味，胃腸脹氣，排便黏滯不淨，大便稀軟或腹瀉、皮膚因濕氣重易反覆出現濕疹（水泡、搔癢）、手腳冰冷、白帶分泌物多、月經淋漓不止（滴滴答答拖很久）、經來腹部悶痛或冷痛。

調理方藥

調理原則以「健脾益氣、去濕消脂」為主，視個人體質選用黃耆、黨參、茯苓、白朮、山藥、陳皮、生薑、桂枝、澤瀉、豬苓、薏仁、赤小豆、玉米鬚、車前子等藥材。

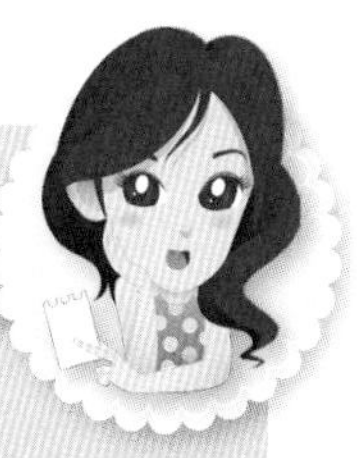

張醫師の小叮嚀

中醫觀點認為「濕性下注」，濕氣重的人容易下半身肥胖，包括下腹部、臀部、大腿，尤其小腿容易腫脹發胖，建議這類型的朋友少吃寒性生冷以及重口味食物！三餐盡量定時定量，不宜去吃「吃到飽」的大餐。

尤其特別要克服甜點的誘惑，減少食用甜點的次數，因為甜點會讓血糖一下飆高很多，刺激胰島素大量分泌，經由一連串的生化機制轉成脂肪囤積在細胞內（促進體脂肪的合成和抑制體脂肪的分解）。

另外，水腫型肥胖的女生肌肉會比較鬆軟，建議平常增加運動量，鍛煉肌肉線條，緊實一下，瘦下來比較不會有太多肥胖紋或鬆垮！

破解水腫三大迷思

一、怕水腫不敢喝水？

門診中常有女生因為害怕自己水腫而不敢喝水，其實水腫體質不是不能喝水，一天仍須喝到1500至2000cc的水以促進代謝，只是晚上九點過後不要喝太多，以免身體代謝不掉而造成隔天早上起來臉部或身體浮腫。

二、長期食用冰品冰飲和寒涼食物，也會累積濕氣！

長期吃冰和生冷食物會讓新陳代謝降低，就像讓機器運轉變慢一樣，排除多餘水分和消耗能量的速度也會變慢。根據英國研究結果顯示，長期喝冰水可能會使身體的運作功能減緩約15%，脂肪容易囤積，因為生冷食物吃下肚，脂肪為了幫腸胃禦寒，容易朝腸胃聚集，變成胃凸、小腹凸的「米其林寶寶」。吃冰也容易減緩腸胃道蠕動，進而出現脹氣便祕的問題，自然也會造成胃凸、小腹凸的情況。

三、辣椒到底是開胃還是促進代謝？

研究指出辛辣食品能增加25%至30%基礎代謝率，很多人一聽說吃辣可以促進代謝減肥，就卯起來拼命吃辣，其實吃辣瘦身法是要看體質的喔！吃辣減肥最適合虛寒體質的人，而燥熱體質的人並不適合吃辣減肥，因為這類型的人吃辣後容易上火，還沒瘦下來之前反而出現或加重嘴破、冒痘、便祕、便血的情形，甚至引起痔瘡發作。

冷底體質如果想吃辣減肥的話，建議純辣椒入菜會比食物沾辣醬來的好，因為辣醬的熱量高、含鹽分高，容易造成水分滯留體內而身體浮腫。不過也要提醒妳千萬別因吃辣「開胃」，好下飯配酒而吃進更多食物！

【中醫樂活】實用瘦身妙招

妙招一 遠離重口味，遵守少醬、低鹽分飲食

水腫體質應嚴格遵守「少醬、低鹽分飲食」，以免水分滯留在體內，出現身體或臉部浮腫的現象！不只做菜時須減少使用鹽分、味精，也不要添加辣椒醬、沙茶醬、甜麵醬、豆瓣醬、番茄醬等醬料。此外，許多加工食品在製作過程中早已添加大量食鹽或味精，這些看不到的鹽分，很容易讓人不知不覺吃下肚。

「隱藏版」的高鹽分醬料和食品，讓妳胖了都不知道！

辣椒醬、沙茶醬、泡菜、酸菜、番茄醬、壽喜醬、咖哩醬、甜麵醬、各式醃漬品、醬菜、煙燻肉品、火腿、香腸、加工丸餃類、豆腐乳、豆瓣醬、魚肉鬆、肉乾、蜜餞、泡麵、蠔油。

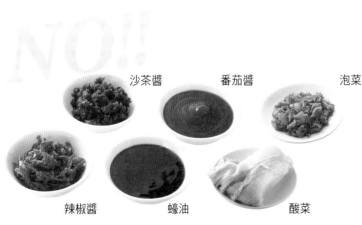

妙招二 各種排濕消腫法寶大揭密

排濕大法：發汗（薑料理）＋利小便（薏仁、紅豆、玉米鬚）

除了遠離重口味之外，積極作法可多攝取利水消腫的飲食：薏仁水、紅豆水、生薑料理、玉米鬚茶、冬瓜、絲瓜、蛤仔、鯽魚、鯉魚等。

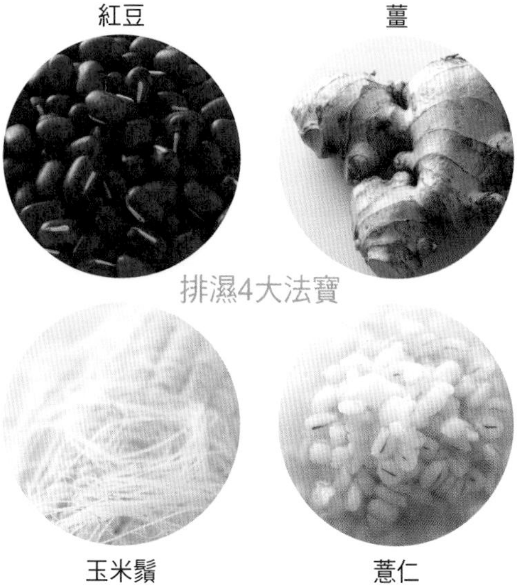

發汗排濕法寶：百變薑料理，暖身又瘦身

大家都知道基礎代謝率越好，越不容易胖，因為基礎代謝率約占了人體總熱量消耗的65%至70%，只靠不吃減肥反而會讓基礎代謝率下降，最好的方法是提升基礎代謝率，研究指出只要提高1度基礎體溫，基礎代謝率會上升12%。

薑、**蔥**、**大蒜**、**洋蔥**屬性辛溫，煮菜或在外用餐時，盡量搭配這些天然調味品來吃，可能發汗暖身，避免脂肪囤積，提升代謝率，增強免疫力，其中薑是很好的廚房法寶，烹飪方式多元，可以做出百變的佳肴，除了生薑紅茶和蛤蜊薑湯，還能變化出魚片薑絲湯、豬肝薑絲湯、子薑炒雞肉、地瓜葉薑絲湯等料理，「薑是體內最佳的除濕機」！

寒體質多吃「老薑」料理；熱體質多吃「嫩薑」料理

生薑性味辛溫，發散風寒，發汗去濕，溫中止嘔，溫肺止咳，簡單來說生薑可驅逐身體的寒氣，幫助發汗袪濕，溫肺顧胃。此外，透過發汗來排除濕氣，消除浮腫，同時能消耗熱量，據研究指出生薑含有一種有助瘦身的成分「薑辣素」，可促進末梢血液循環，提高新陳代謝，促進脂肪燃燒，幫助瘦身！

尤其不少女生肥胖的原因是長期喝冰飲或寒性食物，造成體內「寒濕積聚」，體內累積的水分無法順利排出而造成水腫、肥胖，生薑可以幫助發汗、去除濕氣，生薑皮利水消腫作用更強！

平時多吃生薑料理或簡易自製生薑紅茶飲，可以溫暖身體提升新陳代謝，炒菜時也可多放點薑，因為老薑比較辛辣溫熱，燥熱體質（容易嘴破、便祕、痔瘡）的人可以改用溫和的嫩薑代替。

<table>
<tr><th>品種</th><th>嫩薑</th><th>老薑</th></tr>
<tr><td>圖片</td><td>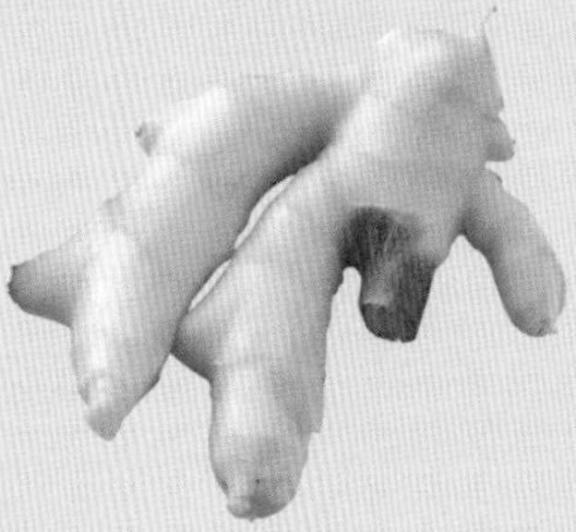</td><td>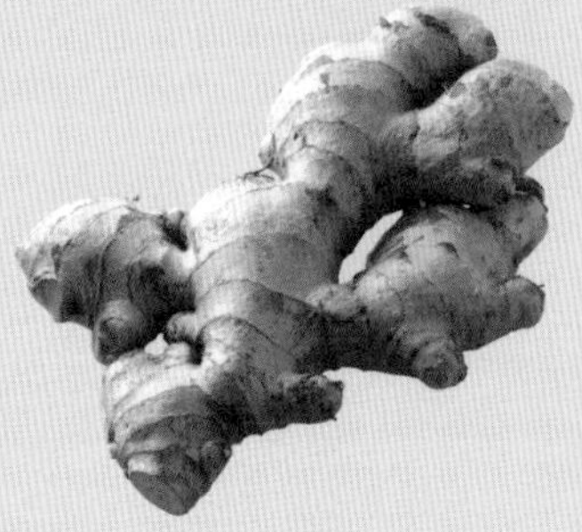</td></tr>
<tr><td>外觀</td><td>外皮光滑，
採收時間最早的薑。</td><td>外皮乾皺，皮厚肉堅，
生長時間長的薑。</td></tr>
<tr><td>性味
口感</td><td>性溫味辛，脆而少辣性，偏鮮香。</td><td>性溫味辛，辛辣味濃，口感較刺激。</td></tr>
<tr><td>功效</td><td colspan="2">發散風寒，發汗去濕，溫中止嘔，溫肺止咳。藉由發汗來排除濕氣，可消除浮腫，同時能消耗熱量；含有「薑辣素」成分，可促進末梢血液循環，提高新陳代謝，促進脂肪燃燒，幫助瘦身！</td></tr>
<tr><td>適用
對象</td><td>適合燥熱體質的人（容易嘴破、流鼻血、冒痘、便祕、痔瘡或有發炎現象等熱性症狀），用嫩薑較不會上火。</td><td>較適合虛寒體質的人（怕冷、手腳冰冷、容易感冒、腹瀉、白帶、經痛等寒性症狀）。</td></tr>
</table>

利小便排濕法寶——【薏仁水】

薏仁健脾滲濕，利水消腫，《神農本草經》提到：「久服輕身益氣」，此外薏仁還有清熱排膿，改善痘痘，養顏美容的功效！

如果想吃薏仁料理，建議妳可以在早上或中午溫熱食用比較不會發胖，因為薏仁屬於澱粉類，溫熱多少可以兼制薏仁的微寒之性。

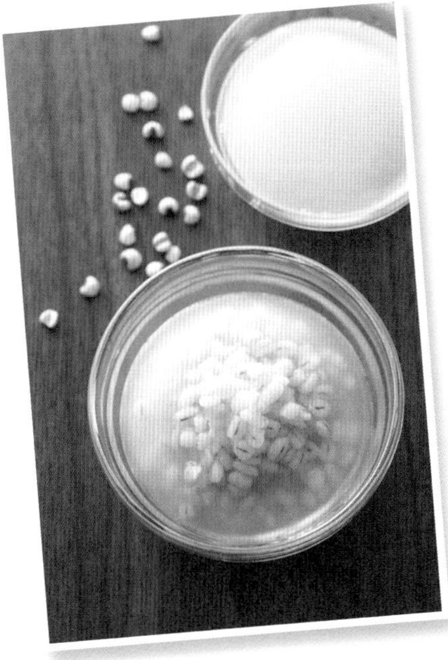

薏仁水煮法

薏仁洗淨泡軟（用熱水泡較快軟，大約泡一小時，若用冷水則大約須泡6小時）後，放入水中煮沸，再以小火煮20分鐘，可加少量冰糖，增添口感。

★**想加強消暑清心火，養顏美容**：加蓮子（去心）同煮。

★**如果比較沒胃口，容易拉肚子**：加茯苓、山藥同煮。

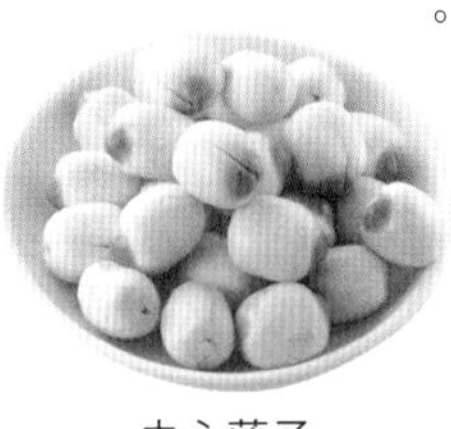
去心蓮子

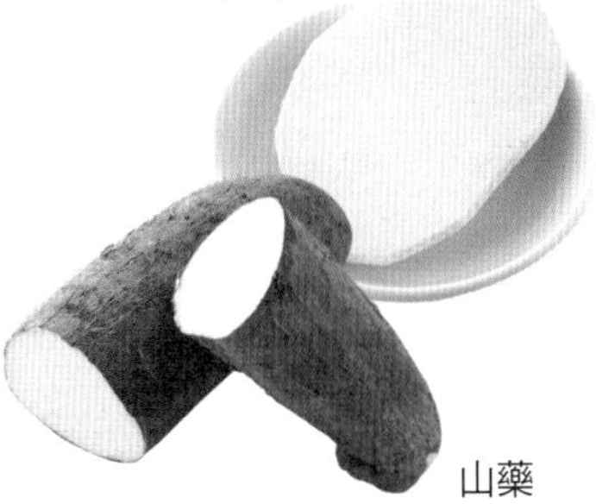
茯苓

山藥

薏仁水當飲料喝

想積極控制體重的女生可不加糖、不吃薏仁，因為薏仁是澱粉，吃太多容易發胖，建議妳可以只喝薏仁煮出來的水，但一天不要超過５００ｃｃ，因為裡面還是有澱粉溶在水裡，不宜喝過多。

薏仁牛奶、山藥薏仁漿當早餐配

如果想搭配早餐，當飲品來喝，建議可以加上低脂或脫脂牛奶溫熱喝（薏仁牛奶），或加煮熟的山藥一起打汁（山藥薏仁漿），能兼顧排水瘦身和養顏美容。

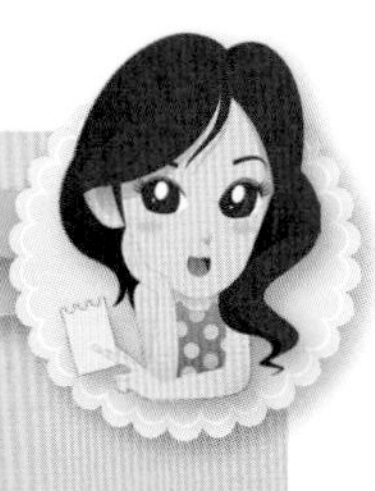

張醫師の小叮嚀

薏仁性味屬於甘淡微寒，若體質偏寒，有白帶多和經痛現象的人不要喝太多，生理期不宜飲用，平時一週喝1至2次即可；孕婦想吃薏仁之前應先詢問醫師自己的體質是否適合，有研究報告指出薏仁其性滑利，能促進子宮收縮，對子宮肌有興奮作用，因而有誘發流產的可能，尤其是曾經流產的孕婦。

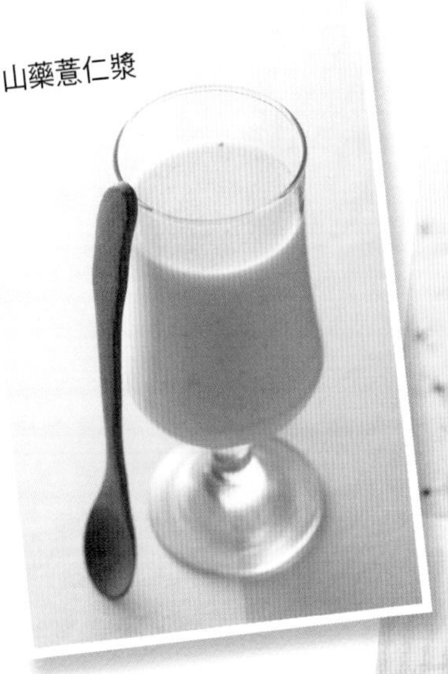
山藥薏仁漿

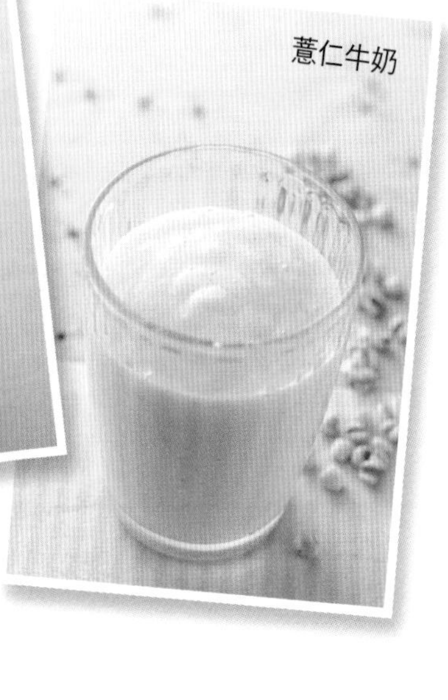
薏仁牛奶

利小便排濕法寶——【紅豆水】

許多女生都會喝紅豆水來消水腫，但中醫真正用的其實是比較細長的赤小豆，到底紅豆和赤小豆有何不同？

品種	赤小豆	紅豆
	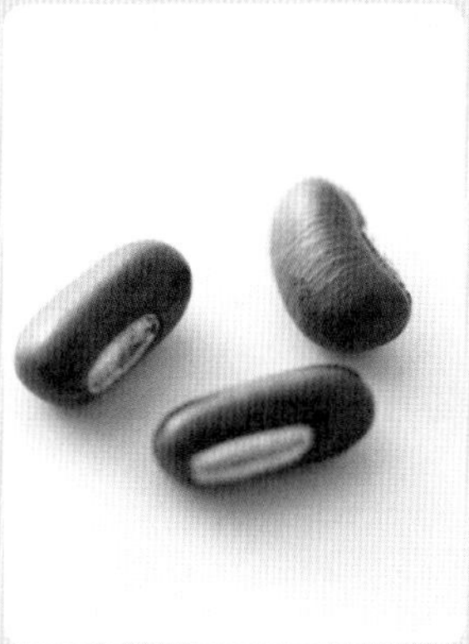	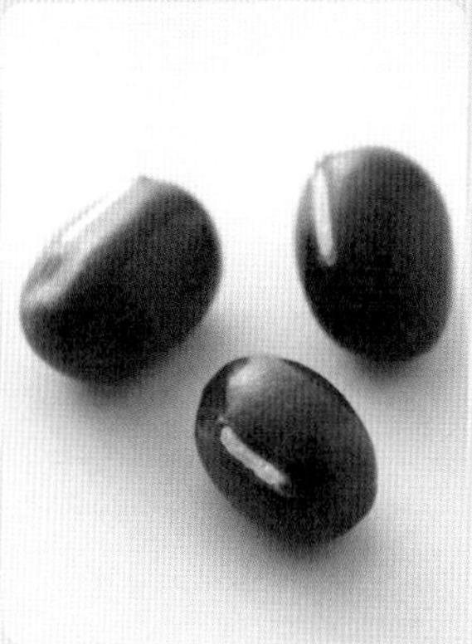
外觀用途	較細長	較圓潤
性味口感	味甘酸性平； 利水消腫，解毒排膿，利濕退黃。	味甘性平； 利水消腫，健脾止瀉，兼能補血。
臨床應用	**臨床用於治療水腫、腳氣以及黃疸等病證，利水消腫較佳。**	**調理水腫時，藥性平緩溫和，長期食用才會看見成效。**
普及程度	藥材行才能買到，赤小豆屬於中藥材，如欲服用，建議仍需諮詢中醫師為佳。	容易取得，廣受民眾喜愛。

提醒各位美人，想要消水腫的話最好自己煮紅豆水，因為市售的紅豆湯甜度偏高，以超商販售的為例，紅豆湯一碗300cc有366大卡，甜品店賣的稍大碗，約427大卡，再加入湯圓就突破500大卡，等同於吃了兩碗白飯的熱量，如此一來消水腫不成反而增胖，得不償失。

紅豆水煮法

手抓一把紅豆，用水清洗過後，放入600至800cc剛燒開的熱水中，關火，蓋上鍋蓋悶泡30分鐘後，將紅豆撈出，只喝紅豆水。

紅豆皮富含有助利尿的皂角化合物，因此煮紅豆水時，盡量不要將紅豆皮煮破。

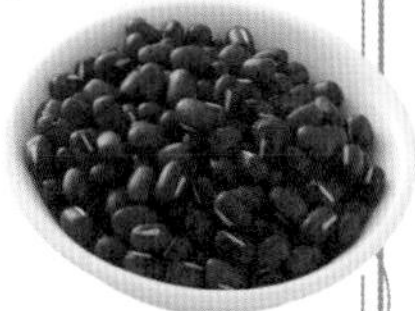

利小便排濕法寶：玉米鬚茶

玉米鬚茶近年來在韓國掀起一股旋風，許多韓國女生很喜歡泡玉米鬚茶包當日常生活的茶飲來消水腫，其實玉米鬚也是一種中藥材，味甘性平，有利水消腫，利濕退黃，調解血壓的功效，臨床上與其他中藥材搭配應用於調理水腫、黃疸、高血壓等病證，但泡來飲用時要注意茶包或玉米鬚來源是否經過合格安全檢驗，因為玉米鬚較容易殘留農藥。

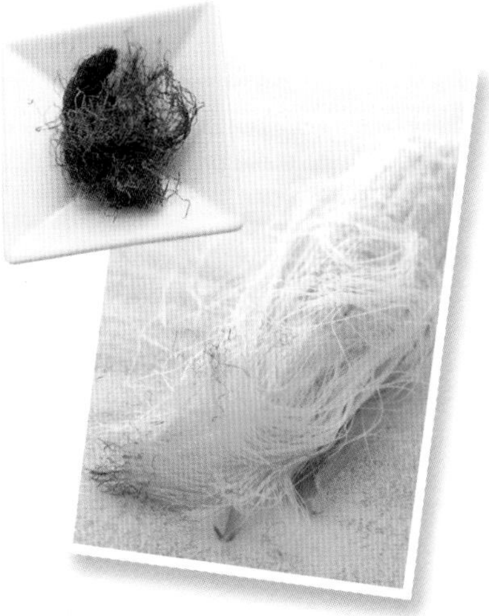

妙招三 脾虛濕盛型肥胖的專屬瘦身運動和活動

1. 這類體質建議多做可鍛鍊肌肉的運動，讓線條更加緊實。中醫認為「脾主肌肉」，脾虛體質的肌肉偏鬆軟且韌帶彈性較鬆弛，尤其需要加強下半身腿部肌群的鍛鍊，同時促進脂肪燃燒，較佳的方式如健走、健身車、滑步機、踏步機、慢跑等運動，藉由運動中肌肉的收縮與放鬆，促進下肢血液、淋巴回心循環，排除多餘的水分，改善浮腫。建議一週運動三次，每次為30分鐘，心跳達130下。
2. 可以多泡澡、使用烤箱、蒸汽浴，藉由溫熱發汗加速新陳代謝及水分的排除，記得結束後多喝水補充流失的水分。
3. 平日若需久坐或長時間需站立者，建議穿彈性襪（200den）。
4. 每天睡前抬腳記得20分鐘，促進下肢血液及淋巴液的回流。

2-2 壓力、應酬、貪吃搗亂，小「餓」魔纏身
——肝鬱型&肝膽濕熱型、胃熱型肥胖

妳是肝鬱型／肝膽濕熱型胖美人嗎？（壓力熬夜應酬型肥胖）

減重大哉問：「壓力一大就會想要吃東西發洩怎麼辦？」

減重大哉問：「我時常要加班熬夜、喝酒應酬怎麼辦？」

肥胖體質檢測站

肥胖族群

1. 最常見於壓力大的上班族，尤其是交際應酬多的主管及業務，經常晚睡、輪夜班或工作忙碌的工程師、空服員、護士、媒體工作者、服務業工作者。
2. 很多人是因為體檢發現血壓偏高、尿酸痛風、高血脂（三酸甘油脂、膽固醇偏高）、脂肪肝才想減重。

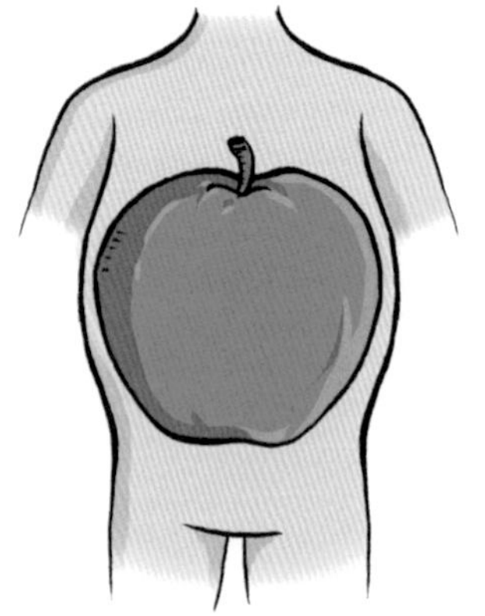

妳是肥蘋果嗎？

肥胖型態 多見中廣型肥胖（蘋果型身材），上半身肥厚壯實，虎背熊腰，腰腹部肥胖（水桶腰、胃凸、鮪魚肚）。

肥胖特點 1. 性格追求完美，長期工作或家庭壓力大緊張，內心壓抑或易怒。

2. 三餐不定時，一有機會容易暴飲暴食、晚上下班後找朋友們吃宵夜發洩！

3. 因為工作需要經常應酬飲酒，大魚大肉重口味。

發胖原因 中醫觀點肝主疏泄，是指「肝」具有保持全身氣機疏通暢達的作用，調節情志活動，影響消化吸收，維持血液運行等，疏失疏泄，鬱久化火，會造成「肝氣鬱結」或「肝火旺」，有點類似壓力大導致自律神經失調，有時會無法控制自己壓力大就想吃的念頭。此外，經常應酬聚餐，大魚大肉、油膩重口味等食物下肚，加上飲酒，導致內生濕熱，日積月累形成肝膽濕熱的體質。

從現代醫學觀點看來，當長期處於壓力之下，體內會分泌「壓力荷爾蒙」，包括腎上腺皮質素（adrenaline）告訴身體，激發儲存的能量來對抗危機或逃離壓力。可體松（cortisol）會告訴身體要繼續補充能量，即使沒有消耗太多熱量，妳仍然會感到飢餓，想吃高熱量東西，如果壓力持續存在，身體就會不斷釋出可體松，促使身體內臟儲存脂肪，這就是「壓力型肥胖」的機制。

全身症狀

口臭、口苦、嘴破、口乾舌燥；頭痛，肩頸僵硬痠痛，血壓偏高；胸悶，呼吸不暢，脇肋脹痛；眼睛疲勞痠脹或乾澀紅癢；憂鬱傾向，煩躁易怒，無法控制情緒；失眠（難入睡、眠淺多夢、易醒）；消化不良、胃酸、脹氣、便祕；臉部和頭皮易出油，長粉刺、痘痘；女生經前症候群明顯、經痛。

調養方藥

治療原則以「疏肝清熱，活血消脂」為主，視個人體質選用柴胡、丹參、決明子、黃芩、龍膽草、茵陳、梔子、粉紅玫瑰、洛神花、菊花、鬱金、薄荷等。

1. 不要把食物當成安慰劑！中醫說的「肝」，也和情緒調控有關，所謂「肝氣鬱結」或「肝火旺」，有點類似壓力大導致自律神經失調，有時會無法控制自己壓力大就想吃的念頭，有時候因為罪惡感又不敢吃，這類型人的減重功課，最重要的是學習自我放鬆，轉換情緒，不要光靠吃來發洩情緒。
2. 門診中時常有很多上班族因為很晚下班，經常八點以後才能吃晚餐，吃不多但體重卻減不下來，而且經常餓過頭容易引起胃痛，建議可以準備蘋果、芭樂等小東西或者代餐先墊個肚子，才不會在下班後吃太多。
3. 這類型的美眉到了經前容易情緒不穩，想吃大餐或甜食，想暴飲暴食的時候，可先喝杯熱牛奶。熱牛奶含有鈣質可穩定情緒，豐富的蛋白質可增加飽足感。

【中醫樂活】實用瘦身妙招

妙招一 減壓對策，提升代謝

1. **均衡飲食、定時定量：**三餐定時定量，不僅可以均衡攝取每一項營養素，還可避免多餘的熱量；想亂吃零食或宵夜發洩或必須應酬之前，記得先喝杯溫熱的低脂牛奶或無糖豆漿，也可以吃一顆小蘋果降低飢餓感。

2. **多吃養肝食物：**如小麥、百合、豆腐、蜆或蛤仔、黃花菜、絲瓜、高麗菜、菠菜、空心菜、花椰菜、茼蒿、青椒、青蔥、蘆筍、金桔、香吉士、柳橙、奇異果、芭樂。

3 **以對肝有益處的無糖茶飲取代含糖飲料：**菊花、決明子、靈芝、七葉膽、綠茶、普洱茶、玫瑰花、薄荷、洛神花、茉莉花、佛手柑、洋甘菊。

4. **勞累疲倦時可補充維生素B群：**B群是身體熱量代謝、穩定神經、補充元氣不可或缺的營養素，勞累疲倦時除了補充保健食品B群之外，早餐可多攝取全穀類、燕麥、小麥、堅果、乳酪、牛奶，午晚餐可食用豆類食品、深綠色葉菜類及魚類。

妙招二 告別憂鬱暴怒，2個「淡定」穴位讓妳不再「鬧情緒」！

按摩方式&時機：

以大拇指深層按壓，一次按壓5秒，一個穴位各按20下，早晚至少各一輪，尤其是覺得自己壓力大情緒失控、心神不寧、緊張焦慮、胸悶心悸、呼吸不順、失眠及腸胃不適時；一邊按壓穴位時，可一邊配合深呼吸，慢慢調息達到緩和緊張焦慮的效果。

【內關穴】平撫情緒

位置 手腕橫紋中央正上方2寸（相當於三橫指寬）。

功效 屬心包經，能緩解壓力、胸悶，平撫情緒緊張，消除緊繃感；安定心神，減少雜夢，平緩心悸；平胃降逆，改善脹氣、打嗝、胃酸逆流。

【太衝穴】紓壓助眠

位置 大拇趾和第二趾中間，第1與第2蹠骨之間凹陷處（大約在夾腳拖鞋區域）。

功效 屬肝經，疏肝理氣，舒緩壓力，同時緩解頭痛，幫助睡眠。

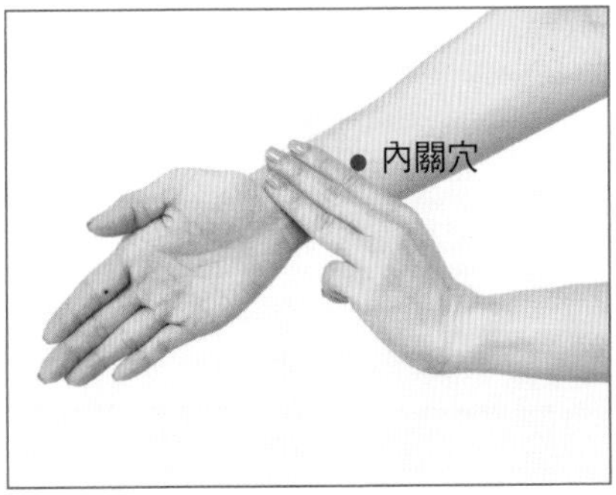

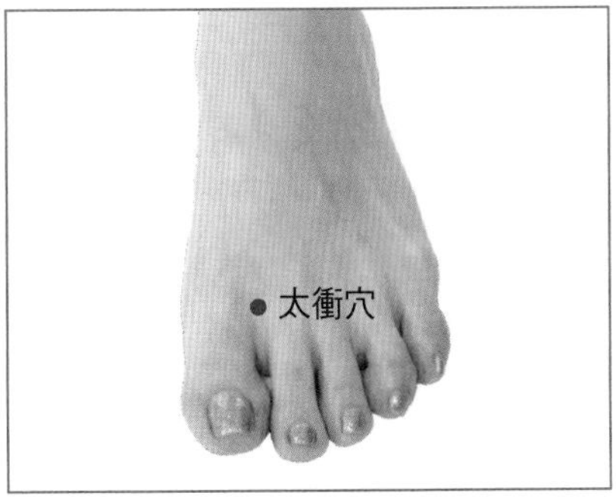

妙招三 肝鬱型&肝膽濕熱型肥胖的專屬瘦身運動和活動

1. 選擇自己喜歡的運動，不但能加強心肺功能，提高新陳代謝，促進脂肪燃燒，還能透過運動釋放壓力和負面能量。有人喜歡以靜態的方式紓壓，如瑜伽、氣功、散步、皮拉提斯；有人喜歡較劇烈的運動宣洩情緒，這時候就可以慢跑、快走、有氧舞蹈（例如拳擊有氧、階梯有氧）、壁球、網球、飛輪、舞蹈等，建議一週運動三次，每次為30分鐘，心跳達130下。
2. 可依個人喜好量身計畫專屬自己的紓壓活動，例如定期計畫旅遊或安排聚會，放鬆身心靈，釋放負面能量，累積正面能量和正向思考，讓自己的生活和工作更有目標動力！
3. 可以多泡澡改善氣血循環，加入玫瑰或佛手柑精油，香氛的氣息圍繞也可放鬆心情，養生又瘦身！

妳是胃熱型胖美人嗎？（愛吃燒烤炸辣和餅乾：貪吃型肥胖）

減重大哉問：「我胃口超好，常覺得吃不飽，明明剛吃完飯，為何很快又肚子餓？」

減重大哉問：「我常便秘，好幾天才上一次，感覺滿肚子便便，是胖還是宿便？」

肥胖體質檢測站

肥胖族群 愛吃烤炸辣、餅乾或時常吃過飽的人。

肥胖型態 肌肉較結實，腰腹部肥胖（粗腰、胃凸、鮪魚肚），多屬於中廣型肥胖（蘋果型身材）。

肥胖特點

1. 胃口超好，食量大、狼吞虎嚥，暴飲暴食（如吃到飽的聚餐型態），但吃完後很快就肚子餓，或者常常覺得吃不飽。
2. 平時喜食辛辣炸烤，油膩肥厚之物，如麻辣鍋、鹹酥雞、炸雞、肥肉。
3. 容易感到燥熱口渴，愛喝冰飲。

發胖原因

食慾亢進原來是「胃火」惹的禍！長期吃烤炸辣讓妳不知不覺化身「小餓魔」！長期嗜吃辛辣、炸烤等重口味刺激性食物，容易造成「胃火旺」體質，中醫理論認為「胃熱則消穀」，當烤炸辣食物越吃越多，胃火越大，就越容易飢餓，食慾亢進，吃進更多東西。

全身症狀

1. 面部常常滿臉通紅，牙齦浮腫疼痛，容易嘴破，口鼻乾燥甚至流鼻血，口臭，體味重。
2. 怕熱，口渴喜冷飲。
3. 打嗝、排氣、脹氣。
4. 容易長青春痘，尤其是膿皰型和囊腫型痘痘，皮膚容易出油、毛孔粗大。
5. 大便乾硬或黏滯不暢，甚至痔瘡、便血。

調養方藥

治療原則以「清胃熱、潤腸通便、去油消脂」為主，視個人體質選用山楂、荷葉、白茅根、黃芩、黃連、石膏、陳皮、火麻仁、大黃、番瀉葉等。

【中醫樂活】實用瘦身妙招

妙招一 降胃火，趕走小餓魔的必勝祕訣

胃火旺的成年人，在減重時請盡量克制吃烤炸辣食物的慾望，以免胃火旺造成食慾亢進，妳會發現當妳慢慢的減少這些辛辣刺激食物攝取量之後，胃口也會開始慢慢縮小；同時請妳放慢吃飯速度，多咬幾口再吞進去，以增加飽足感；如果遇到不餓的時候卻想亂吃，可來杯熱的無糖豆漿或脫脂牛奶，或者熱量較低的水果如蘋果、芭樂墊肚子，以避免一堆零食甜點吃下肚。

妙招二 少吃燥熱性食物，多吃涼性、平性蔬菜水果

- **請遠離油炸烤物、辛辣刺激食品：**如雞排、炸薯條、鹹酥雞、麻辣火鍋、泡菜、沙茶、酒、咖哩、胡椒，避免上火；
- **平時多吃涼性、平性蔬菜水果：**水果如蘋果、葡萄、奇異果、火龍果、番茄、柳丁、木瓜、草莓、芭樂、楊桃、百香果、枇杷、李子；蔬菜如絲瓜、冬瓜、白蘿蔔、蓮藕、黃瓜、綠豆芽、莧菜、空心菜、黑木耳、花椰菜、高麗菜、菠菜、金針菇、紅蘿蔔。

妙招三 胃熱型肥胖的專屬瘦身運動

胃經位於腿部的前側，所以下肢腿部大肌肉群的運動，可以大量排汗，幫助清除胃熱，例如騎健身車、滑步機、慢跑、快走、跆拳道等都是很適合的運動。

2-3 吃很少、狂運動卻瘦不下來！——氣血虛弱型肥胖

妳是氣血虛弱型胖美人嗎？

減重大哉問：「我拼命運動又少吃，怎麼還是瘦不下來？」

減重大哉問：「為什麼我一運動就累到不行，又喘又暈？」

肥胖體質檢測站

肥胖族群 過度忙碌勞累、超時工作或應酬的上班族，產後氣血大虛的媽咪，或過度節食導致體弱。

肥胖型態 肉鬆垮無力，體型屬全身性肥胖。

肥胖特點

1. 食量不大或者食慾差，吃得不多卻容易肥胖。
2. 經常提不起勁，不喜歡運動，一動就氣喘吁吁。
3. 為了減肥過度積極運動，尤其是飛輪、拳擊有氧等較劇烈的運動，反而因體力不濟，發生頭暈無力、心悸、想吐、氣喘吁吁、呼吸不暢等不舒服症狀。

發胖原因 中醫觀點認為氣血虛的人，體內供給器官、臟腑能量不足，新陳代謝原本就比一般人

低，如果吃得過少，身體會進入節能狀態，新陳代謝率變得更低，即使吃很少也不會瘦；這類體質的人如果拼命從事如踩飛輪、拳擊有氧等劇烈運動，反而會過度耗氣，讓身體更虛弱，根本無法提升新陳代謝。

全身症狀

經常感到疲倦、頭暈或姿勢性低血壓、容易心悸、臉色蒼白甚至萎黃、指甲或嘴唇色淡無血色、下眼瞼蒼白、吃不多卻容易脹氣、四肢無力、手腳發麻，甚至手腳冰冷、掉髮多、說話有氣無力、記憶力差、女生月經量少或月經淋漓不止（滴滴答答拖很久）。

調養方藥

治療原則以「調血補氣，加速新陳代謝」為主，「補氣」方向可選用黨參、茯苓、白朮、炙甘草、黃耆、人參、西洋參、靈芝、刺五加等；「補血」則可選擇當歸、白芍、川芎、熟地、丹參、何首烏、紅棗等。

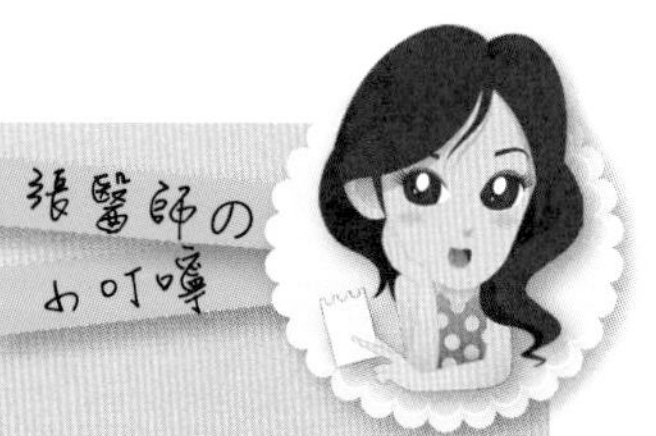

說起來真冤枉，大家都知道少吃多動才會瘦，但為什麼有很多人即使「少吃多動」還是「瘦不下來」？很多人想嘗試運動瘦身，但妳的運動方式適合妳的體質嗎？做錯運動，代謝更差！近來很流行為了瘦身去健身中心拼命踩飛輪，甚至有門診患者曾經為了瘦身一週上五天的飛輪課，而且晚餐也吃很少，雖然兩週就甩掉2至3公斤，但是稍微聚餐一下體重又上升，到底問題出在哪裡？

1. 如果妳的體質屬於氣血虛弱型，劇烈運動反而會耗氣，甚至頭暈無力、心悸、想吐、氣喘吁吁。

2. 晚餐幾乎不太敢吃東西，經常只吃一顆蘋果或者生菜沙拉，飲食量減少不僅容易產生頭暈、四肢無力、精神萎靡等不適感，吃過少身體會進入節能狀態，新陳代謝率變得更低。

氣血虛的人也可能罹患代謝疾病，就像河流如果流速減慢（氣虛推動力不足）或者水流太小（血虛），河川的廢物淤泥自然就容易沉積，氣血虛弱者身體當然容易囤積代謝廢物，即使並非經常大魚大肉，仍然會發生膽固醇、三酸甘油脂偏高的高血脂問題、高尿酸或高血糖等代謝性疾病，因此必須好好調理。

【中醫樂活】實用瘦身妙招

這類體質的人要先用食療及中藥材調補氣血，再搭配健康飲食及漸進式運動，才會健康瘦下來。

妙招一 活力飲食，提升代謝

1. **建議早餐可改吃糙米粥、雜糧麵包、全麥饅頭**，取代油膩的蛋餅或不易消化的糯米飯糰。中醫認為脾胃是氣血生化的來源，五穀雜糧類可補充脾胃之氣，促進氣血的生化，對於減重者而言，糙米高纖維且低升糖指數的特性，具有飽足感、不易飢餓、低熱量，且能減少食慾及促進排便順暢。

2. **多吃富含鐵質的深色蔬菜水果或肉類**，是良好的補血食材，能紅潤氣色，如菠菜、芥藍菜、花椰菜、紅鳳菜、海帶、香菇、紫菜、髮菜、黑木耳、番茄、蘋果、葡萄、櫻桃、烏骨雞。

3. **多攝取富含維生素B群的食物：**維生素B群是身體熱量代謝、穩定神經、補充元氣不可或缺的營養素，多攝取全穀類、燕麥小麥、堅果（少量）、低脂牛奶、紅肉（少量）、豆類食品、牛奶、深綠色葉菜類、魚。

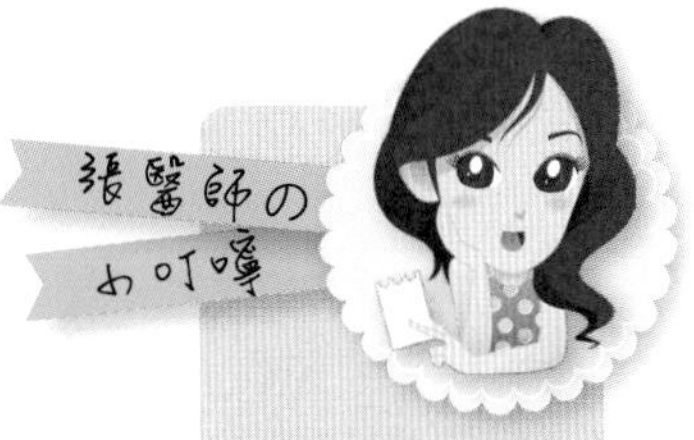

紅肉（牛、羊、豬肉）及肝臟雖含大量的鐵，但同時脂肪含量也偏高，因此不建議減重者或膽固醇偏高者食用，建議選擇同樣含鐵的其他低脂肉品，如雞肉（烏骨雞）、魚肉。

妙招二 提補元氣，激發代謝力的最佳穴位「百會穴」

按摩方式&時機：

以大拇指深層按壓，一次按壓5秒，一個穴位各按20下，早晚至少各一輪。

【百會穴】提神醒腦促進代謝

位置 在頭頂正中線與兩耳尖連線的交點處

功效 屬督脈，百會穴在頭頂上，是眾多經脈交會處，故稱為百會，能振奮陽氣，提神醒腦，促進新陳代謝。

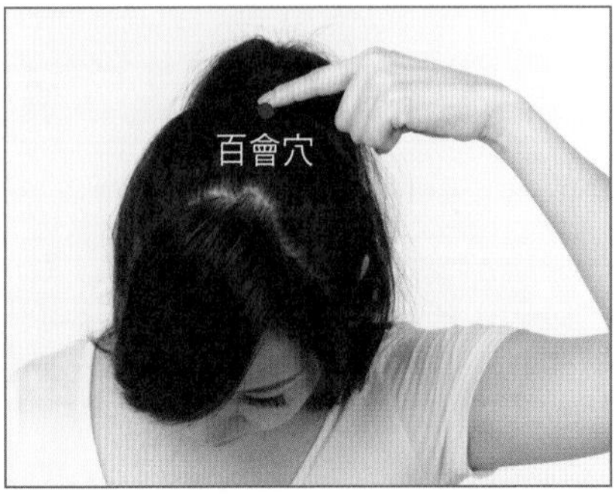

妙招三 氣血虛弱型肥胖的專屬瘦身運動

運動可以促進新陳代謝，但氣血虛弱體質的人體力差，並不適合劇烈運動（拼命踩飛輪、拳擊有氧……）的減肥方式，過度運動反而過度耗氣，導致機體代謝更差！

1. 一開始不要從事像飛輪、拳擊有氧等激烈運動，可以先選擇較和緩的有氧運動，如快走、瑜伽、皮拉提斯、騎固定式腳踏車，而且時間也不要太長，運動時間由15分鐘逐漸增加至30分鐘。過度運動反而耗氣，使減重效果大打折扣。

2. 若妳運動之後發生頭暈無力、心悸、想吐、氣喘吁吁、呼吸不暢等不舒服症狀，表示妳這次的運動量太大，已超過身體的負荷，不要長期勉強自己，免得耗氣過度代謝更差。建議妳下一次的運動應減少時間或強度，待體力好轉再視情況增加。

2-4 女性最困擾的兩階段——產後肥胖及更年期肥胖

「產後瘦身」從坐月子開始！如何補得好又瘦得快？

產後為什麼容易水腫？

在中醫的理論中，「脾」主「運化水濕」，也就是負責處理體內的水分代謝，產後的媽咪們通常因為經歷生產過程氣血大虛，供應脾臟的氣血減少，脾氣虛弱，運化水濕功能跟著變差，導致「水濕」病理產物停留在體內造成「體質性水腫」。

女性在懷孕期間因為腹部血管、下腔靜脈受到子宮壓迫，容易造成血液回流狀況不佳，靜脈曲張，導致下肢容易腫脹；產後又過補，吃太多種口味的食物，容易水分滯留體內，加上坐月子期間很少運動，所以熱量堆積特別容易出現水腫型肥胖。

坐月子期間若哺餵母乳，平均一天可以消耗約500至700大卡的熱量，但餵母乳也讓產婦更容易餓，若不知節制，往往會吃得更多！加上照顧小孩，身心俱疲，睡眠不好、沒時間運動，基礎代謝率更低，光靠自己節食運動，多半不容易減下來，因此「產後瘦身」從坐月子時期就要開始注意！

「產後6個月」是瘦身黃金期！

產後6週如果體重大於懷孕前體重的10%，即可定義為「產後肥胖」。

目標1：坐月子期間的瘦身目標設定在避免因過度進補而再次發胖

目標2：坐月子結束後，就可以開始積極減重

倘若自己控制飲食加運動，一個月還是沒有太大動靜時，建議尋求專業醫師協助，把握6個月的產後黃金期，期望半年內恢復到生孩子之前的體重，再視個人體脂肪率來決定是否需要積極減重。

產後多久開始進補較適合？

第一階段 第1至10天

產後別急著馬上進補，剛生產完仍處於極度虛弱狀態，有的產婦需服用婦產科醫師開的子宮收縮劑，所以等出院後先喝完生化湯再開始進補，急著吃補反而會讓惡露排不乾淨！

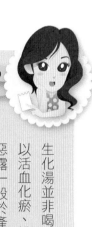

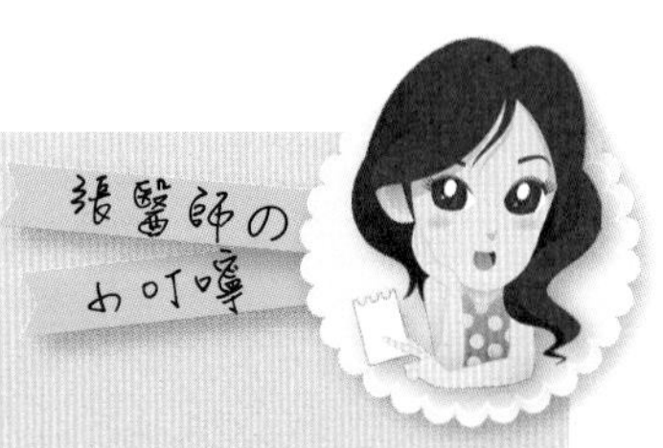

生化湯並非喝越多越好，適量服用即可，一般來說自然產喝7帖，剖腹產喝5帖，以活血化瘀、排惡露為主。

惡露一般於產後1至2週後會慢慢消失，通常不會超過3週，但第10天後的白惡露，可能會持續約4至6週左右；惡露的時間與量，雖然會依據個人體質不同而有所差異，但是如果出現大量血塊、出血量增大、有異味、發燒、腹痛等症狀，或是產後10天後，發現惡露帶有血色或膿樣分泌物，都應立即至婦產科求診。

第二階段 第10至14天

等到喝完生化湯之後，惡露逐漸減少，大約產後第10天可開始進補，例如：麻油腰花、麻油豬肝。有的產婦會出現腰痠背痛的症狀，在炒麻油腰花、豬肝時可以加入杜仲。由於杜仲性溫味甘，是調補肝腎、強健筋骨的藥材。

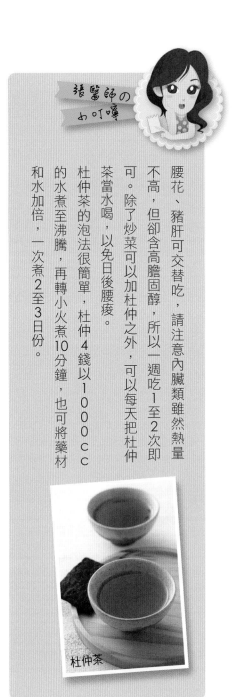

腰花、豬肝可交替吃，請注意內臟類雖然熱量不高，但卻含高膽固醇，所以一週吃1至2次即可。除了炒菜可以加杜仲之外，可以每天把杜仲茶當水喝，以免日後腰痠。

杜仲茶的泡法很簡單，杜仲4錢以1000cc的水煮至沸騰，再轉小火煮10分鐘，也可將藥材和水加倍，一次煮2至3日份。

杜仲茶

第三階段　第14天後

開始用酒料理進補的時機，最常使用的藥膳就是「麻油雞」，但是怎麼吃補不發胖才是重點！

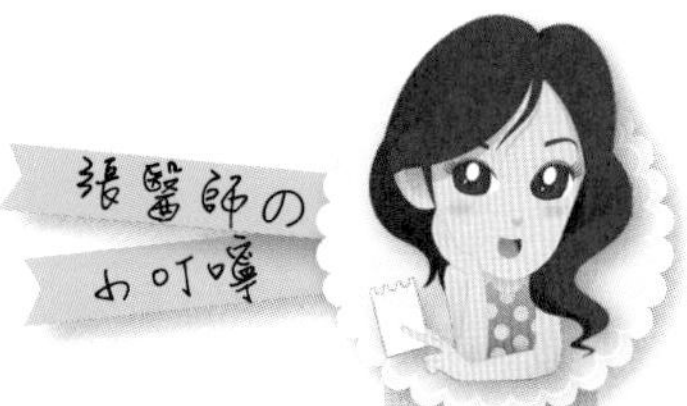

如果傷口仍有紅腫疼痛的現象，不宜開始吃大量酒煮料理。

聰明媽咪如何坐月子不發胖？

1. 巧妙運用坐月子三寶，許自己一個不發胖、不水腫的月子

「麻油、酒、老薑」俗稱坐月子三寶，聰明的媽咪要巧妙的運用這三寶，讓自己不要在坐月子期間發胖太多！

麻油和酒有利於子宮收縮；老薑用於去寒利水，溫子宮利於惡露排出。對於剖腹產的產婦來說，由於有開刀傷口，產後一週內建議勿用酒，以免影響傷口癒合。

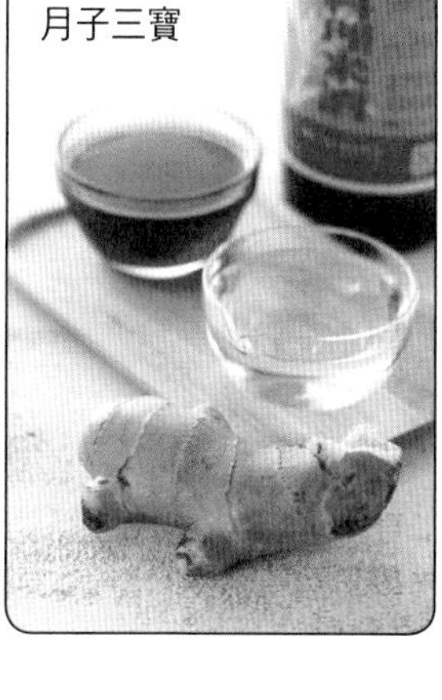
月子三寶

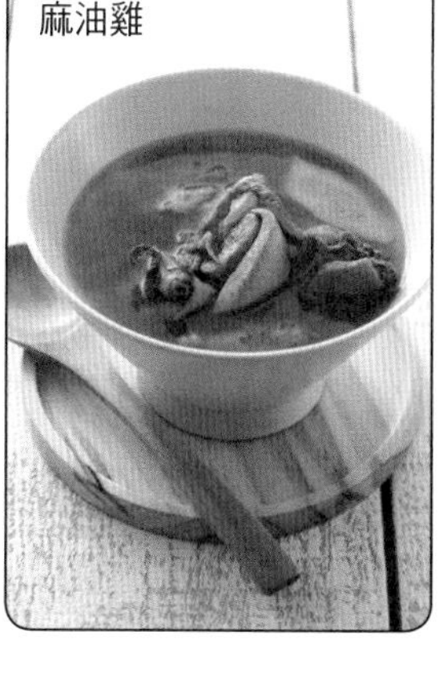
麻油雞

2. 產後媽咪多見水腫體質，遵守少醬、低鹽分飲食

產後若一不小心吃太鹹就會浮腫得更厲害。坐月子期間除了補品之外，其餘料理盡量調味少鹽，保持食材的天然風味，可加入蔥、薑、蒜、洋蔥提味。

水腫體質的媽咪應嚴格遵守**「少醬、低鹽分」**飲食，以免水分滯留在體內，不只是做菜時添加鹽分須減少，還要盡量避免攝取加工食品。許多加工食品在製作過程中早已添加大量食鹽或味精，例如辣椒醬、沙茶醬、泡菜、酸菜、番茄醬、壽喜醬、咖哩醬、甜麵醬、各式醃漬品、醬菜、煙燻肉品、火腿、香腸、加工丸餃類、豆腐乳、豆瓣醬、魚肉鬆、肉乾、蜜餞、泡麵、蠔油，這些看不到的鹽分，很容易讓人不知不覺吃下肚，一旦攝入過多，就會讓水分滯留在體內不易排出，出現臉部或者下半身浮腫的現象！

3. 吃麻油雞不發胖、不上火的訣竅！

a. 一般坐月子煮上一鍋麻油雞，一用就是半瓶甚至一整瓶酒，量實在太多，其實只需要加1杯或幾湯匙酒就有效果；此外麻油的熱量高，建議減量使用，或者其中幾餐可用苦茶油取代輪流煮，減低熱量的攝取。

b. 體質燥熱的媽咪坐月子怎麼辦？熱性體質一般較常出現以下症狀：怕熱、口乾舌燥、口臭、容易嘴破、流鼻血、便祕、痔瘡便血、冒痘……，此時如果過度進補反而會造成加重燥熱引起不適，例如嘴破或者痔瘡發作等。

c. 煮麻油雞時添加太多酒，會造成熱量攝取過多，因為100cc的米酒就有155大卡的熱

量，已經超過半碗飯的熱量。

d. 每天可以選一餐吃麻油雞，每次吃4至6小塊去皮的雞肉，中間可穿插某幾天是苦茶油雞湯或只用薑片清煮雞湯。

e. 挑選肉品時，烏骨雞為藥膳珍品，能溫中補脾，益氣養血，補腎益精，脂肪含量又比一般肉雞或土雞的更低，優質蛋白質更高，讓產後滋補無負擔；也可用熱量更低的魚肉替換雞肉。

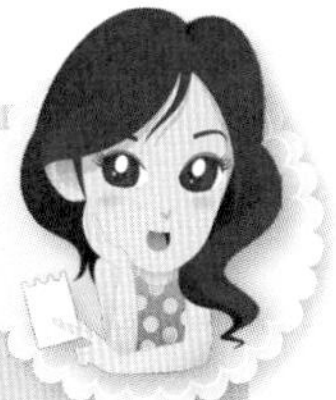

張醫師の小叮嚀

雞湯一次喝1至2碗即可，麻油雞或其他湯品，煮好之後可以先冷藏在冰箱，隔天撈去浮在上面的油脂之後再加熱來喝，更加清爽無負擔。

防止補過頭而上火的妙招

- 麻油、米酒份量減半，或只加幾湯匙。
- 可與苦茶油輪替，或者乾脆以苦茶油代替。
- 可彈性調配，不用酒和麻油，只用老薑來煮。
- 如果仍然覺得身體很燥熱，老薑換成嫩薑片更溫和。
- 燉補時可多加入涼性蔬菜平衡燥熱，如茼蒿、大白菜、豆腐、番茄等。

苦茶油或稱茶籽油，性涼味甘苦，顧胃潤腸，還能調節血脂血壓，預防心血管疾病，相對麻油來說，較不燥熱，熱量較低。

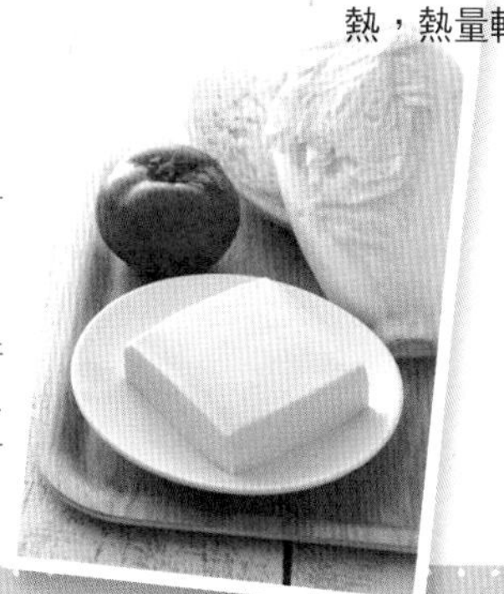

哺乳媽咪如何正確減重？

想節食減重，又擔心影響乳汁不夠餵寶寶？可參考以下建議。

餵母乳的瘦身飲食

1. 早午餐正常，或者午餐將澱粉份量減半，晚餐無澱粉。
2. 早餐可以煮四神湯來喝，不加酒不加小腸，避免不必要的熱量。四神湯可幫助健脾胃、去濕氣、消水腫。
3. 蛋白質（尤其是牛奶、雞蛋）和湯湯水水可多攝取，增加乳汁。
4. 肉湯可以多挑選脂肪量較低的白肉（雞、鴨、鵝、魚），取代脂肪量較高的紅肉（豬、牛、羊），煮好之後可以先冰在冰箱，隔天撈去浮在上面的油脂之後，再加熱來喝。
5. 多喝海鮮湯（鱸魚、蛤蜊、蝦子有助發奶），因海鮮已有鮮味，故加蔥薑提味即可，烹調時不須再加鹽巴或味素。

產後運動分階段

第一階段　坐月子期間

不要臥床躺著不動，自然產的產婦在產後3天、剖腹產的產婦在傷口癒合後，就可以開始作簡單的床上運動，之後視體力恢復程度，加上坐著及站著的緩和運動，如抬腿、原地踏步或散步等。

第二階段　產後1個月

先以瑜伽、固定式腳踏車、游泳及健走等運動為主，不要做激烈且有跳躍動作的運動，以免肌肉韌帶受傷及子宮下垂。

第三階段　產後2個月

可開始做比較激烈的有氧運動，如：慢跑、有氧舞蹈、拳擊、飛輪等，來提升心肺功能和加速新陳代謝。

該運動到什麼程度？

每週運動三次。每次超過30分鐘，伴隨心跳約達130下，但主要以個人體力為主，可有效燃燒脂肪，提升心肺功能與攜氧能力，達到消耗熱量、減去脂肪的目的。

更年期肥胖：女生最害怕變老又發胖！

《內經．素問上古天真論》：「女子……七七任脈虛，太衝脈衰少，天癸竭，地道不通，故形壞而無子」，古籍的七七即是指49歲，此時女性接近停經，身體機能衰退。

「腎」在中醫理論是人的生命之根本，而經本於「腎」，接近更年期時，體內津液等精華物質會自然流失消耗，腎陰逐漸不足，是一種老化現象，月經週期開始紊亂，月經量明顯變少；現代醫學觀點則是由於卵巢功能逐漸退化，雌激素下降，導致下視丘—腦下垂體—卵巢性腺生殖軸功能失調，因而造成更年期症候群的一連串不適。

此時最讓女生害怕的不只是停經、潮熱和老化，還有可怕的脂肪組織分佈改變，開始變得虎背熊腰、腰圍線條消失，腹部脂肪堆積出現三層肉，大腿皮下脂肪增厚。其實人體新陳代謝在25歲達巔峰，之後以每年約1%的速率下降，當進入更年期後，即使飲食和日常活動照舊，但體重卻可能在一年內增加大約4至8公斤！

肥胖型態 肚子、臀部越來越大，虎背熊腰，下半身肥胖，肌肉鬆垮，出現討厭的三層肉（米其林）。

肥胖特點

1. 常見於超過40、50歲的熟齡女性朋友，多伴合併有高血壓、糖尿病、高血脂、痛風、心臟病等慢性疾病，吃得不多卻一直發胖，體重不易減下來。

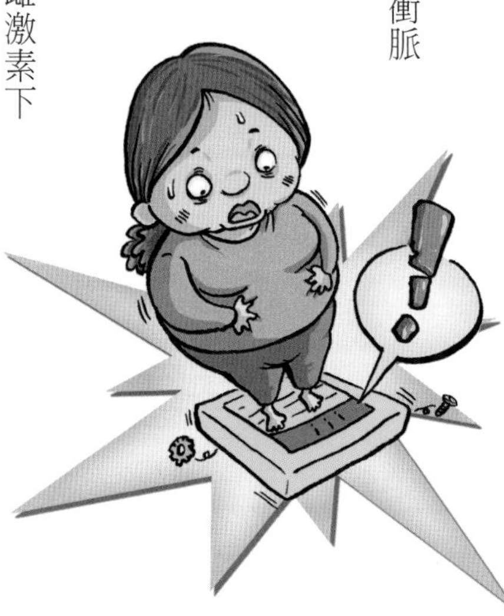

2. 可能嘗試過很多種減重方法，但成效都不佳，這可能和身體臟腑機能減弱、新陳代謝減緩以及荷爾蒙減少有關。

全身症狀

五心煩熱（手心、足心、胸口），臉頰泛紅，有烘熱感，夜間盜汗，口乾咽乾燥；心悸，失眠，煩躁易怒，情緒不穩定，胸悶呼吸不暢；頭暈頭痛，耳鳴，腰痠腿軟；記憶力不佳，視力衰退模糊乾澀；足跟痛，骨質疏鬆或關節痠痛退化；便祕，頻尿；皮膚細紋，長斑。

婦科症狀

月經提前或不定期，經量變少，崩漏，更年期症候群。

調理方藥

調理原則以「調補肝腎，清降血脂」為主，視個人體質選用何首烏、枸杞、澤瀉、阿膠、熟地、白芍、山茱萸、山藥等藥材。

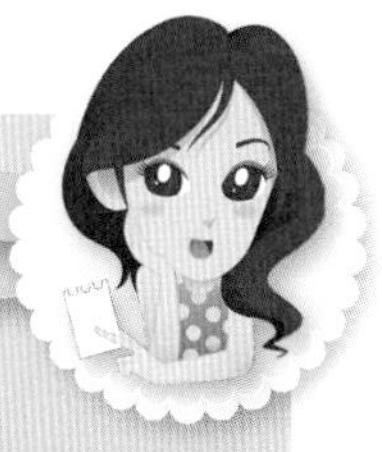

張醫師の小叮嚀

更年期婦女想減重可別趕流行，不能太嚴苛的節食，因為接近更年期會流失許多肌肉及骨質（鈣），減重時如果一味採用極低熱量且營養不均衡的減肥法，很容易造成鈣質、維生素B群、鐵質等營養素攝取不足，長期下來可能造成元氣虛弱、健康的虧損，日後也可能復胖，而且腎虛的體質新陳代謝較慢，減重目標不要一下子訂得太高太急，以搭配調理身體為原則。

接近更年期的人

趁著還有荷爾蒙的時候趕快積極減下來！

已經停經的人

這一類的婦女門診時經常會抱怨說：「張醫師，我明明吃的和之前一樣少，但這兩年停經之後發現吃一樣清淡，但是健康檢查膽固醇卻有200多！」膽固醇數值會因為性別、年齡及飲食和生活型態而有所差異，女性於停經後因雌激素減少的關係，使得總膽固醇增加，在60歲時達到最高，以後才會漸漸降低。

【中醫樂活】實用瘦身妙招

妙招一　更年期減重飲食不只控制熱量，更需均衡營養

1. **鈣質**：強化正在流失的骨質，並舒緩情緒。含鈣量豐富的食物包括：

■ 奶類及其製品：是鈣質食物的主要來源，如牛奶。選擇時應以低脂、脫脂產品為佳。

■ 豆類及其製品：如豆腐、豆漿、黑豆、黃豆等。

■ 魚類及海產：如小魚乾、蝦米、柴菜、海帶。

■蔬菜類：芥蘭、莧菜、花椰菜等深綠色的蔬菜。

2. **鐵質：** 幫助補血、生血、活血，使氣色紅潤、防貧血、消除疲勞。含鐵豐富的食物也包括：

■蔬菜：黑木耳、紅蘿蔔、紅甜椒

■水果：櫻桃、蕃茄、李子、草莓、紅蘋果、柿子、桑椹、葡萄

3. **維生素B群：** 是身體熱量代謝、穩定神經、補充元氣不可或缺的營養素。可多攝取全穀類、燕麥小麥、堅果、乳酪、豆類食品、牛奶、深綠色葉菜類、紅肉（少量）、肝臟（少量）、深海魚。積極控制體重者，澱粉類請在早餐吃。

4. 早上可以打山藥牛奶或加入黑芝麻來喝，黑豆、黃豆也可和五穀雜糧一起煮成飯當做營養早餐（由於黑芝麻的熱量較高，不宜每天吃，要吃的話放在早餐比較不易胖）。

5. 減重期間一天熱量不得低於1200大卡，以免基礎代謝率下降！所以不可以不吃晚餐喔！

妙招二 多補充「補腎」的食材，從體質打底抗衰老發福

中醫認為腎主「黑」，「護腎」是延緩老化的關鍵，大多數的黑色食物也可「補腎滋陰」抗衰老，提升身體代謝機能。

1. **蔬菜類：** 菠菜、紅鳳菜、黑木耳、胡蘿蔔、香菇、茄子。

2. **水果：** 櫻桃、桑椹、黑醋栗、蔓越莓、藍莓、覆盆子、葡萄、蘋果。

3. **動物性蛋白質、膠質及鐵質：**海參、雞蛋、牛筋、豬腳筋、雞爪、豬肝、烏骨雞、魚肉魚皮、蛤蜊。
4. **藻類：**海帶、紫菜含有豐富的碘、鐵及維生素B_{12}，是養血潤肌的重要營養素。
5. **油脂類：**黑芝麻、核桃（一天堅果類約吃15克，不宜過多，否則熱量過高肥胖上門！）

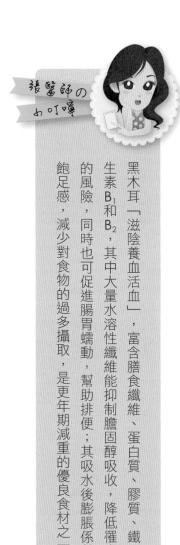

黑木耳「滋陰養血活血」，富含膳食纖維、蛋白質、膠質、鐵、鈣、胡蘿蔔素、維生素B_1和B_2，其中大量水溶性纖維能抑制膽固醇吸收，降低罹患心血管與高膽固醇的風險，同時也可促進腸胃蠕動，幫助排便；其吸水後膨脹係數高，食用後可增添飽足感，減少對食物的過多攝取，是更年期減重的優良食材之一。

妙招三 更年期肥胖的專屬瘦身運動

接近更年期肥胖的女性減重速度慢，可以稍微增加運動量，以不增加關節負擔為原則，譬如快步走20分鐘、游泳、騎固定式腳踏車，就可以達到不錯的效果，至於跑步因較為激烈，較不建議。「腎主骨」，老化衰退之後「腎虛」易出現骨質疏鬆或關節痠痛退化的現象，所以不宜劇烈運動。

2-5 瘦身經絡拍打及激瘦穴位按摩，想瘦哪裡就瘦哪裡！

瘦身經絡拍打

人體的經絡具有運行氣血、濡養全身、抵禦外來邪氣、保護機體的作用，因為經絡會和我們身體的五臟六腑聯繫，維持正常的生理功能，因此在按摩瘦身穴位，促進循環增加代謝之前，最重要是先拍打疏通這些經絡，再按摩穴位，才能更加事半功倍！

拍打方式：

用手掌成杯狀，順著經絡循行方向叩擊拍打各3次，先拍打手部三陰經，接著拍打手部三陽經，再來拍打足部三陽經，最後拍打足部三陰經及腹部，可以沐浴後加強！

注意大腿的肌肉和脂肪較其他部位來得豐厚，拍打時力道可稍大。

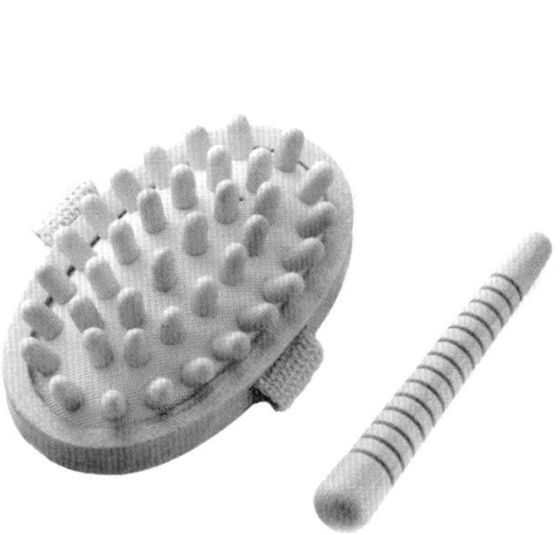

除了萬能的雙手之外，還能利用小道具拍打經絡和按摩穴位

1. **手臂外側：**手三陽經——大腸經、三焦經、小腸經；
手臂內側：手三陰經——肺經、心包經、心經

拍打方向 手三陰從胸走手（離心方向）；手三陽從手走頭（向心方向）。

拍打功效 時常拍打不但可以消除蝴蝶袖，還能預防手臂肩部痠痛！

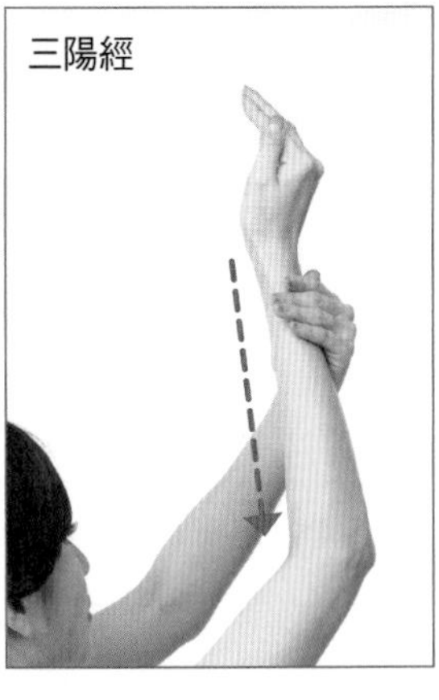

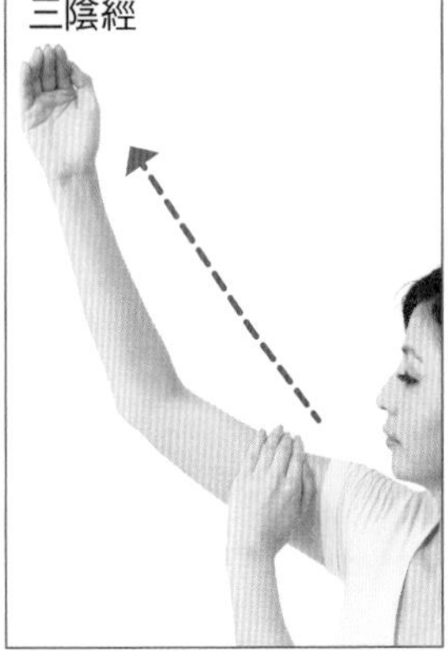

2. **大小腿內側：**足三陰經——肝經、脾經、腎經

拍打方向 足部三陰經循行的方向是從足走胸腹，拍打時由下往上，也就是從足部內側開始，往小腿內側向大腿內側方向，最後到鼠蹊部內側。

拍打功效 腿內側為肝經、脾經、腎經循行處，中醫觀點認為**「陰經主血」**，因此三陰經脈的疏通，和下半身的淋巴、血液循環回流有關，可於沐浴後加強拍打腿部內側經脈，能改善腿部腫脹，美化腿部曲線。

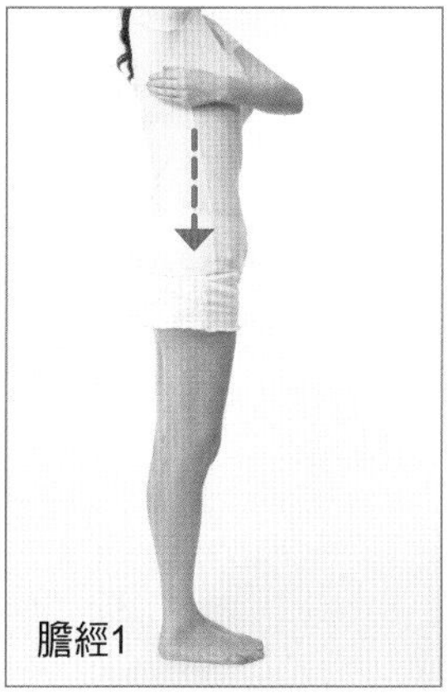
膽經1

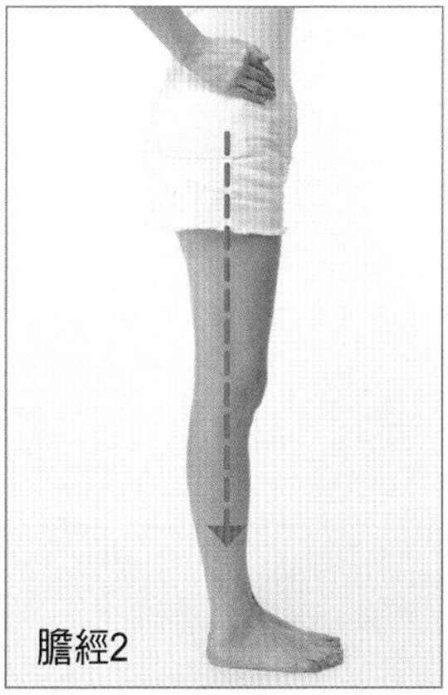
膽經2

3. 大小腿前、外、後側：足三陽經——胃經、膽經、膀胱經

拍打方向 足三陽經循行的方向從頭走足，因此拍打方向從上而下。

拍打功效 **「陽經主氣」**，多拍打能提振陽氣，促進身體新陳代謝機能。

a. 敲打腿外側膽經：多敲打讓振奮陽氣，降肝膽火氣，提升人體的代謝及消化機能

b. 敲打腿前側胃經：調和胃氣，抗衰老。

c. 敲打腿後側膀胱經：位於背面是人體陽氣旺盛之處，時常拍打可以預防腰背及後側腿部痠痛。

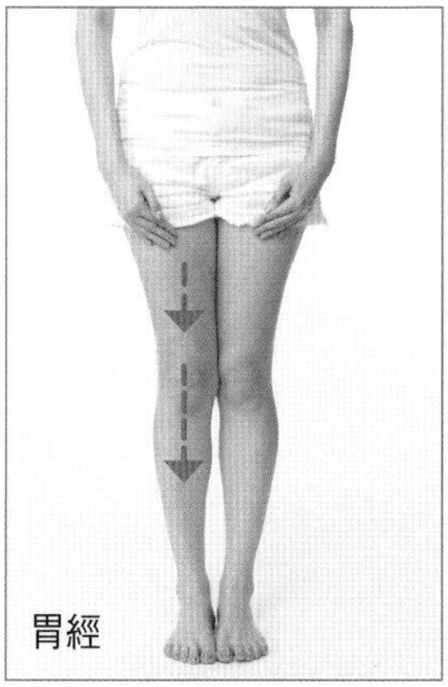
胃經

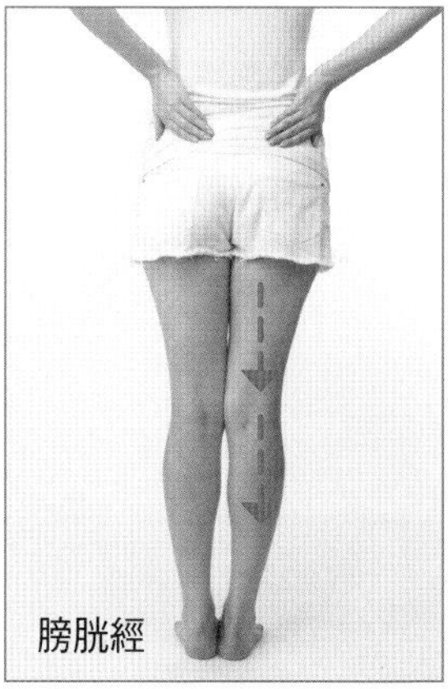
膀胱經

4. 肚臍周圍散佈脾經、腎經、胃經、任脈等穴道

拍打方向 以右手掌沿著大腸蠕動方向：升結腸→橫結腸→降結腸→乙狀結腸，順時針拍打或深層按摩，重複數次，約5分鐘或至發熱為止。

拍打功效 藉由拍打刺激可促進腸道消化蠕動，改善脹氣便祕。

激瘦穴位按摩

上半身窈窕曲線GET！

這是妳嗎？害怕自己大餅臉，拍照一直往後站；手臂不夠細，穿無袖衣服或平口洋裝，總是一定要加上小外套或披肩才敢出門；有小腹和腰部贅肉，對於稍微貼身或短版上衣總是望之卻步，拍照經常遮遮掩掩，更別談去海邊時能自信地穿上亮麗的比基尼。

「V型的小臉」、「纖細的手臂」、「平坦的小腹」和「迷人的腰線」永遠都是女生在乎羨慕的重點，為了使腰腹部曲線更美麗，許多女生辛苦地穿上修飾曲線的馬甲、塑身衣。其實，只要進行以下幾個簡單快速的小臉、瘦手臂和瘦腰腹的按摩，妳便可以揮別胖女孩體質，迎接瘦美人的新生活！

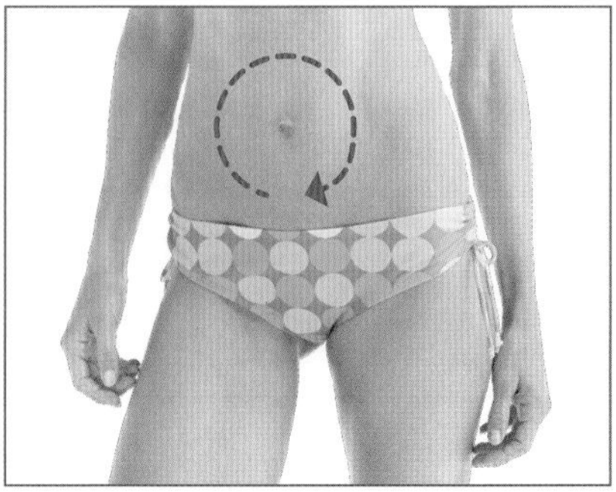

按摩方式&時機：

依個人習慣，使用大拇指或中指指腹揉按穴位，深層按壓，一次按壓5秒，一個穴位各按20下，每天早晚至少各一輪，無論上班時的小空檔，或下班洗澡完都是瘦身的好時機，尤其在沐浴後可塗上瘦身霜，再加強按摩，小小動作能讓窈窕美麗升級！

小臉 除了醫美還有這招！

頰車穴

位置 臉部下頷角斜上45度，用力咬合時嚼肌會鼓起，最高處為該穴位，放鬆時按壓有一凹窩

功效 常按摩頰車穴可以放鬆嚼肌，修飾臉型，做個小臉美女，按摩到位時，痠脹感會很明顯。

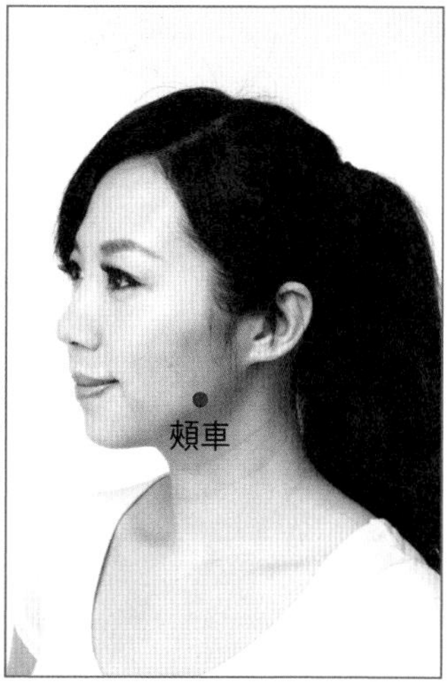

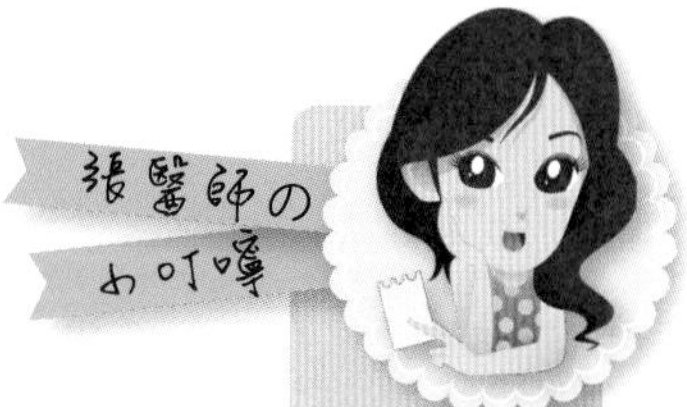

想做個小臉美女，記得避免咬太硬韌的食物或口香糖，記得隨時按摩妳的臉部，擦完乳液後可以勤加按摩，並且可挑選機能型乳液來緊實拉提，更加事半功倍！

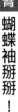

瘦手臂 蝴蝶袖掰掰！

臂臑穴

位置 在手臂外側，取穴時，手肘彎曲插腰，手臂肌肉用力，手臂外側隆起的肌肉就是三角肌，在肌肉正下方凹陷處（三角肌止點）即是。

功效 屬大腸經，除了瘦手臂之外，還能疏筋活絡，理氣止痛，改善肩臂疼痛。

消胃凸 平坦上腹！

中脘穴

位置 正當胃上方，肚臍上4寸（用三指寬向上折量兩次）。

功效 屬任脈，為胃之募穴，健脾和胃，消除脹氣，改善胃凸，使上腹部變瘦。

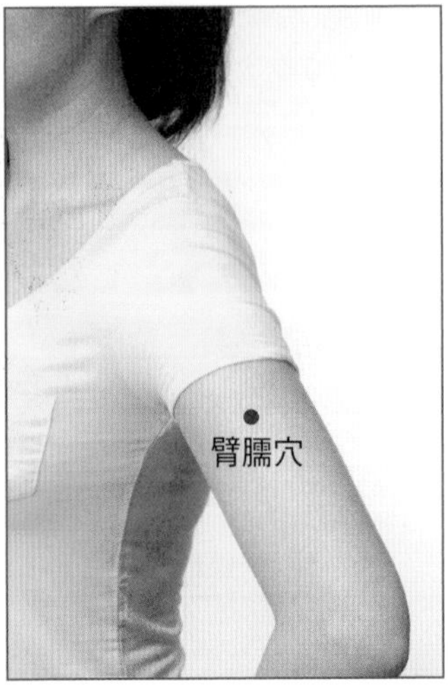

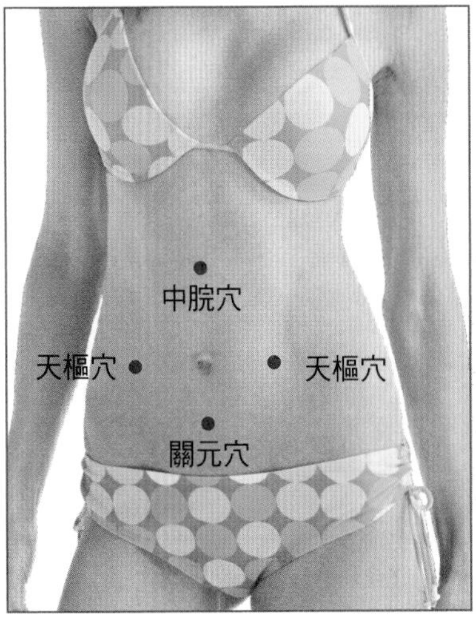

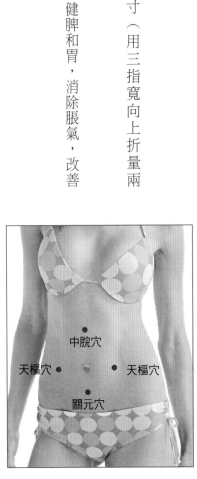

瘦小腹 平坦下腹！

天樞穴（肚臍兩側）

位置 肚臍左右兩側旁開2寸（相當於三橫指寬度）。

功效 屬胃經，又為大腸募穴，可促進腸胃蠕動，消除腸脹氣，改善宿便，瘦肚臍兩側小腹贅肉。

關元穴（下腹部）

位置 肚臍正下方3寸（相當於四指幅併攏寬度）。

功效 屬任脈，為小腸募穴，小腸腑氣聚積之處，可促進腸蠕動，纖瘦下腹部。

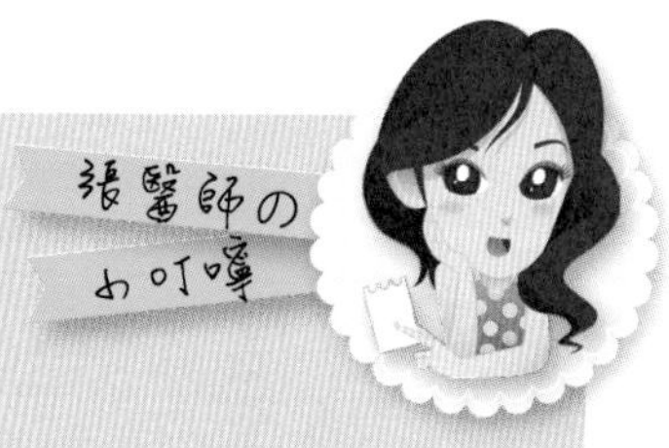

長期吃冰和生冷食物會讓新陳代謝降低，脂肪容易囤積，因為生冷食物吃下肚，脂肪為了幫腸胃禦寒，容易朝腸胃聚集，變成胃凸、小腹凸的米其林寶寶；吃冰也會使腸胃道蠕動減緩，進而出現脹氣便祕的問題，久而久之造成胃凸、小腹凸；此外，經常吃飯速度很快，腸胃來不及消化就馬上又塞食物，或青菜量攝取不足的人，日積月累下來同樣會引起脹氣便祕的問題，也是胃凸、小腹凸的候選人，想要告別小腹婆的妳，可千萬要當心！

瘦腰部 迷人小蠻腰！

帶脈穴

位置 肚臍上2分（約肚臍水平線稍上方）往左右外側旁開7.5寸（約側腰線處）。

功效 屬膽經，時常揉捏有消除腰部贅肉的功效，按摩時可以雙手叉腰，配合揉捏側腰部脂肪，並且用中指加強揉按該穴位。

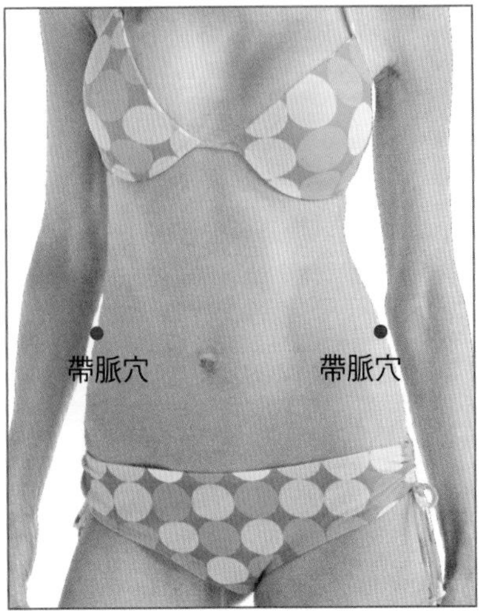

下半身窈窕曲線GET！

每個女生都想擁有令人稱羨的隋棠美腿，近年春夏馬卡龍粉嫩色系、鮮豔亮色系的短褲、Skinny七分褲及貼身長褲當道，前短後長的浪漫紗裙也需要小露纖細的大腿，這時候完美比例的下半身曲線就變得非常重要，但是往往不一定能如願，因為女生時常穿高跟鞋，加上工作需要久站或久坐都會讓我們的小腿越來越強壯、浮腫，屁股越坐越大，大腿內側肉肉也不願分開！

瘦大腿、瘦小腿是一門女生永遠修不完的課，誘人的美腿最吸睛，流行穿搭沒煩惱！只靠控制飲食，無法隨心所欲地想瘦哪裡就瘦哪裡，搭配經絡拍打和穴位按摩才能有效雕塑下半身臀腿部曲線！各位美女們一起跟著張醫師努力，勤加保養按摩吧！

按摩方式&時機：

依個人習慣，使用大拇指或中指指腹揉按穴位，深層按壓，一次按壓5秒，一個穴位各按20下，每天早晚至少各一輪，無論上班時的小空檔，或下班洗澡完都是瘦身的好時機，尤其在沐浴後可塗上瘦身霜或腿部舒緩霜，好好慰勞一整天疲累的雙腿，維持下半身窈窕曲線。

瘦臀部 翹臀最誘人！

環跳穴

位置 尾薦骨交接處（約尾椎高起處）與股骨大轉子最凸點（大腿外側最凸出的點）連線，俯臥取連線1／2凹陷處。

功效 屬膽經，活絡氣血，改善臀部及腰腿的循環，避免臀部脂肪囤積。

承扶穴

位置 臀大肌下緣，臀橫紋中央凹陷處。

功效 屬膀胱經，舒筋活絡，改善臀部及腰腿的循環，位於臀部微笑線，多按摩可美化臀部曲線，防止臀部下垂鬆垮。

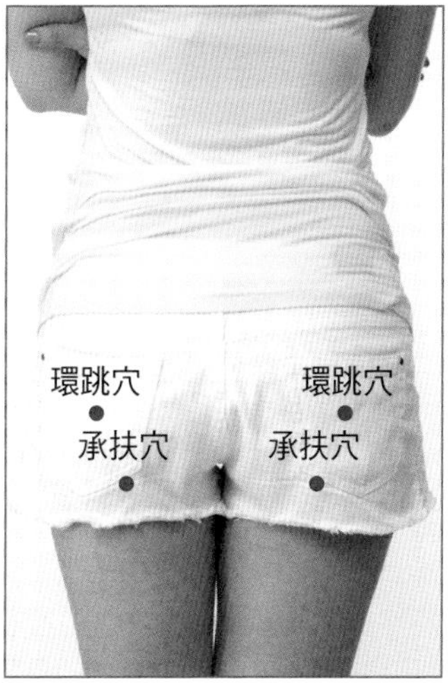

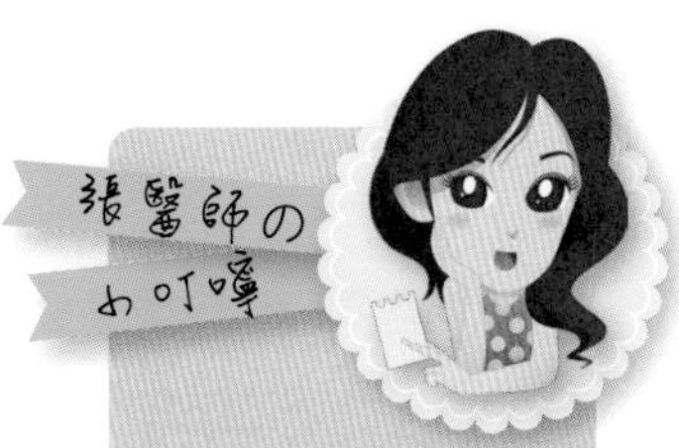

久坐的女生最怕屁屁變大，尤其是上班族時常穿裙裝，裙子比褲子寬鬆，不知不覺囤積脂肪，直到穿起好久沒穿的牛仔褲，才發現自己的臀部、大腿都變寬變胖了！每天拍打臀部並且按摩環跳穴、承扶穴，有助於減少脂肪堆積，再加上每日提臀運動30下，就能找回誘人的翹臀，自信的穿搭褲裝、裙裝。

瘦大腿 美腿最性感！

風市穴

位置 位於大腿外側正中線，直立兩手下垂，中指尖到達之處。

功效 屬膽經，疏通大腿外側區域的經絡氣血，改善循環，緩解腿部痠痛；經常按摩還能消除浮腫，避免脂肪堆積，美化大腿外側曲線。此處位於膽經，經常熬夜，情緒不穩或壓力大的人會感到該穴位按壓時會比較痠脹疼痛。

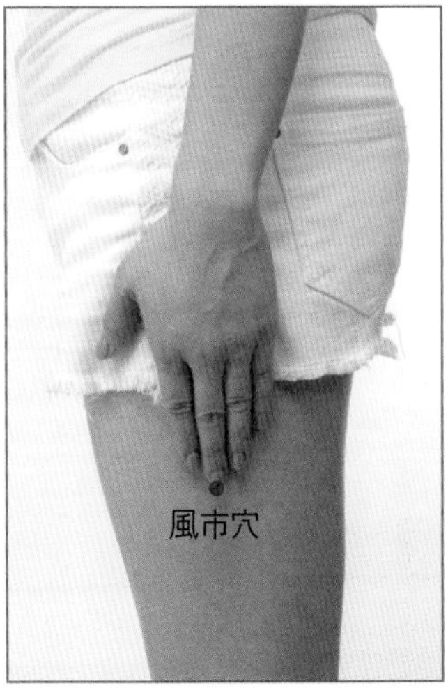

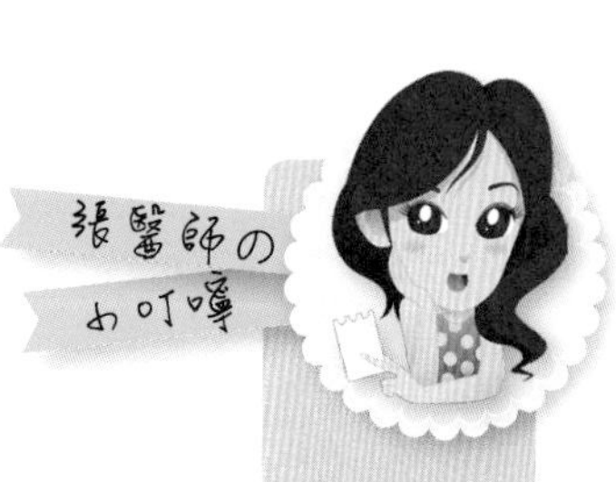

女生最害怕大腿內側靠近鼠蹊部的地方太胖會互相摩擦，大腿內側肥嫩部位比較沒有大穴位，所以按摩時針對脂肪豐厚處加強即可。

瘦小腿 美腿最性感！

承山穴

位置 踮起腳尖時小腿肚會出現一塊肌肉腓腸肌隆起，狀似人字縫，在肌肉隆起的正下方凹陷處即是。

功效 屬膀胱經，可消除水腫、美化小腿曲線，承山穴對於消除小腿肚蘿蔔很重要！平時經常按摩此穴位也可舒筋通絡，改善小腿抽筋及痠痛現象。

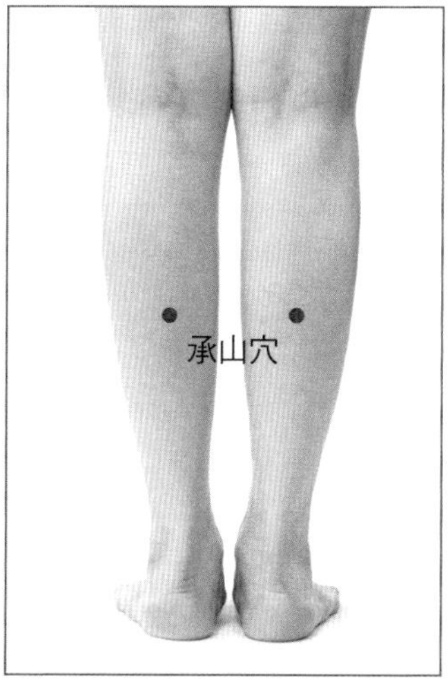

愛漂亮的女生不要經常翹腳，因為其中一隻腳的膝窩會被另一隻腳的膝蓋頂住，膝窩又是神經血管淋巴聚集處，長期翹腳會影響下半身腿部血液淋巴的回流，造成小腿容易腫脹痠痛麻木。

8招OL美腿魔法

1 早上可以喝薏仁漿或生薑紅茶幫助消水腫。

2 需長時間站立者，建議穿彈性襪。

3 長期坐辦公室者，建議每半小時站起來活動一下，躲在辦公桌底下的雙腳，也可以邊做運動（腳板往上勾及往下踩交替，每一小時30下），加強血液向心回流，才不會一直積在下半身。

4 下班回家準備晚餐，烹煮食物時記得多放薑片或薑絲去水氣，飲食宜清淡，切忌重口味飲食以免水腫。

5 沐浴後，實行三陰經按摩法。用手掌成杯狀或毛刷由下往上按揉至少三次，叩擊拍打至少三次。拍打方向由下往上（足部→小腿內側→大腿內側→鼠蹊部內側），順著經絡走向，改善氣血循環。

6 睡前用熱水泡腳，加速下肢的血液回流，還可消除腿部肌肉疲勞。

7 睡前抬腳20分鐘。

8 睡覺時將小腿用兩個枕頭墊高，增加血液回流。

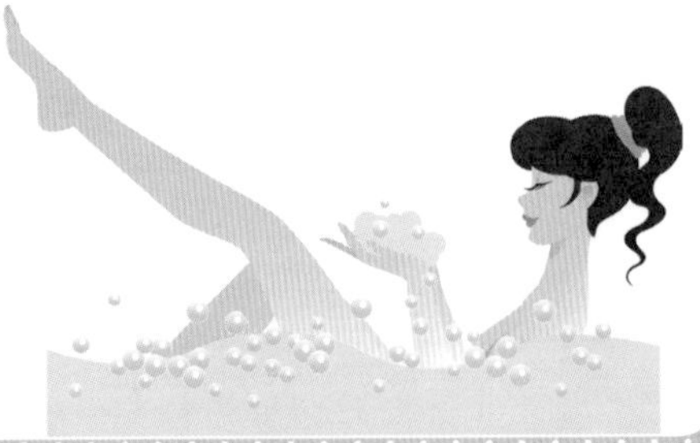

2-6 吃飽飽也能瘦身的幸福菜單——這樣挑食，多瘦1公斤！

你是否也認為「瘦身＝餓肚子」？想瘦身其實不用辛苦地餓肚子，而「挑食」是當一個健康「瘦」美女的必備條件。身為忙碌的上班族，家中又沒開伙，每到吃飯時間是否總是搖擺不定、不知道該吃什麼來減肥？抑或是明明肚子已經餓得咕嚕咕嚕卻又硬要偽裝成小鳥胃吃得少少地？但這樣拼命壓抑自己，等到餓魔大發威後，往往一發不可收拾，又得和好不容易挨餓瘦下的一公斤肥肉再度相聚。其實減重可以不用餓得這麼痛苦，不管妳是忙碌的「外食族」，還是勤勞下廚的「宅食族」，跟著張醫師與營養師，我們帶妳「挑食」去，分享吃飽飽也能瘦身的幸福菜單！

外食族&宅食族共同「挑食」的必瘦絕招

1. 減少攝取澱粉、甜點，當我們吃下碳水化合物時，血糖會上升，這時候胰臟會釋出胰島素，將糖帶入細胞內，以脂肪型式儲存起來，然後血糖就降低下來。常吃會讓血糖飆高的食物時，就會刺激胰島素大量分泌，促進體脂肪的合成和抑制體脂肪的分解。
2. 三餐定時定量，每一餐的份量固定，勿吃過量。
3. 用餐時細嚼慢嚥，每一口都要咀嚼20下再吞下。
4. 選用高纖的五穀雜糧、糙米、豆類等，增加飽足感又促進腸道健康。
5. 蛋白質挑選低脂之白肉、瘦紅肉、魚、海鮮、蛋、奶類及豆製品，剔除可見的肥肉和皮。

6. 彩虹五蔬果，每餐盡量包含各種顏色的蔬菜或水果，蔬菜每天至少3至5份以上；水果至少2份。

7. 建議直接進食新鮮水果，勿食用果汁、果乾、蜜餞。餐與餐之間如有飢餓感，建議可以攝取1份水果或1顆大番茄以充飢。（份量請見下表）

8. 湯品以蔬菜、海鮮等所熬煮的清湯為主，避免濃湯、羹湯、油膩膩的雞湯與大骨湯。

9. 三低一高，低油、低糖、低鹽、高纖維，烹調方式選擇清蒸、煮、燙、滷、烤、涼拌、燉、涮、燜，避免炸、煎、炒、勾芡、糖醋、紅燒。

10. 醬料是隱形殺手，應減少添加，調味以天然辛香料為主，如：蔥、薑、蒜、辣椒、九層塔、醋、檸檬；避免美乃滋、沙茶醬、黑胡椒醬、麻醬、番茄醬等高熱量高鈉醬料。

11. 天然的尚好，避免食用加工製品，如各式醃漬品、醬菜、煙燻火腿、香腸、豆腐乳、肉鬆、加工火鍋料（丸類、餃類）等，以免攝入過多的食品添加物。

12. 多喝水維持新陳代謝，每日至少攝取2000cc以上的水。

■ 水果份量表

大型水果	1份=1平碗	西瓜、木瓜、鳳梨、香瓜
中型水果	1份=拳頭大=0.5～1顆	蘋果、芭樂、橘子、水梨、葡萄柚、香蕉（半根）
小型水果	1份=小於拳頭=1.5～2顆	奇異果、蓮霧、百香果、棗子
迷你型水果	1份=約10顆=1平碗	葡萄、聖女番茄、龍眼、草莓

◎貼心小註解：一份水果約60大卡

外食族的 7 日輕盈菜單

DAY 1

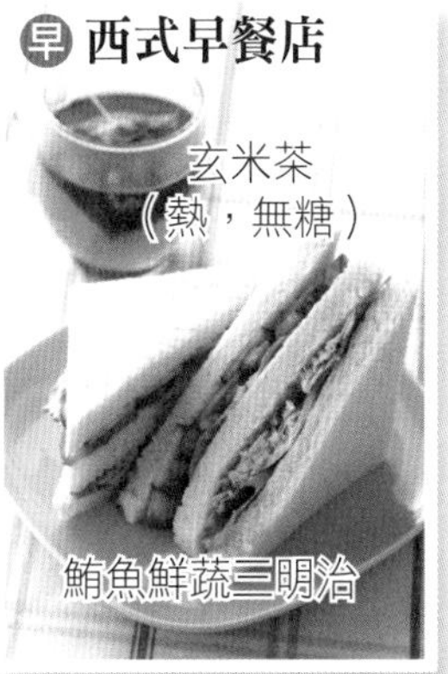
早 西式早餐店
玄米茶
（熱，無糖）
鮪魚鮮蔬三明治

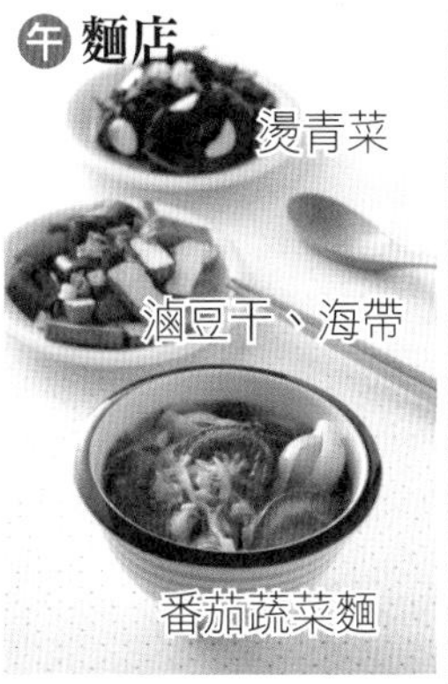
午 麵店
燙青菜
滷豆干、海帶
番茄蔬菜麵

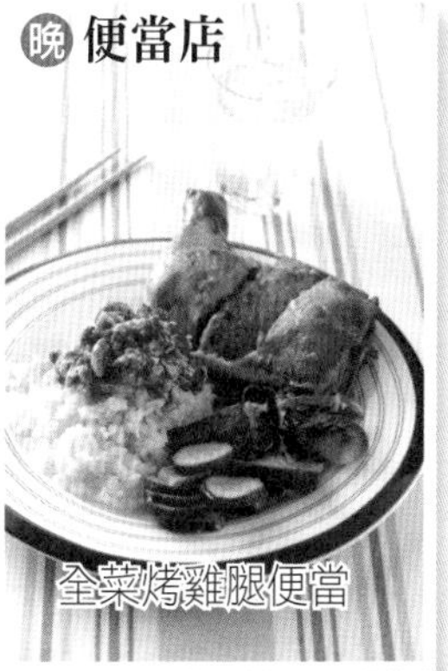
晚 便當店
全菜烤雞腿便當

DAY 2

早 中式早餐店	午 小吃攤	晚 加熱滷味
菜包 無糖豆漿	潤餅 白蘿蔔湯	大陸妹、香菇、玉米筍、四季豆、凍豆腐、鴨血、鳥蛋、蒟蒻絲

DAY 3

早 便利商店	午 清粥小菜	晚 小火鍋
三角飯糰、和風沙拉、無糖茶花	地瓜粥、雞絲木耳、滷豆腐（滷蛋）、牛蒡絲、蠔油地瓜葉	海鮮豆腐鍋

DAY 4

早 速食店	午 便當店	晚 關東煮
番茄吉士蛋堡 無糖熱紅茶	全菜白切鵝便當	蘿蔔、杏鮑菇、筊白筍、高麗菜捲、豆皮玉米筍、玉子、蒟蒻豆腐

DAY 5

早 養生早餐店	午 自助餐	晚 加熱滷味
養生苜蓿芽手捲 無糖薏仁漿	蒸鱸魚、高麗菜炒紅蘿蔔、燴三菇、蒜味青江菜、糙米飯半碗	牛腱肉、金針菇、小白菜、青花椰菜、冬粉

DAY 6

早 粥品店	午 麵店	晚 自助餐
吻仔魚莧菜粥 蘋果1顆	鴨肉冬粉 涼拌小黃瓜	玉米筍佐花枝、蒸蛋、清炒龍鬚菜、蠔油芥蘭、糙米飯半碗

DAY 7

早 中式早餐店	午 速食店	晚 便利商店
總匯鮮蔬貝果 鮮奶茶	火雞胸肉潛艇堡 生菜沙拉	輕食便當：鮮筍燕麥飯 無糖油切綠

外食族挑食小撇步

早餐店

1. **中式**的粥品、饅頭、菜包都是很好的主食選擇，避免超地雷組合如燒餅+油條。
2. **西式**的主食選擇全麥吐司、貝果等較低油的麵包，夾入各式蔬菜水果、雞蛋、以及低脂肉品如水煮鮪魚、雞肉、豬里肌等；請老闆不要塗美乃滋，多放點生菜、小黃瓜或番茄，健康更加倍！
3. **飲料**選擇無糖茶類如紅茶、綠茶、花茶或是黑咖啡，假如喜歡濃郁口感的朋友，可再額外添加低（脫）脂牛奶或無糖豆漿，補充鈣質。

便利商店

1. 營養標示仔細看，**早餐**部份可選擇一個三角飯糰或三明治，熱量以不超過250大卡者為佳，且脂肪含量越低越好。
2. **午晚餐**部分可挑選粥品、日式涼麵、蕎麥麵、關東煮等，熱量以不超過400大卡者為佳，關東煮以天然食材、低熱量為首選，如蘿蔔、香菇、杏鮑菇、筊白筍、玉子、豬血、豆腐、蒟蒻、高麗菜捲、豆皮玉米筍、海鮮/雞肉福袋等，可選擇4至6樣。
3. 通常外食族**蔬果量**普遍攝取不足，建議可搭配一份沙拉或水果。

小吃攤

1. 建議**可選擇潤餅**，包捲大量的蔬菜，高纖又可提供飽足感，不過要注意請老闆別再額外添加糖粉、花生粉及蛋酥，可減少將近150大卡的熱量攝取。
2. 大多小吃如**肉圓、碗粿、米糕、刈包、蚵仔煎**等，大多只含主食類較不均衡，且油脂量也高，較**不建議**當作正餐。

自助餐

1. **使用夾子夾菜**，而不用湯匙撈菜，減少菜汁、芡汁所附著的油脂與鈉攝入。
2. 食物種類多樣化，每餐至少挑選**3至5種蔬菜**，最好天天都不一樣。
3. 主食的挑選順序以**五穀飯、糙米飯為優先**，白飯次之；飯不淋肉汁或肉燥或添加菜脯；減少攝取偏油的炒飯或炒麵。
4. 注意**澱粉類蔬菜等同於飯**，如南瓜、山藥、地瓜、芋頭、玉米、馬鈴薯、甜不辣等，若有挑選到相對飯量就要減少。
5. **蛋白質食物**，如豆製品、魚、肉、蛋、奶類等，屬同性質食物，勿攝取過量。

麵店

1. **湯麵優於乾麵**，選擇湯麵時，建議將麵吃完，但不要喝湯；減少攝取熱量偏高的羹麵、麻醬麵、炸醬麵。
2. 蛋白質食物可挑選豆干、豆腐、滷蛋、燙花枝、牛肚、牛腱等，建議點1小盤作為蛋白質來源。
3. 點選**燙青菜**時，可請老闆**不要加肉燥、油蔥**改成少許醬油替代。
4. 推薦點餐組合：湯麵1碗＋燙青菜1盤＋蛋白質食物1份，均衡滿分。

加熱滷味

1. 可挑選**3樣蔬菜**（如蔬菜類、菇類、筍類、海帶），搭配1至2樣蛋白質食物（如豆干、豆腐、生豆皮、豬血、鴨血、鳥蛋、牛肚、牛腱），如果吃不飽，可再加點蒟蒻絲、蒟蒻塊或冬粉。
2. 滷味加熱**起鍋後直接食用為佳**，可請老闆不必再額外淋上醬汁以及添加酸菜。
3. **加工食品**如各式丸子、魚板、素雞、豬血糕、甜不辣，在製作過程中早已添加大量食鹽或味精以及人工添加物，應少吃為妙。

便當店

1. **飯量只吃1/2～1/3**，通常便當店的飯量都較多，因此不建議通通吃光。
2. 主食的部份，以全穀類、糙米飯作為優先選擇。
3. 主菜盡量選擇較**低脂的白肉**，如雞、鴨、鵝、魚肉等，或是全菜飯也是不錯的選擇。
4. **配菜以蔬菜類為主**，如葉菜類、菇類、瓜類、筍類、青椒等。
5. 配菜普遍較鹹較油膩，建議可以將多出餘的飯當作吸油的工具，或者是利用店裡附的熱湯或熱水作「過水」的動作，以減少油脂及鈉的攝取。
6. **避免炸、煎、糖醋、紅燒及芶芡**等料理。

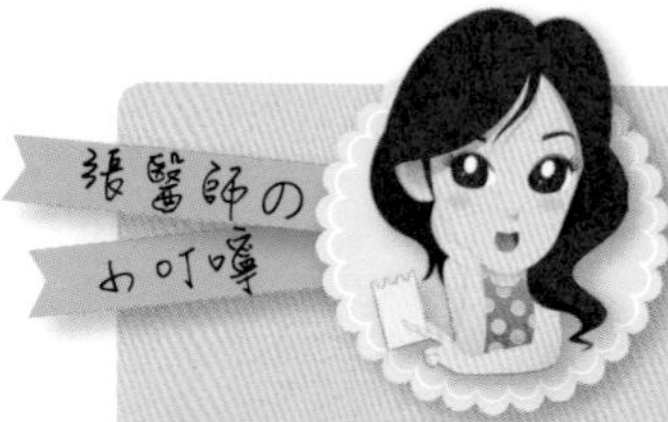

1.速食店為求快速大部分皆用油炸方式製備食物，大多為高油脂高熱量，盡可能避免。

2. 小吃攤大部分為高脂肪的主食類食品如蚵仔麵線、肉圓、蚵仔煎、肉粽、筒仔米糕、刈包等，因份量小常令人不自覺吃進很多熱量，外食族應減少食用次數。

營養標示簡單看

買東西時，妳是否會翻到背面去看一下「營養標示」呢？這邊教妳如何簡單看懂營養標示，熱量不會輕易下肚，熱量輕鬆一把抓！

■ **熱量：**注意是每100公克／毫升，還是指每1份的熱量。

〔熱量計算：將重量（公克）除於100，再乘上每100公克熱量→舉例：110/100×216.3≒238（大卡）〕

■ **蛋白質：**蛋白質1公克提供4大卡熱量，是構成人體細胞和組織的主要物質，為體內生長、修補和功能運作時不可或缺的物質。

■ **脂肪：**脂肪1公克提供9大卡熱量，約5公克即為一湯匙的油脂。

■ **飽和脂肪：**建議含量越低越好。與天然不飽和脂肪酸相比，較易使人發胖，也較易導致心血管疾病。

■ **反式脂肪：**最好等於0，反式脂肪為對人體有害的脂肪，主要來自於人工氫化油脂，比飽和脂肪酸更容易導致心血管方面疾病，長期食用會增加罹患冠狀動脈心臟病的機率。

■ **碳水化合物：**泛指所有醣類，包括澱粉、精緻糖如砂糖、蔗糖、果糖，通常飲料上的碳水化合物幾乎就是指「糖」，1公克可提供4大卡熱量。

■ **鈉：**成人每日的鈉攝取量建議不超過2400毫克，大約為6公克食鹽，因此要控制好一天的總攝取量，建議多吃低鹽食品減少高鹽食品。根據英國食品標準局的定義，每100公克食品中如果鈉含量超過500毫克，就屬於高鹽食品如加工食品、調味料、醃製品；鈉含量低於100毫克，屬於低鹽食品如天然食物。

宅食族的7日輕盈菜單

DAY 1

早

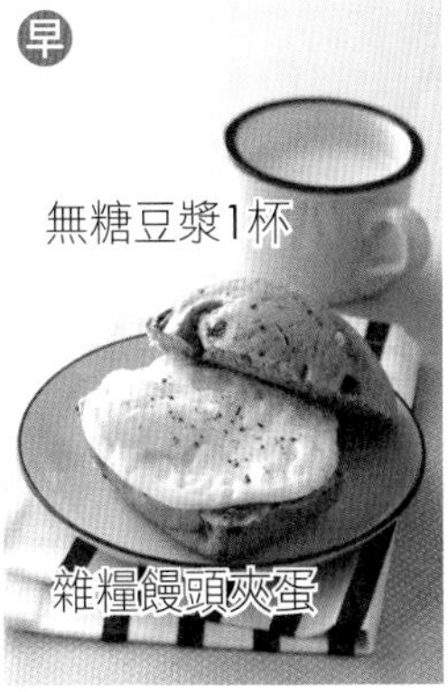
無糖豆漿1杯
雜糧饅頭夾蛋

午 幸福五行瘦身便當

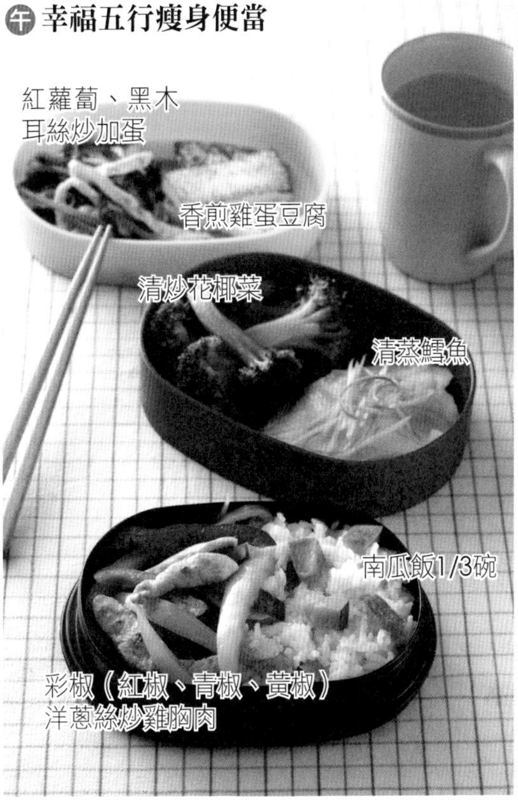
紅蘿蔔、黑木
耳絲炒加蛋
香煎雞蛋豆腐
清炒花椰菜
清蒸鱈魚
南瓜飯1/3碗
彩椒（紅椒、青椒、黃椒）
洋蔥絲炒雞胸肉

晚

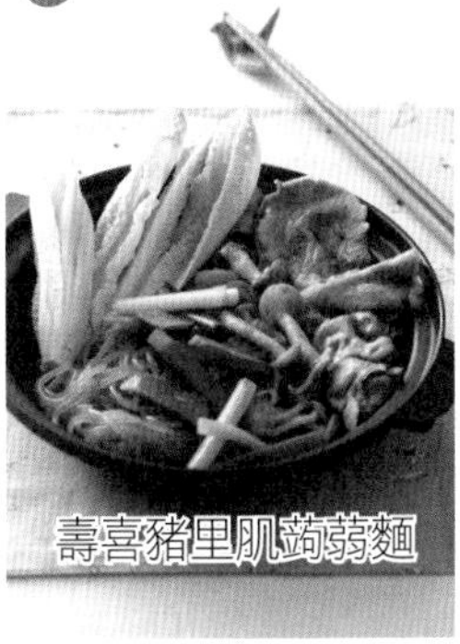
壽喜豬里肌蒟蒻麵

DAY 2

早	午	晚
自製五穀米飯糰 （牛蒡、玉米、毛豆、雞絲） 無糖綠茶1杯	南瓜飯、烤鯖魚、 蒜香菠菜豆皮、醋 炒黑木耳	義式番茄海鮮湯

DAY 3

早	午	晚
牛奶麥片粥 奇異果1顆 和風雞絲沙拉	五穀飯 蒜蓉蒸蝦 蒟蒻炒鮮菇 薑絲紅莧菜	五色蒟蒻涼麵 （木耳、胡蘿蔔、小黃瓜、雞 絲、蛋皮+和風涼麵醬） 水煮秋葵佐醬汁

DAY 4

早	午	晚
蕎麥涼麵 和風海藻涼豆腐 玄米茶1杯	紅豆薏仁飯 鴻喜菇蛋豆腐 炒甜豆莢 開陽瓠瓜	冬瓜燉鱸魚 涼拌綠竹筍 紫菜蔥花湯

DAY 5

早	午	晚
烤（蒸）地瓜1條 水煮蛋1顆 無糖紅茶1杯	糙米飯、檸檬鱈魚、四季豆、枸杞高麗菜	乾煎鮭魚佐蘆筍 竹笙蘿蔔湯

DAY 6

早	午	晚
水煮鮪魚蔬果三明治 無糖低脂優格 黑咖啡1杯	黃金玉米飯 乾煎生豆包佐蘆筍 涼拌三絲	乾煎鴨胸佐花椰菜 涼拌西洋芹

DAY 7

早	午	晚
纖蔬蛋餅 鮮奶茶1杯	毛豆飯、蘿蔔燉里肌、水煮茄子、韭菜豆芽	珍味海參菇菇冬粉

烹調小祕訣：這樣煮，健康又美味！

- 利用**酸味**（白醋、番茄、檸檬、鳳梨、橙汁）：酸味可刺激味覺，有開胃的作用。
- 利用**鮮味**（昆布、香菇、海帶、香菜）：用食材本身的甘甜味提升料理的美味。
- 利用**香味**（蔥、薑、蒜、洋蔥、九層塔、枸杞）：減少其他高鈉調味料的使用。
- **起鍋前再放鹽巴**，讓鹽分只是覆蓋於表面，減少實際攝食量。
- 改變**切法**，大塊狀優於細絲或丁狀，減少吸油面積。

利用以上小撇步，讓妳無形中再多瘦1公斤！

超輕食食譜一 × 壽喜豬里肌蒟蒻麵

材料（1人份）

豬里肌肉片40公克、生豆皮1片、洋蔥半顆、蔥段適量、鴻喜菇25克、娃娃菜100克、空心菜100克、紅蘿蔔1/3條、蒟蒻麵50克、3碗水、壽喜醬1碗

＊青菜可以選自己喜歡的種類喔！

作法

1. 食材洗淨，生豆皮切成條狀，洋蔥切絲，空心菜切段，紅蘿蔔切片；蒟蒻麵放入沸水煮2至3分鐘，撈起泡水備用。
2. 清水3碗和壽喜醬1碗份量，以三比一的偏清淡比例調味以中火成湯汁。
3. 加入生豆皮1片、洋蔥半顆、蔥段適量、鴻喜菇、紅蘿蔔、蒟蒻麵同煮至食材入味。
4. 最後加入豬里肌肉片悶煮3分鐘即可食用。

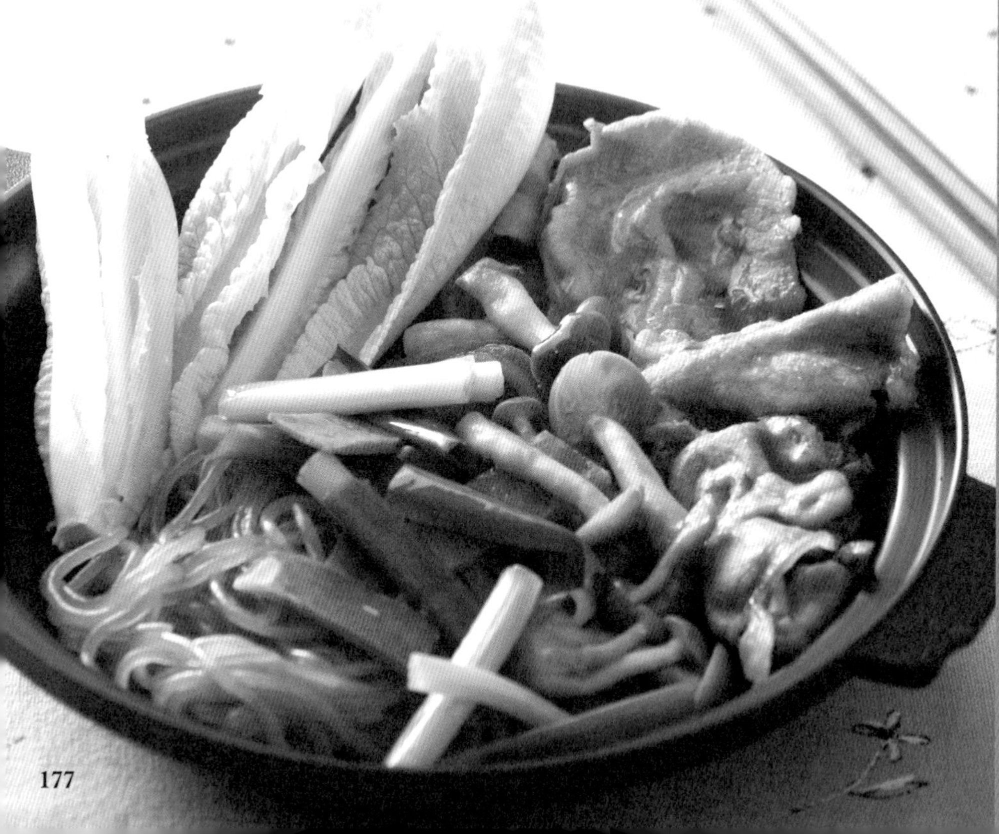

飽足感好幫手——蒟蒻麵、寒天藻絲

推薦各位想減重的朋友們一個很棒的減重祕密武器，就是「蒟蒻」及「寒天」。蒟蒻與寒天皆含有豐富的膳食纖維，尤其是水溶性纖維，其吸水膨脹的特性，可以幫助延緩胃排空，進而產生飽足感、減低進食量，以達到塑身減重的功效。而蒟蒻還有幫助腸道保健的作用，可於水中形成凝膠團軟化糞便，促進腸蠕動，使糞便好被排出，故有「腸道清道夫」之美稱。

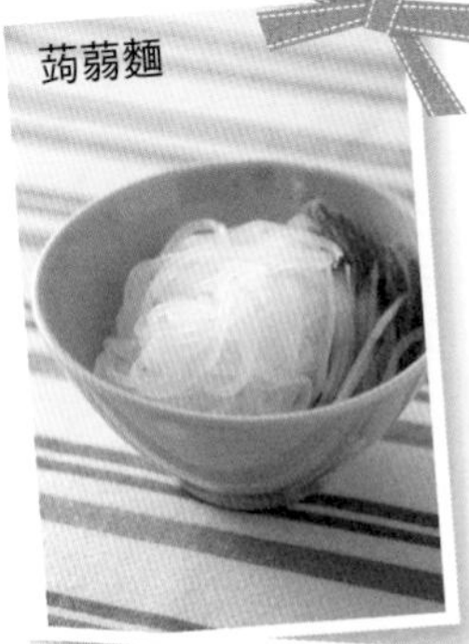
蒟蒻麵

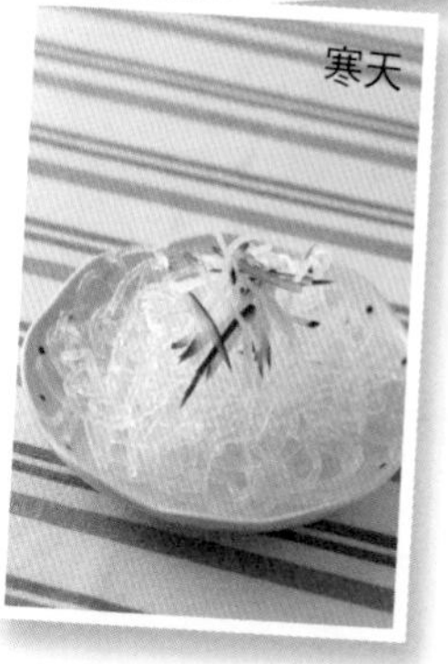
寒天

最重要的是蒟蒻與寒天熱量極低，每100公克僅只有6至12大卡，倘若搭配動物性食物一同食用，還可以減少膽固醇的吸收，幫助調節血脂肪，建議各位宅食族可以用來替代晚上的主食類，或做成各式料理，健康低卡又美味！目前市面上有許多相關產品，如蒟蒻小卷、蒟蒻麵、蒟蒻塊、寒天凍、寒天藻絲等，皆可以廣泛應用於正餐或點心中，不論直接煮湯麵、拌麵，加入火鍋煮、跟青菜一同拌炒，或做成涼拌菜都是很好的選擇喔！

※小叮嚀：在選購市售的蒟蒻或寒天加工製品時，應注意產品是否有二氧化硫的殘留量檢驗報告，二氧化硫的殘留量必須低於 30ppm，假如不確定的話，可以於食用或烹調前，先用熱水川燙過，如此即可幫助二氧化硫去除，食用起來更加安心。

超輕食食譜二

×番茄洋蔥海鮮湯

材料（3人份）

番茄2顆、洋蔥1顆、高麗菜1／4顆、嫩豆腐1份、鯛魚片10片、蛤蜊20顆、九層塔1小把、大蒜3瓣、蔥少許、鹽少許、水5碗、橄欖油

＊海鮮食材可依個人喜好替換，添加選擇1至2樣，如透抽1隻、草蝦4隻、蟹腳肉、海參等

作法

1. 食材洗淨後，番茄去皮切塊，洋蔥、高麗菜切絲，大蒜切末，蔥段切成蔥花備用；蛤蜊泡鹽水吐沙，洗淨備用。
2. 熱鍋加橄欖油炒軟番茄塊、洋蔥絲，加入蒜末及九層塔拌炒。
3. 拌炒過的備料放入鍋中，加5碗水熬煮至沸騰，大火煮滾後轉小火再煮15分鐘。
4. 再次轉大火，加入高麗菜、蛤蜊、豆腐和魚片悶煮3分鐘，待蛤蜊全開後撒上蔥花和少許鹽即可。

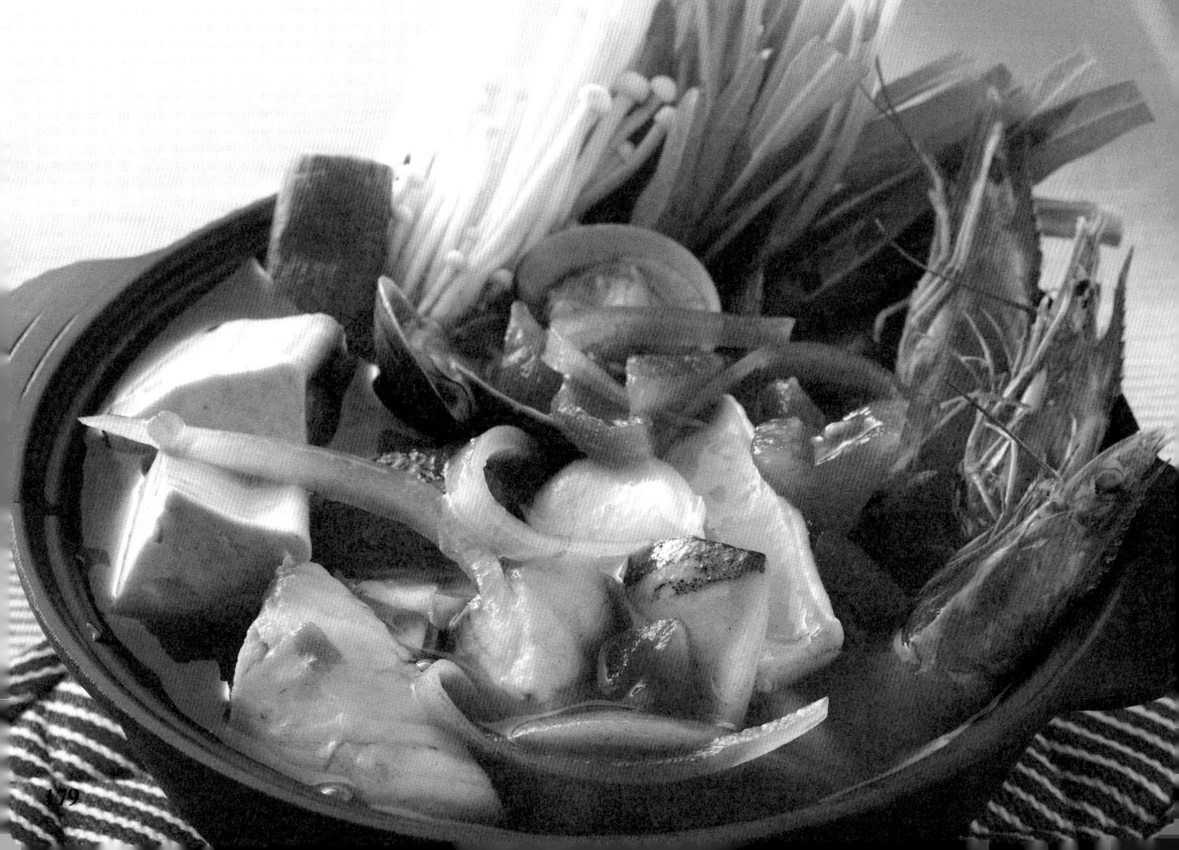

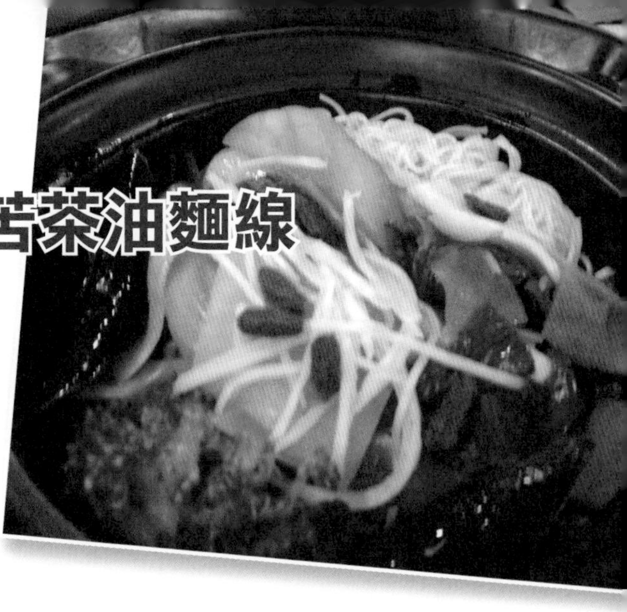

超輕食食譜三 × 養生蔬食苦茶油麵線

材料

手工麵線1把、枸杞少許、季節蔬菜（如綠椰菜、紅蘿蔔、絲瓜、茄子、茭白筍、南瓜、敏豆、木耳、青江菜等五色時蔬）各約適量

調味料

1. 苦茶油0.5大匙、鹽少許（吃清淡者可不加）
2. 苦茶油1大匙、素蠔油或醬油膏1大匙、薑絲少許

作法

1. 蔬菜洗淨，花椰菜切朵狀、紅蘿蔔去皮切片狀、絲瓜削皮與茄子&茭白筍切滾刀塊、南瓜去皮切片狀、敏豆撕蒂頭、青江菜取葉片狀、木耳手撕狀備用。
2. 各取碗調勻調味料1&2備用；取枸杞稍燙撈起備用。
3. 另取鍋燒開水約1000CC，先放作法1的根莖類時蔬待半熟，再放入葉菜類時蔬與木耳煮熟撈起，置入備妥的調味料1拌勻。
4. 取麵線入開水熟成後，撈起放入調勻的調味料2中稍拌入味，將作法3料鋪於麵線上，最後放上枸杞即大功告成。

五色蔬食養五臟，可依自己喜好搭配菜色變化喔

- **青色食物（養肝）**：菠菜、青蔥、青椒、空心菜
- **紅色食物（養心）**：紅椒、番茄、紅蘿蔔、紅麴、紅鳳菜
- **黃橙色食物（養脾）**：五穀雜糧、黃豆、南瓜、地瓜
- **白色食物（養肺）**：豆腐、洋蔥、筊白筍、白花椰菜、百合、山藥
- **黑色食物（養腎）**：黑木耳、海帶、香菇

2-7 上班族「真多宴」——這樣聚餐應酬，少胖1公斤！

想要減重的人，最煩惱的就是當遇到好友邀約聚餐時，到底該不該答應？還有總是必須拼命壓抑想吃美食的念頭，實在很痛苦。不管是為了工作應酬或是開心聚會，「真多宴」可是讓正在努力瘦身的妳又愛又恨！

減重也可以照樣聚餐吃美食？

不過，現在只要妳學會聰明的「挑食」方式，就能在聚餐應酬之餘，少胖1公斤！

「挑食」時，可以從以下三類進行：

1. **挑料理**：西餐、日式料理、中式熱炒、燒烤、義式料理、早午餐、下午茶、火鍋……，哪些是安全「輕」食、哪些又是碰不得的肥肥地雷食物？點菜時又有什麼小撇步呢？
2. **挑甜點**：吃甜點能讓許多人產生幸福感，可是又擔心吃了之後熱量增加、體重破表？有沒有兩全其美的方法？
3. **挑飲料**：炎熱的午後，想來杯清涼飲料？低溫的冬天，想來杯熱呼呼的茶？什麼才是「safe」一點的選擇？

接下來就讓張醫師和營養師帶著妳，一起「挑食」去！

挑 料理

西餐

	安全「輕」食	肥肥地雷食物
沙拉	和風沙拉、百香沙拉、水果優格、油醋沙拉	馬鈴薯蛋沙拉、凱薩沙拉、千島沙拉
湯	海鮮清湯、番茄湯、洋蔥湯、蔬菜清湯	南瓜濃湯、玉米濃湯、菇蕈濃湯、酥皮濃湯
麵包	法國麵包、雜糧小餐包、拖鞋麵包	爆漿奶油餐包、大蒜麵包、可頌麵包
主餐	海鮮、明蝦、蟹貝類、魚排、櫻桃鴨、烤春雞	牛小排、松阪豬、豬肋排、德國豬腳
甜點	新鮮水果、寒天水果凍、水果奶酪、仙草奶凍、茶凍、水果優格	烤布蕾、慕斯蛋糕、乳酪蛋糕、千層派、巧克力蛋糕、聖代
餐後飲料	黑咖啡、花草茶、鮮奶茶、無糖紅茶、綠茶	果汁、冰沙、可可、氣泡飲料及含酒精飲品

小撇步

- 沙拉選擇清爽低油脂的醬汁，而內容以多樣蔬菜水果為佳。
- 清湯優於濃湯。
- 避免高熱量的蘑菇醬、黑胡椒醬，可灑上適量海鹽更能品嚐出肉質的鮮甜。
- 牛排挑選順序：菲力優先，沙朗（肋眼）、丁骨、紐約克次之，牛小排最不考慮。
- 飲料盡量不添加糖，若嗜甜者可加少許代糖。

日式料理

	安全「輕」食	肥肥地雷食物
主食	烏龍湯麵、蕎麥冷麵、生魚片、烤魚定食、烤雞腿定食、壽司、手捲、茶泡飯	蒲燒鰻魚飯、炸豬排飯、丼飯、蛋包飯、拉麵
小品	茶碗蒸、和風沙拉、鹽烤烤物	揚物（炸物）、天婦羅、可樂餅、醃漬小菜

小撇步

- 生魚片在挑選上可依熱量的多寡作為挑選參考：
  1. 依種類：花枝＜章魚＜旗魚＜鮪魚＜紅鮒＜鮭魚
  2. 依部位：下腹肉＜中腹肉＜上腹肉
- 份量要注意！8個握壽司=1碗飯，握壽司的米飯捏得很緊實，體積雖看似不大，但很容易不知不覺就吃過量。
- 丼飯飯量通常都會過量，建議挑選定食份量較好掌控。

中式熱炒

	安全「輕」食	肥肥地雷食物
烹調法	清蒸、白切、涼拌、煮、冷盤、燙、清炒、烤、燉、涮、燜	炸、煎、芶芡、糖醋、紅燒、沙茶、蔥爆、宮保、鐵板
料理	清蒸鱸魚、鹽烤鮭魚頭、檸檬魚、白切鵝肉、玉米雞、涼拌海蜇皮、絲瓜蛤蜊、綜合生魚片、番茄魚片、蘆筍杏鮑菇、芥末軟絲、涼拌竹筍、鹽焗油雞腿、枸杞蒸蝦、樹仔高麗菜、鹽烤鯖魚	糖醋魚、蔥爆牛柳、宮保雞丁、椒鹽排骨、薑絲大腸、三杯小卷、鳳梨蝦球、沙茶羊肉、橙汁排骨、鹹酥蝦、滑蛋蝦仁、五更腸旺、泰式椒麻雞、鐵板豬柳、蚵仔酥
小撇步	■ 高膽固醇食物要注意，如豬肝、腰花、魚卵、雞胗、豬腸等。 ■ 許多冷盤料理會擠上一大堆美乃滋，盡量刮除不沾或改沾少許芥末醬油也有提味效果。 ■ 熱炒無法免除的就是油膩與重鹹，建議食用時過水以減少油脂與鈉攝取。 ■ 熱炒大部份較重口味，不知不覺就會嗑掉好幾碗飯，因此注意飯量勿過量，應多攝取高纖蔬菜。	

燒烤

	安全「輕」食	肥肥地雷食物
豆類與肉類	豆乾、生豆皮、鯖魚、鱈魚、鮭魚、章魚、花枝、蛤蜊、扇貝、干貝、鳳螺、草蝦、雞肉、豬里肌	五花肉、霜降、雪花牛/豬/羊、沙朗牛、牛小排、牛舌、培根、香腸、松阪豬、豬大腸、雞屁股、蒲燒鯛腹、鮭魚腹、魚下巴
主食	地瓜、玉米、馬鈴薯、南瓜	米血、糯米腸、甜不辣、年糕、麻糬
蔬菜	青椒、洋蔥、絲瓜蛤蜊、金針菇、香菇、杏鮑菇、四季豆、玉米筍	奶油焗白菜、奶油金針菇
小撇步	■ 蔬菜類不加奶油，包覆於鋁箔紙中悶熟。 ■ 烤熟的食物直接食用或灑上少許海鹽調味，不沾額外醬汁。 ■ 通常燒烤都會附上小火鍋，可利用小火鍋多煮一些蔬菜，以平衡菜肉攝取。	

義式料理

	安全「輕」食	肥肥地雷食物
醬汁	茄汁、清炒	白醬、青醬、焗烤
主食	義大利麵、燉飯、沙拉	披薩、焗烤飯麵
小撇步	■ 起司粉通常含高鈉，盡量別額外添加，可灑適量黑胡椒粒增添香氣。 ■ 多運用義式香料如俄力岡葉、羅勒葉、洋香菜葉、迷迭香等增添香味。	

早午餐、下午茶

	安全「輕」食	肥肥地雷食物
餐點	三明治、潛艇堡、佛卡夏、拖鞋麵包	鬆餅、蜜糖吐司、法式吐司、歐姆蛋捲、漢堡
小撇步	■ 盡量包夾大量蔬菜，增加纖維攝取量。 ■ 包夾的肉品以低脂為首選，如火雞胸肉、雞腿肉、煙燻鮭魚、豬里肌等。 ■ 額外附的糖漿不要使用。	

鍋類

	安全「輕」食	肥肥地雷食物
湯底	柴魚昆布鍋、養生藥膳鍋、番茄蔬菜鍋	麻辣鍋、起士牛奶鍋、泡菜鍋、咖哩鍋、豚骨鍋
火鍋料	新鮮的食材如蔬菜、菇蕈類、豆腐、海鮮及低脂肉類	各式火鍋料，如甜不辣、魚餃、蛋餃、丸子類、炸豆皮、麻吉燒
沾醬	清醬油、白醋、香菜、蔥、薑、蒜等各種天然辛香料	沙茶醬、芝麻醬、花生醬、花生粉、豆瓣醬、辣椒醬、辣油、蛋黃
小撇步	■ 蛋白質食物如肉類，份量不宜超過4份，以免吃進過多蛋白質。（註：肉類1份約半手掌之大小） ■ 海鮮類避開膽固醇含量高的章魚、墨魚、鮑魚、魚卵等，食用時不吃蟹黃、蝦頭。 ■ 不論那一種湯頭，火鍋湯很容易越煮越濃，應避免喝湯。 ■ 任何食材適量即可，就算是蔬菜也一樣，千萬別硬要吃到飽或過撐。	

愛吃紅肉的妳，還有希望瘦嗎？選對部位，讓妳少胖1公斤！

以**豬肉**為例，豬的小里肌肉也就是俗稱的腰內肉，為豬肉中最嫩的部位，含水量高，脂肪含量低，每100公克只有90大卡，非常適合想瘦身的美眉們選用，另外，豬後腿肉、前腿肉（胛心肉）、腱子肉、豬頰肉的熱量也屬於較低的部位，每100公克皆位於150大卡以內，而大排、小排、豬舌、肝連則為中熱量，介於200至250大卡之間，最後則是油脂含量較高的五花肉、梅花肉、豬蹄膀每100公克熱量將近400大卡應盡量避免喔！

（大卡／百公克）

部位	熱量
豬後腿瘦肉	114
豬前腿瘦肉	115
豬後腿肉	117
豬前腿肉	124
豬腱	127
豬頰肉（松阪肉）	140
大里肌	187
大排	214
豬腳	223
豬舌肉	225
小排（豬）	249
豬肝連	254
豬蹄膀	331
梅花肉	341
五花肉	393

※熱量資料來源：行政院衛福部／台灣地區食品營養成份資料庫

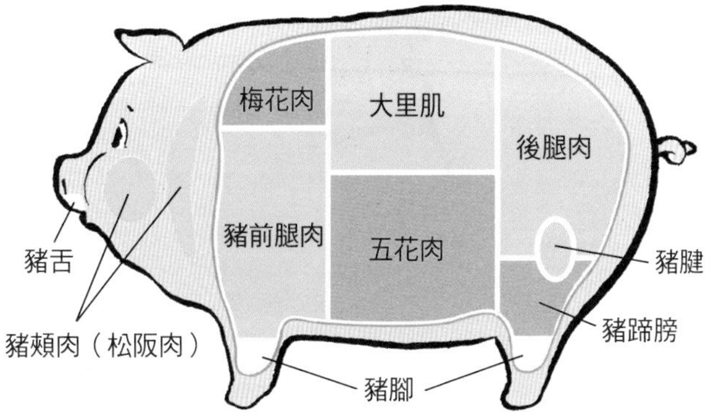

以**牛肉**為例，簡單區分為低熱量與高熱量兩大家族，低熱量家族成員有牛腱、牛後腿股肉、牛腿肉、牛肚，其熱量皆介於100至150大卡（每100公克），是屬於較低脂的部位，相對於牛腩、牛小排、牛五花則屬於高熱量肉品一族，油花較多，每100公克熱量都至少上看300大卡以上，所以假如部位挑選正確，熱量可相差到2至3倍之多，真的是非常可觀。

另外，是否在點牛排時常會看到以下這些字眼呢？「菲力、沙朗、丁骨、紐約克、小排」，相信大家對這些詞彙並不陌生，但一樣都是牛肉，到底差別在哪？這邊來幫大家一一解惑。

菲力為牛隻運動時最少使用到的肌肉，肉質不但細嫩，脂肪含量也很低，等同於豬的小里肌，對於怕胖又想吃牛肉的人可當作首要選擇；次要則建議可選擇沙朗，即所謂的肋眼，肉質嫩度僅次於菲力，但油脂量稍高於菲力，故口感較有韌性，嚼勁較佳；再來就是丁骨與紐約克兩者皆取自於牛的前腰脊肉部位，油花分布較均勻，但肉質略粗於沙朗，最後則是牛小排，取自牛的胸肋骨，肉質

（大卡／百公克）

部位	熱量
牛肚	109
牛腿肉	117
牛腱	123
牛後腿股肉	153
牛舌	211
牛肉條	250
牛腩	331
牛小排	390

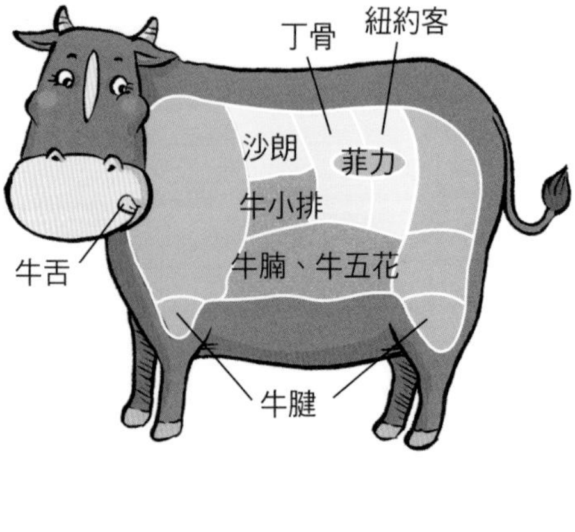

※熱量資料來源：行政院衛福部／台灣地區食品營養成份資料庫

結實且油脂含量高，每100公克熱量將近400大卡，餐廳一客6盎司的牛小排，熱量約663大卡，可說是非常驚人，怕胖一族可要格外注意！

經過以上的說明，妳是不是也學會如何點牛排了？

地雷外食，千萬不可碰！

1. **港式飲茶：**各式各樣的小茶點，讓人每種都想嚐一口，但當心每一口都是高熱量的陷阱，一般常有的蒸點如燒賣、蒸餃等，內餡大多為高脂的絞肉，而冰火菠蘿油、蛋塔、叉燒酥、咖哩餃等，製作這些酥皮的麵糰重量有一半以上是由油脂組成，甚至含有反式脂肪，對人體有害無益，舉例來說光小小一個冰火菠蘿油熱量就有370大卡之多，蛋塔也有180大卡，油脂含量都是大爆表，另外蒸的小點心如黃金流沙包、豆沙包等也是高油高糖，都是令人發胖的惡魔食物喔！

2. **美式餐廳：**常見的料理有薯條、炸雞、漢堡、排餐，大多為炸物拼盤以及大塊的肉排，如牛排、豬肋排，皆屬於高油脂高蛋白一族，隨隨便便一餐下來就將近2000大卡，幾乎為正常成人一天所需的熱量，肉類攝取量也往往大超標，建議瘦身一族盡量不要踏入地邪惡之地。

3. **泰式料理：**料理口味又酸又辣，常常令人不自覺地一口接著一口而攝入過量的食物，加上重口味的調味，保證讓妳隔天大水腫。

挑甜點

想喝飲料或吃甜點怎麼辦？

甜食是許多人的最愛，有人常說吃甜食會有幸福的感覺，甚至到朝思暮想，小心妳可能是「甜食上癮症」。

許多研究顯示吃甜食真的會上癮，因為甜食會促使大腦分泌「腦內啡」，進而讓人有開心、興奮的感覺，也就是我們說的幸福感。大部份的甜食都是由高油高糖所組成，以排行第一名的總匯冰淇淋套餐來說，基底的冰淇淋本身就是高熱量的食物，再搭配上巧克力醬、花生醬、餅乾、巧克力、鮮奶油等，熱量更是直逼破表，一份大份量的熱量平均皆上看１５００大卡，而現正超夯的蜜糖吐司也不遑多讓，一份熱量也高達約１２００大卡，幾乎都快接近正常人一天的熱量需求。除了總熱量需注意，熱量密度也需要注意，像是現在幾乎人手一支的超商霜淇淋，因便利性高加上特殊口味加持，竟然也造成排隊風潮，殊不知小小一支的熱量幾乎等於一碗白飯，而小巧玲瓏的馬卡龍雖然體積不大，熱量也是快要破百，假使一不注意多吃幾顆入肚，熱量也都相當驚人。

吃太多甜食對人體的影響？

高糖食物容易使血糖波動大，造成體內的胰島素大量地分泌，一方面使血糖下降，另一方面促使體內脂肪合成，因此常常吃完沒多久又覺得肚子餓了，而榜上的甜食幾乎都是屬於「空熱量」的食物，也就是說它除了熱量之外幾乎不含其他對人體有益的營養素，假如吃入過多可能造成肥胖，甚至各種慢性病的衍伸，因此還是少吃為妙！

那是不是完全就不能吃甜食了呢？當然不是囉！其實只要學會幾個小技巧，挑選較低熱量的食材，偶爾還是能幸福「甜蜜」一下！

挑食小技巧

1. 挑選低熱量食材做為基底，如寒天、果凍、茶凍、杏仁豆腐、奶酪等。
2. 脂肪越低越好，挑選零脂或低脂製品，如優格、冰淇淋，舉例來說，零脂或低脂冰淇淋優於全脂調味冰淇淋。
3. 依熱量密度高低作為蛋糕挑選順序，如天使蛋糕、戚風蛋糕、海綿蛋糕等，熱量密度低於磅蛋糕、慕絲蛋糕、起司蛋糕；盡量以低脂低糖訴求者為優選。
4. 配料挑選天然食材如當季的各式水果、紅豆、地瓜、芋頭、堅果等。
5. 看得見的油脂、醬料不要吃，如蛋糕上的鮮奶油、裝飾的巧克力、糖漿。
6. 甜食偶爾淺嚐即可，頻率一週不超過1至2次。

或者是在家自己動手做甜點，熱量控制更放心，例如可以選擇無糖低脂優格作為基底，加入原味玉米脆片、少許果乾、堅果或天然水果，就是一道清爽又可口的甜點囉！是不是很簡單呢？

想吃甜食但不想肥的各位，可參考「safe甜食」，讓大家都能享「瘦」甜食喔！

safe 甜點排行榜

排名	食物名稱	熱量（大卡）／1份（個）
1	玫瑰花茶凍、咖啡凍	32
2	銀耳紅棗湯（無糖）	38.3
3	檸檬愛玉凍	55
4	低脂低糖優格冰淇淋	66
5	養生海燕窩	76.5
6	仙草奶凍	77.3
7	抹茶紅豆杏仁豆腐	85
8	鮮奶酪	100
9	什錦鮮果凍	109
10	蜂蜜蛋糕	117
11	豆乳布丁	130
12	輕乳酪蛋糕	146
13	鮮果優格聖代	150
14	宇治金時抹茶凍（+紅豆、玉子）	153
15	莓果奶酪	174
16	天使蛋糕	265

fat 甜點排行榜

排名	食物名稱	熱量（大卡）／1份（個）
1	總匯冰淇淋（大份量）	1500
2	蜜糖吐司	1200
3	楓糖肉桂捲	498
4	葡萄丹麥麵包	465
5	起司蛋糕	393
6	岩漿巧克力蛋糕	369
7	巧克力司康	338
8	杏仁手工餅乾	330
9	檸檬塔	310
10	脆皮巧克力泡芙	300
11	經典巧克力蛋糕	290
12	焦糖布蕾	276
13	原味鬆餅	260
14	原味霜淇淋	250
15	桂圓蛋糕	245
16	黑森林蛋糕	248
17	巧克力花生多拿滋	247
18	葡式蛋塔	182
19	蘋果派	164
20	馬卡龍	80

※資料來源：食品包裝標示、官網營養標示

註：以上圖表泛指一個甜點的熱量，可能依實際製作方法而有差異喔。

挑飲料

手搖飲料可說是台灣人的最愛，根據加盟協會統計，目前台灣約有1萬5千家手搖飲料店，台灣人愛喝飲料的程度遠遠超過其他國家，有些人幾乎是天天1杯飲料甚至2至3杯以上也不足為奇，但這些飲料都有個共同的通病就是添加了過多的「糖」，行政院衛生福利部建議正常成人的精製糖攝取量每日不應超過總熱量的10％，最近世界衛生組織（WHO）甚至還建議將每日精緻糖攝取量下修至5％，若以每日需求2000大卡的正常人來看，大約等於25公克的糖，即5顆方糖，隨便喝一杯含糖茶飲就已經超標。

顯示現代社會越來越正視糖攝取過量的問題，雖然現在市面上的飲料店已經很客製化地可選擇甜度，但大家知道嗎，就算是微糖也大約含有3顆方糖、半糖也含有6顆，全糖就有12顆，倘若再加上各式各樣的配料像是珍珠、布丁、椰果、粉條、咖啡凍等，以珍珠奶茶為例，一杯熱量約有714大卡，將近一個排骨便當的熱量，假如一天喝一杯，一年下來體重估計將暴增30幾公斤，真的是非常之恐怖，因此，減少糖的攝取量不但能夠減少熱量的囤積，也可以減少長期下來所衍生的代謝症候群、糖尿病、高血脂甚至癌症等疾病的發生率。

建議選擇天然原味的茶飲，如普洱茶、祁門紅茶、高山青茶、茉香綠茶等，這些無糖茶熱量幾乎等於0，不會帶給身體負擔，喜歡濃醇奶味的人則可選擇添加低脂鮮奶的鮮奶茶優於含有大量飽和脂肪以及反式脂肪的奶精粉，倘若想追求口感，那麼可以考慮較低熱量的寒天、蒟蒻、愛玉、仙草、羅勒子、小紫蘇、山粉圓等，或是在家自製茶飲，可用一般茶包沖泡熱紅茶加上新鮮檸檬片，就是一杯好喝的檸檬紅茶，或是利用一些帶有甘甜滋味的中藥材如甘草、山楂、枸杞、黃耆、決明子、彭大海、洛神花等來沖泡，也是很不錯的養生飲品，假如真的很嗜甜的朋友，那麼酌量地使用代糖也不失為一個不錯的選擇。

fat 飲料排行榜

排名	食物	熱量（大卡／700c.c.）
1	珍珠奶茶	714
2	百香QQ綠茶	670
3	抹茶紅豆烤奶	616
4	布丁奶茶	567
5	椰果奶茶	553
6	芋頭奶茶	546
7	冬瓜珍珠拿鐵	539
8	經典可可	480
9	鮮果茶	455
10	檸檬多多	441

※資料來源：飲料店官網營養標示

註：（以上為市售大杯全糖的熱量，可能依實際製作方法而有差異。）

◎甜度含糖量

全糖（10分）=40~60g糖=10~12顆方糖=200~240大卡

少糖（7分）=35g糖=7顆方糖=140大卡

半糖（5分）=25~30g糖=5~6顆方糖=100~120大卡

微甜（3分）=15~20g糖=3~4顆方糖=60大卡

safe 飲料排行榜

排名	飲料名稱	熱量（大卡）
1	無糖茶（普洱茶、祁門紅茶、高山青茶、茉香綠茶）	0
2	無糖茶+新鮮水果（檸檬、柳橙、金桔、鳳梨、蘋果、蔓越莓）	60
3	無糖茶+低熱量配料（如寒天、蒟蒻、愛玉、仙草、羅勒子、小紫蘇、山粉圓）	35~75
4	無糖茶+鮮奶（普洱茶拿鐵、紅茶拿鐵、抹茶拿鐵）	175

※資料來源：飲料店官網營養標示

註：（以上為市售大杯全糖的熱量，可能依實際製作方法而有差異。）

早日償還「美食肥債」，就能繼續享「瘦」美食

每個人每一天的熱量需求是固定的，一般來說，三餐要定時定量，倘若今日午餐的進食量已超過平時的份量，那麼晚餐的進食量相對就要減少，簡單來說，假使已經知道今晚將有無法避免的大餐，那麼今天的午餐或者是下一餐就可以用一些熱量較低的輕食做為替代，如蔬菜蒟蒻麵、五彩沙拉、番茄豆腐湯等。除了飲食上的平衡之外，最好還要搭配上「補救運動」來償還吃進去的肥債，假如妳是經常吃重口味導致體質性的下半身水腫，可特別加強鍛鍊下半身腿部的肌群，如滑步機、踏步機、快走、慢跑、飛輪等運動，藉由肌肉的收縮以促進血液、淋巴循環，幫助消除水腫，還可促進脂肪燃燒。

強烈建議補救運動一定要打鐵趁熱，建議於當天消化之後或是隔天就要實行，不要等到過了好幾天才想到運動補救，這樣效果就沒這麼好囉！以下為活動熱量消耗表，供大家做參考。

■ 活動熱量消耗表

	活動項目	消耗熱量（kcal/Kg/hr）
輕度	掃地	2.4
	伸展運動	2.6
	走路（4Km/hr）	3.0
	騎腳踏車（8.8公里/小時）	3.0
	下樓梯	3.14
中度	走路（6.4Km/hr）	4.4
	有氧舞蹈	5.0
	羽毛球	5.1
	排球	5.1
	網球	6.2
	乒乓球	5.4
	騎腳踏車（20.9公里/小時）	6.2
重度	上樓梯	8.4
	跳繩（60-80下/分鐘）	9
	慢跑（145公尺/分鐘）	9.4
	競走（8.5Km/hr）	10.3
	蛙式游泳	11.8
	自由式游泳	17.4

■ 運動守則：建議每次運動至少持續30分鐘以上，且運動強度達到中度（心跳達每分鐘130下以上），即能說話但無法唱歌的程度，每週至少3次，燃脂效果較佳。

■ 以50公斤的女性為例，跳有氧舞蹈1.5小時，則消耗的熱量為：50x5x1.5=375大卡

小結

張醫師擺脫水腫，享「瘦」美食不發胖的訣竅，不藏私大公開

希望每一刻的我看起來都很瘦！

- 三陰經絡拍打法，幫我消除浮腫、纖細雙腿
- 愛喝飲料也能喝出健康、享「瘦」輕盈
- 學習和美食和平共處，吃美食不發胖的終極絕招

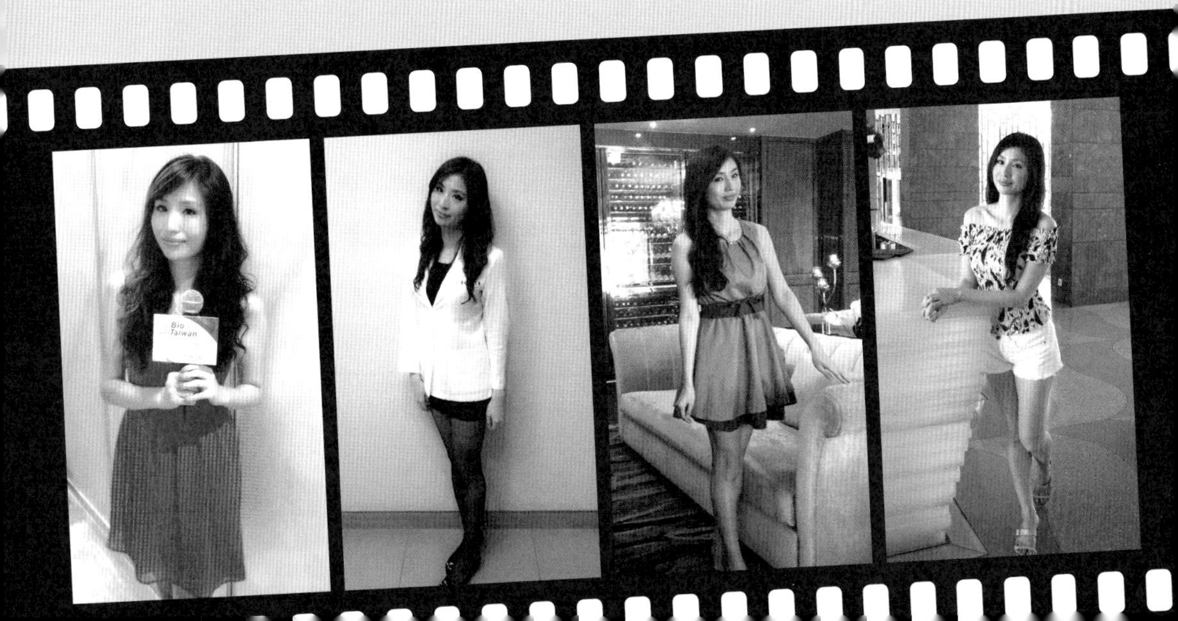

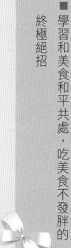

享受美食是我人生最大的樂趣，工作之餘我經常和朋友聚會聊天，有時候一週甚至會聚餐四、五次，**聚餐完我會盡量多和朋友散步逛街至少一小時，當然也會擔心變胖又過回以前節食的苦日子**，所以在沒有聚餐的時候，我會盡量吃更清淡些，多攝取蔬菜和魚肉，同時會藉由運動（跑步機快走、健身器材）來促進我的新陳代謝，維持身材、保持健康，如此乖乖償還美食肥債，才能更有口福享受美食！

我不是天生瘦子，也曾經是水腫妹

雖然我不像一般女生愛吃甜點零食，但我從小就無法抵擋白米飯和麵食的誘惑，連吃燒烤都愛配白飯，大學時代更愛重辣重鹹的熱炒、麻辣鍋、燒烤、川菜、泰國菜和義大利麵，連吃火鍋的沾醬都最愛沙茶醬加辣！那時經常熬夜到半夜兩三點才睡，雞排加珍奶成為我最愛的宵夜良伴，全盛時期曾經胖到58公斤，漸漸地開始出現消化不良、排便不順和胃食道逆流等症狀，常吃炸辣食物讓我臉上冒出膿皰型痘痘。

發胖之後最令我不滿意的部位是臀部和大腿，每次買褲子或裙子時最苦惱！尤其是夏天很多漂亮女生穿短褲、短裙逛街更是讓我羨慕不已，因為我太胖不敢穿。

那時候身體很容易浮腫，每到傍晚小腿就像泡過水一樣變腫發脹，褲子、鞋子也變緊，用拇指按壓小腿內側時，皮膚還會陷下一個小凹洞，過一陣子才浮起來，尤其和朋友吃完燒烤、麻辣鍋之後，隔天醒來臉部都腫得像包子，生理期前一週更是腫得不像話，體重上升2公斤，讓我很沮喪。

於是我立志將每餐的澱粉量減半，並加入國標社實行每週兩次的國標舞練習，不過有時還是會受到美食引誘而放縱，所以進度緩慢，一年下來大約減了5公斤，就卡在53公斤下不去。

直到大學畢業之後考進學士後中醫，開始學習中醫理論、把脈和看舌象，得知自己的體質屬於「胃熱脾濕」型，長期吃烤炸辣造成「胃熱」的體質，胃食道逆流、排便乾硬；胃熱上蒸頭面部，導致冒出膿皰型痘痘；「胃熱則消穀」，當烤炸物吃得越多，胃火也就越旺，食慾就越亢進，想吃更多東西；常喝冷飲及奶茶造成脾運化水濕功能失調的「脾濕」體質，因此變得容易水腫。而「濕性趨下」，就像水往下流的原理一樣，讓我下半身肥胖，加上一道道重口味美食，讓身體的水分更不易排出，對水腫的情況無疑是火上加油。我這才了解到原來肥胖也跟體質有關！

想要健康控制體重，並不是少吃多動就有用，其實五臟六腑失調，也會造成基礎代謝率變差，我下定決心，開始積極控制體重，除了將澱粉量減半，以白肉取代紅肉之外，也減少愛吃烤炸辣物等重口味食物的習慣，並忍痛戒掉珍珠奶茶，吃火鍋時的沾醬改以較清爽的蘿蔔泥、蔥花和比較不鹹的和風醬油，取代熱量高又重鹹的沙茶醬。此外，也針對自己「胃熱脾濕」的體質，抓些「清胃熱，去脾濕」中藥來服用，半年下來肌膚、腸胃的狀況逐漸好轉，而黏在身上揮之不去的3公斤肥肉也終於甩掉！

但是還是很愛美食的我，到底該如何維持好不容易減下來的身材呢？

享「瘦」的致勝關鍵，決定在生活中的簡單小細節

我常跟朋友和患者分享，其實「會胖還是會瘦，取決於生活中的簡單小細節」，只要稍微注意就會不知不覺少胖一公斤，多瘦一公斤！

大家都知道飲料和美食是控制體重的大敵，但是學會了一些挑選的訣竅，妳就能與飲料和美食和平共處，不論是聚餐挑選食物和沾醬的訣竅，還有怎麼挑選飲料滿足口腹之慾又不發胖，或是吃了大餐之後怎麼簡單甩掉過多熱量，這些都在下方內容一一和妳分享，希望妳也可以享受美食卻依然維持窈窕的身材，可以穿美美的衣服和拍瘦瘦的照片。

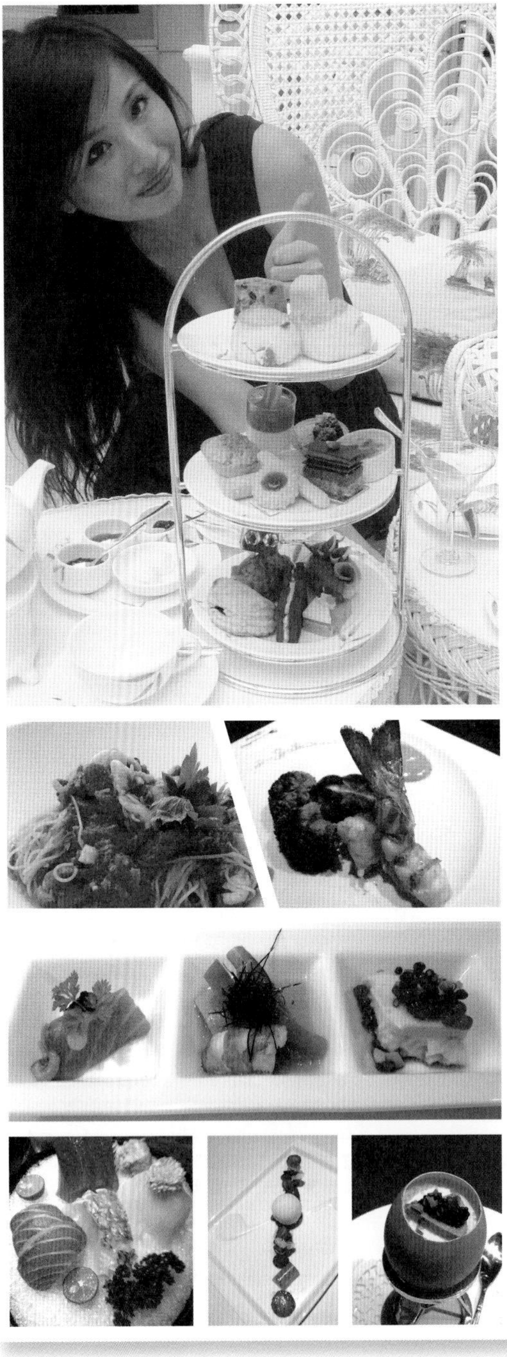

張醫師擺脫浮腫，享「瘦」美食不發胖三部曲

我很在意自己容易水腫的問題，更重視下半身的曲線，所以我時常拍打經絡、按摩穴道消水腫。以下是即使是懶人也做得到的三部曲：

一步曲　三陰經拍打法：促進下半身血液淋巴循環

在洗完澡以後，擦上腿部舒緩乳液後，可將手掌成杯狀，做「三陰經拍打」，沿著小腿肝經、脾經、腎經3個經絡循行方向叩擊拍打各3次。藉著拍打可以增強血液循環、促進新陳代謝，消除腿部水腫肥胖，讓腿部曲線更漂亮，另外，對減輕上班一整天的腿部痠痛也相當有幫助。

所謂「三陰經」是指足厥陰肝經、足太陰脾經、足少陰腎經，這三條經脈主要循行於大腿小腿內側，中醫認為**「陰經主血」**，因此三陰經脈的疏通，和下半身的淋巴、血液循環回流有關，可於沐浴後加強拍打腿部內側經脈，改善腿部腫脹，美化腿部曲線。

拍打方向　因為足部三陰經循行的方向，是由足部往上走到胸腹部，因此，拍打時循著經絡由下往上拍打，也就是足部內側↓小腿內側↓大腿內側↓鼠蹊部內側。

拍打方法　以空心掌或是用按摩棒或毛刷，由下往上叩擊拍打各三回，左右兩腳輪替拍打。拍打的感覺宜至熱熱脹脹。

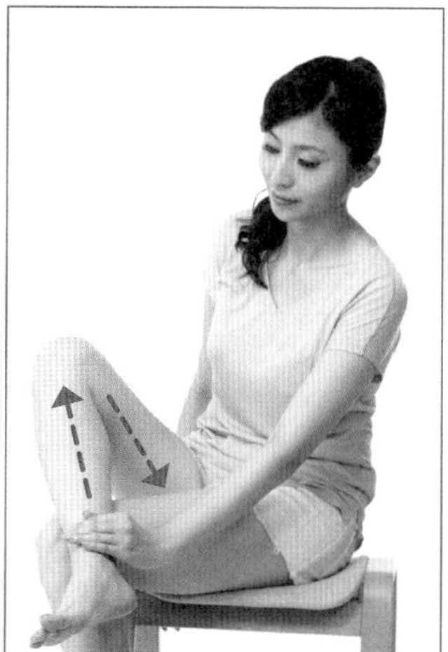

二步曲 按摩三陰交、陰陵泉穴：消除浮腫，化腿部曲線

按摩方式&時機：

以大拇指深層按壓，一次按壓5秒，一個穴位各按20下，早晚至少各一輪，尤其是下午覺得腿部腫脹的美眉們，在辦公室也可以偷偷盤起腳來勤加按摩。

三陰交

位置 內踝尖上方3寸（相當於四指幅併攏寬度），脛骨後緣凹陷處。

功效 屬脾經，促進血液淋巴循環，改善下肢水腫，此外還可美容抗衰老，調理月經，改善婦科諸疾患，調節荷爾蒙分泌，是婦科要穴！

陰陵泉

位置 屈膝到底，小膝內側橫紋端凹陷處。

功效 屬脾經，擅於治濕，有溫運中焦、利水消腫之功。

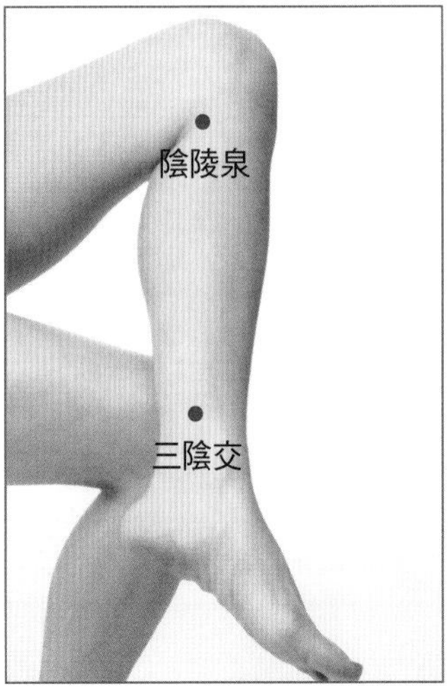

三步曲 常喝生薑決明子紅茶、普洱茶：享「瘦」輕盈窈窕

紅茶、普洱茶是我平時最常喝的飲料，我特別喜愛發酵茶的香氣，尤其是紅茶，一天不喝就會不太習慣。想喝奶茶的時候，我會選擇這兩種茶當基底，加上對體重較無負擔的低脂鮮奶，並且選擇無糖或微糖。

【普洱茶／普洱拿鐵】去油解膩，養護腸胃

帶點苦澀味的普洱茶屬於發酵茶，為減肥和美顏的茶飲聖品，《本草綱目》記載普洱茶能消暑、解毒、去肥膩、通便、止咳、祛痰，現代研究指出普洱茶含有兒茶素、茶多酚等有益成分，能養護腸胃，抗氧化防癌，調節膽固醇、預防動脈硬化。

前年發現飲料店有賣無糖普洱茶加上低脂鮮奶調成的普洱拿鐵，嚐鮮之後覺得很好喝，一時心血來潮到書店翻閱品茗的書籍後，才知原來蒙古游牧民族會將普洱茶混入新鮮牛奶當飲料喝，成為蒙古

為什麼飲料無糖溫熱比較好？

想要維持身材的女生要記得，市售紅茶「微糖」的甜度就已經有4顆方糖了，所以平時選擇飲料時盡量無糖或微糖就好，長期喝半糖或全糖的飲料，體重可能會悄悄上升不少。

在選擇飲料的溫度時，我會盡量挑溫熱的來喝，酷熱的夏天會選擇常溫或去冰，原因是室溫下，我們的味覺最容易感受甜度，溫度降低時，味覺敏感度跟著降低，所以糖必須加更多才覺得甜，喝熱的加少許糖就能感受到甜度，無形中可少加很多醣。而且喝溫的能維持身體溫暖，對新陳代謝有幫助，因為人體體溫每升高1度，新陳代謝率就會提高12%至15%。

奶茶，在清朝乾隆時期還曾被列為貢茶而名揚四海！喝茶又能發掘典故，真是樂趣無窮！

自此之後，無糖低脂的普洱拿鐵變成為陪伴我下午看診的茶飲之一，尤其是和朋友吃大餐之後，更會特地買一杯來去油解膩，普洱茶香搭配香醇的鮮奶令人心曠神怡。

如果妳也想來杯幸福的普洱拿鐵，可以準備普洱茶包自行沖泡，再加入低脂鮮奶即可，輕鬆簡單又能滿足喝飲料的慾望。

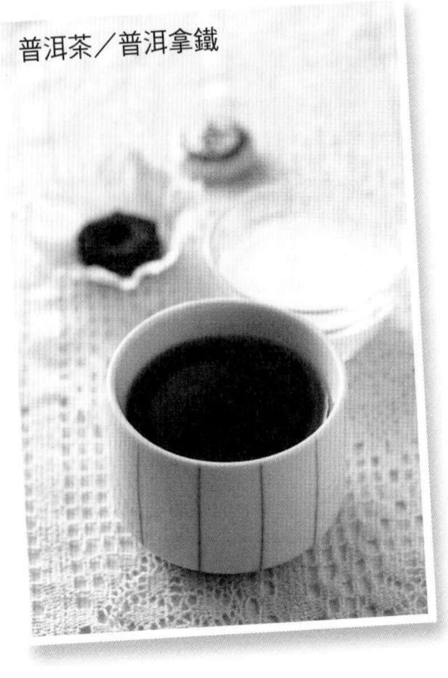
普洱茶／普洱拿鐵

【生薑決明子紅茶】消除浮腫，順暢腸道

消除浮腫最簡單的就是薑飲料，在辦公室或家裡可輕鬆DIY，切好的生薑片2至3片（建議可以連**生薑連皮**洗淨一起泡，**利水消腫功效更強**），先用滾燙熱水悶泡10分鐘，也可把薑磨成泥狀直接加入，再放入紅茶包泡3分鐘即可飲用；此外如果排便比較不順的時候，可以一起放入決明子茶包，輕鬆調製生薑決明子紅茶，生薑偏溫又能平衡決明子的寒性，口感不錯，同時能兼顧排便與消水腫，一舉兩得！

薑可以有效的驅除體內寒濕之氣，促進代謝，改善手腳冰冷；紅茶性溫味甘，帶點苦澀，為全發酵茶，富含茶多酚，具有抗氧化的功能，能助消化，去油解膩，利尿消除水腫；決明子為苦甘性微寒，清肝明目，潤腸通便，調節血脂血壓，如果是自己買來煮茶，記得挑選炒過的決明子，可降低寒性，緩和潤腸力道，促進排便又不至於腹瀉。

最後要提醒，若妳是容易失眠的人，不宜飲用太濃的紅茶，且盡量在白天喝茶，才不至於影響睡眠品質，畢竟睡個好覺對於健康和美麗，是至關重要的！

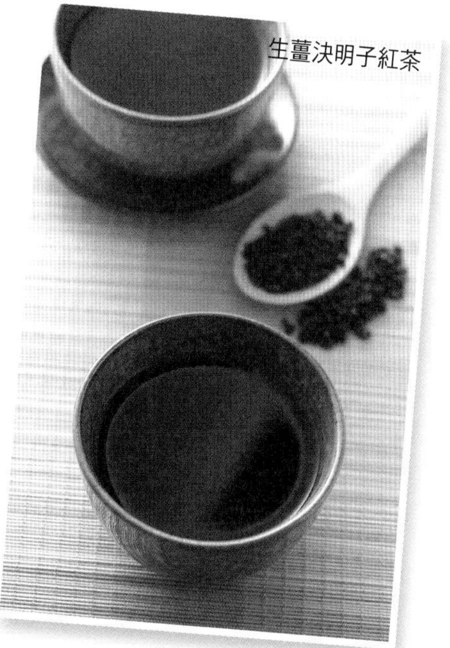

享「瘦」美食不發胖的終極訣竅，乖乖運動償還美食肥債

我會盡量讓我的體脂肪維持在25以內，這樣的代謝對我來說是享受美食的界線，因為體脂肪超標會更容易代謝變差發胖，通常一週兩次健身房，運動重點著重在消除下半身的浮腫和多餘的贅肉，藉由運動中肌肉的收縮與放鬆，促進下肢血液、淋巴回心循環，排除多餘的水分，改善浮腫。

我會先在跑步機快走30分鐘，接著使用健身器材，著重鍛

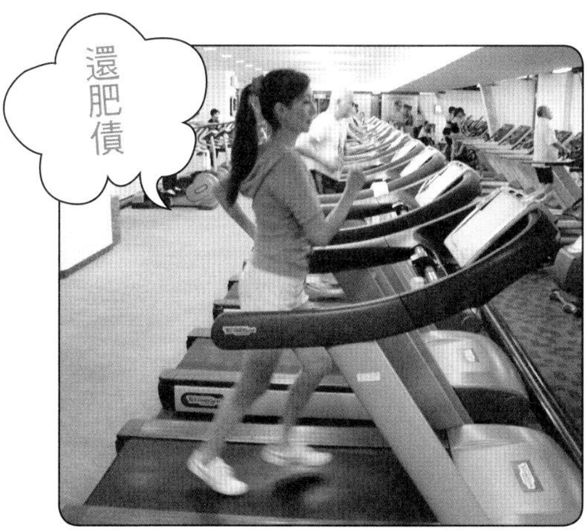

練大腿的內收、外展肌群；為了甩掉蝴蝶袖，我還會做手臂的三頭肌群阻力訓練與伸展運動；想偷懶時我會選擇在逛街時順便撥出20分鐘快走。

張醫師的私房香氛紓壓消腫泡澡方：精油 mix 中藥材

身為中醫師，雖然熱愛這份工作，難免也會遇到壓力和工作滿檔而感到勞累的時候，有空閒時我會選擇泡澡讓自己放鬆心情，又可以排汗消腫，讓我的循環代謝更好，到了冬天我則會選擇我最愛的溫泉來紓壓排汗。

源自老祖宗的智慧中藥浴，養生又瘦身

中藥浴指的是在沐浴時，在水中加入特殊功效的中藥材，在我國已經有上千年的歷史。藉由溫水的溫熱效應能幫助排汗瘦身，改善血液、淋巴循環和促進新陳代謝，而中藥材有效成分溶於熱水中，更能發揮溫通經絡、消除水腫、改善氣血循環的功效，加上香氛的氣息圍繞四周，既可放鬆心情，又能兼顧養生和瘦身。

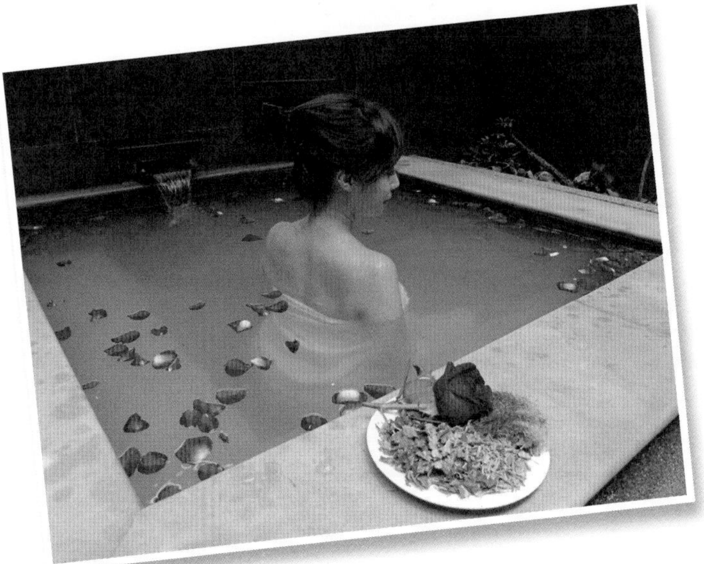

（情境示意圖）

【香氛紓壓消腫泡澡方】

材料 紅玫瑰5錢、荷葉2錢、玉米鬚2錢、檸檬香茅10克、玫瑰花瓣適量、柑橘柚果皮2顆（選擇性，如橘子、柳丁、香吉士、葡萄柚、柚子）

作用 放鬆心情，改善循環，利水消腫

中藥浴簡易DIY

1. 將中藥材以冷水沖洗後，裝入紗布袋中，用棉繩固定封口。
2. 先在浴缸放入一半熱水，置入紗布袋浸泡10分鐘。
3. 接著調水溫，維持攝氏35至38度之間，勿過熱。
4. 玫瑰花用小水流輕柔沖一下，將花瓣灑於水面，為泡澡增添浪漫香氛氣息。
5. 可依自己喜好加入果皮來去角質，可挑選橘子、柳丁、香吉士、葡萄柚或柚子，果皮洗淨後放在水面，可以用來摩擦關節處肌膚，幫身體去角質。
6. 身體清洗乾淨後即可開始泡中藥浴。

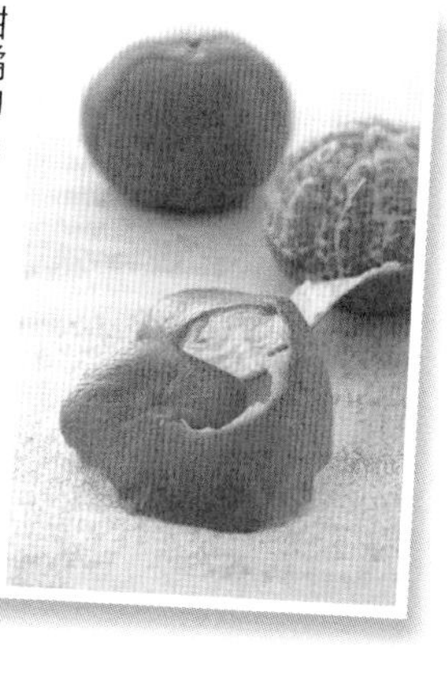

柑橘的果皮洗淨後，可用來幫身體去角質。

泡藥浴的方式

1. 第一輪先浸泡10分鐘，休息3至5分鐘，再浸泡15分鐘。
2. 脂肪特別多的部位，如手臂掰掰肉、鮪魚肚、大腿內側等處，可在泡中藥浴時加強按摩。

中藥浴注意事項

1. 泡中藥浴期間有任何身體不適症狀，如頭暈、心悸、胸悶、喘不過氣等，請立刻停止泡澡，並移到通風處休息。
2. 心血管疾病者，想泡中藥浴需事先諮詢醫師；如有陰道炎（分泌物偏多或搔癢）、慢性骨盆腔感染、皮膚有傷口或是皮膚疾病（例如皮膚過敏、異位性皮膚炎），未治癒之前暫時不建議泡澡；空腹及剛吃飽不可馬上泡澡，飯後至少間隔2小時以上再泡澡。
3. 泡中藥浴時，注意保持浴室通風，並在泡澡過程中經常補充水分。
4. 浸泡期間如果起身休息時，記得穿上浴袍或用大毛巾圍住身體，以免著涼。

1. 在泡澡時加入紅玫瑰，除了增添浪漫的氣氛之外，可以幫助紓壓、改善循環，荷葉和玉米鬚這兩種中藥材是消水腫好幫手。檸檬香茅又稱檸檬草，是熱帶的芳香草，除了幫助消水腫之外，還能增加抵抗力，養顏美容，泡澡時被玫瑰花香和檸檬清香圍繞，是一件放鬆的幸福享受。
2. 泡澡時除了運用中藥材之外，還能搭配1至2種精油增添香氣，幫助放鬆心情，舒緩緊張，例如快樂鼠尾草、羅勒、馬鞭草（兼有排除水腫的作用），如果因壓力大而經常失眠的人，也可依個人喜好挑選橙花或薰衣草精油。

3. 可搭配按摩紓壓穴位三陰交、陰陵泉，以大拇指深層按壓，一次按壓5秒，一個穴位各按20下，一邊按摩小腿達到舒緩小腿肌群，消除腫脹的效果。

4. 經常打電腦和身為低頭族一員者，當感到上背部肩頸緊繃僵硬時，可在泡澡的同時按摩肩井穴，並且緩緩轉動頭部和肩關節，放鬆肩頸肌肉群。

肩井穴

位置 頸部第七椎（後頸根部，低頭時骨凸最高點）與肩峰連線中點，肌肉隆起處（大約耳垂對下來手掌往肩上搭，中指按到的地方）

功效 屬膽經，理氣行血，疏經活絡，本穴位居肩部經筋聚結之處，常按摩此穴可以改善肩頸部的痠痛僵硬緊繃。

張醫師語錄

享「瘦」的致勝關鍵，決定在生活中的簡單小妙招，只要稍微注意就能在不知不覺中少胖一公斤，多瘦一公斤！

從今天開始下決心，請跟我一起加入享「瘦」美食不發胖的行列！

Part 3

女生愛「面子」——

養成靚體質，就能擁有好膚質！

拍照不再依賴美肌模式

擁有水水嫩嫩、白裡透紅的蘋果肌，定能吸引多數人的眼光，在假睫毛、放大片、ＢＢ霜盛行的年代，「輕齡裸妝」強調的是自然有光澤而不厚重的妝感，此時「好膚質」、「好氣色」就扮演了關鍵的角色，如果氣色不好、膚況太差，再怎麼化妝也掩飾不了，唯有配合內在體質的調理，才能讓妳從內美到外，肌膚呈現健康的最佳狀態，就算卸下所有祕密武器之後（濃妝、假睫毛、放大片），妳依然可以是個自信的元氣美人！

皮膚是身體的一面鏡子——身體出問題，皮膚告訴妳！

皮膚是身體的一面鏡子，面部是臟腑氣血榮華之所在，面部肌膚的潤澤度，有賴於氣血津液的正常運行、輸布、滋養，所以透過觀察面部神色、狀態，可以反映出整個機體的變化，除了皮膚，人體的五官、毛髮、指甲、乳房等，也都是臟腑、經絡、氣血反映於外的現象。臟腑氣血經絡功能一旦失調，就可能會在外表的各個方面顯現出來，正所謂「有諸於內，必形於外」，透過望診觀察這些外在的表象，並且配合聞問切等四診合參，可推敲身體究竟出了什麼狀況。

因此，在中醫養顏美容的領域中，非常講究重視五臟六腑、氣血經絡之間的作用與協調，透過滋潤臟腑、調理氣血、暢通經絡，使身體健美、青春，來達到美容養顏的目的。

睡美容覺和保持心情愉快，是肌膚最頂級的保養品

希望外在有「面子」，就要有好的「裡子」，也就是說，想要紅潤的氣色、滑嫩白皙的膚質、

動人的明眸，一定要先具備健康的體質。尤其是婦科方面如果沒有好好保養，導致內分泌失調，就會引起肌膚老化和損害健康。在醫美盛行的年代，即使有了人工美的加持，倘若不愛惜自己健康，恣意熬夜、飲食無節制加上無法適當紓解情緒及壓力，妳的美麗仍會一點一滴流失，聰明的美女在追求天使臉孔、魔鬼身材之餘，別忘了從內在體質和生活作息、飲食和壓力調節做起，其中，睡美容覺和保持心情愉快是肌膚最便宜、但最頂級的保養品，雙管齊下才讓妳由內到外都健康，從頭到腳都美麗。

天然溫和一定無負擔嗎？漢方保養正夯，如何挑對漢方保養品？

近年來漢方保養品盛行，許多知名的日韓或歐美化妝品都添加了漢方藥材精華成分，但是，漢方產品對肌膚真的天然溫和無負擔嗎？這些添加成分到底對皮膚各有什麼保養功效呢？現在讓我帶各位美眉們一同探探這些漢方成分，了解它們讓肌膚美麗的關鍵祕密究竟是什麼？

女生就是愛「面子」！現在人手一支智慧型手機，走到哪裡都愛拍照記錄生活點滴，這時候，如果擁有好膚質，拍照不再需要美肌模式來「修修臉」，而「好膚質」決定於「好體質」，從此刻開始，跟著我一起來實踐「美肌的生存之道」！

3-1 杜絕冒痘、出油、毛孔粗大體質，遮瑕膏bye-bye！

為何皮膚不聽話？

青春痘並非青春期的專利，甚至有不少女性朋友是成年後才開始長的，如果不好好照護，頑固的痘痘會常伴妳左右，皮膚是身體的其中一面鏡子，面部是臟腑氣血華榮之所在，透過觀察面部肌膚的狀況，可以一探整個機體的臟腑功能是否平衡運作。

影響皮膚的健康，有內外兩大因素。造成內在體質改變的因素，包括：

1. 壓力大、情緒調節不良；
2. 經常熬夜或日夜顛倒的輪班；
3. 飲食失衡，常吃燒烤炸辣等刺激性食物。

另外，還有一些外在因素；

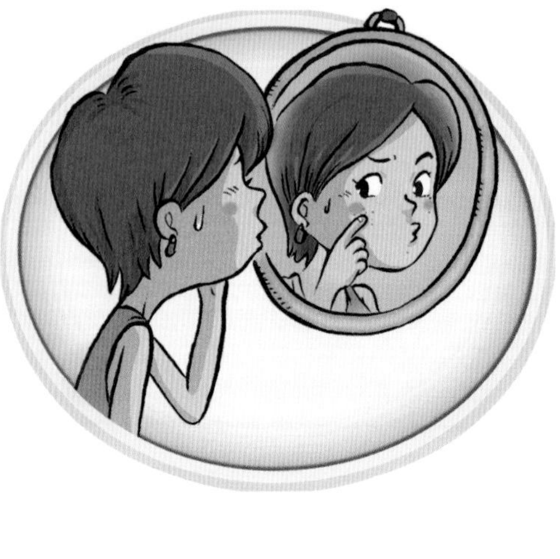

1. 使用保養品不當造成肌膚的負擔，
2. 長期上濃妝；
3. 季節轉換、溫差過大或天氣悶熱。

在內外因素雙重夾擊之下，臉部肌膚油脂分泌失調，變得容易出油、浮粉脫妝，需要不停用吸油面紙和補粉，不安分的粉刺痘痘不斷冒出，若不小心處理，硬是用手去擠，還可能形成可怕的痘疤，必須靠遮瑕膏遮掩！若想杜絕出油冒痘，從「內在體質」徹底調理，才是最根本的解決之道。

痘痘長在哪裡，跟我的身體狀況有關嗎？

皮膚是身體的一面鏡子，面部是臟腑氣血華榮之所在，透過觀察面部肌膚的狀況，可以一窺整個機體的不足與變化，痘痘好發的部位可反映出身體的狀況，若痘痘長期都長在同一個部位，就可能和身體的臟腑功能失調有關，應當多加留意和保養。

從「痘痘」看健康：
長期痘留部位，是健康的小警訊

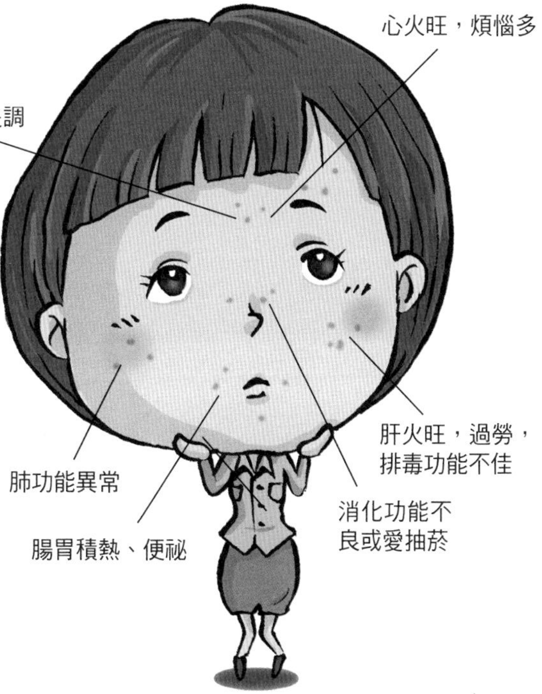

部位	相對應可能失調的臟腑功能	生活習慣引起
額頭	常與心火旺有關，多由熬夜、失眠和煩躁引起，內分泌失調也可能引起。	因瀏海不潔等狀況造成，尤其是蓋住額頭的妹妹頭瀏海。
鼻部	常與肺熱或胃火旺有關，多由消化功能不佳，長期抽菸及烤炸辣物引起。	使用大量遮瑕力強的粉底液遮蓋鼻頭粉刺，造成毛孔阻塞。
兩頰	左臉頰屬肝，與情緒不穩、壓力調控、肝臟造血解毒功能有關；右臉頰屬肺，與呼吸系統問題（鼻過敏、咳嗽）有關。	側睡時觸碰不潔的枕頭巾或接觸不潔的安全帽帶；兩側頭髮塗抹造型品後碰觸到臉部肌膚；經常以手托腮。
口唇周圍	與「腸胃積熱」有關，多留意消化系統，是否有胃腸脹氣、便祕、痔瘡便血、口臭等症狀。	想事情的時候經常摸口唇；刷牙時含氟量過高的牙膏殘留沾到口周皮膚；長久戴口罩未更換清潔，悶熱滋生細菌。
下巴	痘痘若好發於下巴的女性，要多注意卵巢或子宮等內分泌生殖系統的問題，也可能和睡眠不足、精神狀況不佳有關。	喜歡用手撐著下巴；長久戴口罩未更換。

膿皰型的痘痘，不一定是火氣大！「黃連」是消痘痘的萬靈丹？

一樣長痘痘，體質可是大不同喔！曾有病人來到門診說：「醫師，為什麼我媽說我長痘痘是火氣大，買了黃連給我吃，痘痘卻沒有消？」事實上「火氣大」只是青春痘的成因之一，並不是每個人都適合吃黃連退火來消痘，尤其是平時腸胃不佳、手腳冰冷或有經痛、體質偏寒的女生，長期吃黃連反而加重腸胃不適、經痛和手腳冰冷，巧巧正是這樣的例子。

巧巧是個粉領上班族，因皮膚問題前來求助中醫，她的下巴、兩頰密佈粉刺，夾雜膿皰及囊腫型的痘痘，面部泛紅，毛孔粗大，皮膚乾燥皺裂卻易出油，最困擾的是經前易長又痛又大的膿皰型痘痘。「醫師，我媽說我是火氣大，買了黃連膠囊給我吃，吃了兩個禮拜，痘痘雖然有消一點，但是卻胃痛，而且大姨媽這次來經痛更嚴重，怎麼辦？」

經由詳細問診、望舌象與把脈之後，我發現巧巧因長期工作壓力大，有胃食道逆流病史，下班後最愛和姊妹們吃麻辣鍋和燒烤紓壓，加上平時喜愛吃炸雞，吃東西都一定要加辣醬，導致長期有口臭，口乾舌燥，容易嘴破、牙齦腫脹，大便黏稠臭穢，甚至有時痔瘡便血等，中醫歸為「胃熱」體質所引起的症狀；除此之外，她平時有容易疲倦、頭暈、吃飽後胃腸易脹氣、手腳冰冷、經痛等中醫歸為「脾氣虛寒」的症狀。像巧巧這種「胃熱脾寒」寒熱錯雜的體質，自行服用黃連膠囊後，痘痘雖稍微改善，但是卻造成胃痛脹氣，胃酸逆流，手腳冰冷和經痛加重，因為單純吃苦寒的黃連雖然可以暫時清胃火，長期下來卻造成體內寒氣加重，尤其是影響腸胃和子宮機能，因此在治療上，選用黨參、白朮、茯苓、木香、乾薑等溫藥調理脾胃以治本，可視痘痘嚴重程度酌加少量黃連、蒲公英、金銀花等抑菌抗痘、清熱解毒藥的中藥以治標。

連續調理3個月之後，巧巧不僅膿皰和囊腫型痘痘明顯消褪，其他症狀也一併改善。

由上可知，長痘痘不是吃黃連就見效，像有些暗瘡、囊腫型痘痘，不一定跟火氣大有關，多數患者屬於痰瘀體質，冒痘伴隨面色暗沉，容易水腫，筋骨易痠痛，嗜臥嗜睡，口唇暗紫等症狀，臨床上多選用半夏、茯苓、白朮、貝母、丹參、紅花等健脾利濕化痰和活血化瘀的中藥材來治療。所以，一樣長痘痘，體質大不同！並不是每個人都適合吃黃連來消痘，尤其是平時胃腸功能不佳者，吃了黃連反而會加重身體不適的症狀，應當諮詢專業中醫師的建議為佳。

【中醫體質說】哪些體質容易冒痘痘？

一、肺胃蘊熱

常見成因 與飲食失衡有很大關係，嗜吃燒烤炸辣或黑胡椒料理，如麻辣鍋、鹹酥雞、炸薯條等，或經常暴飲暴食、菸酒不離，很少吃蔬菜水果等高纖維食物，水分攝取不足，導致消化不良，腸胃積熱，加上室內經常開冷氣以及愛吃冰，造成內熱無法散出，往上薰蒸頭面部，促使皮脂分泌過度旺盛，引發角質阻塞，一旦細菌感染後，易長大顆的膿皰型及囊腫型痘痘。

皮膚特徵

多見油性肌膚，臉部微血管易擴張泛紅，毛孔粗大，皮膚乾燥皺裂卻易出油。肺胃蘊熱體質患者在經前易長膿皰型或囊腫型痘痘，容易留下痘疤，或因夏季天候悶熱，或吃烤炸辣之後加重。肺熱偏盛者鼻周多見；胃熱偏盛者以口周較多，亦可見於背部前胸。

全身症狀

怕熱，口乾舌燥，口渴、喜喝冷飲，稍微一活動則出汗，反覆嘴破，口臭，牙齦浮腫疼痛，體味重，胃口極佳，排便乾硬或次數減少，甚至痔瘡出血，小便顏色深黃，經前燥熱，經行量多，月經提前。

調養方藥

治療原則以「清泄肺胃蘊熱，解毒美顏」為主，視個人體質選用枇杷葉、桑白皮、黃芩、黃連、穿心蓮、金銀花、連翹、蒲公英、生甘草等藥材調理。

二、肝鬱化火

常見成因

這類型的問題常與情緒壓力有很大的關係。常見於性格追求完美，長期緊繃壓力大，內心壓抑或煩躁易怒的人，肝氣久鬱化火，肝火旺影響皮膚的新陳代謝，因而出現一連串皮膚問題。

皮膚特徵

多見油性肌膚或敏感型肌膚，經前易長痘痘粉刺，臉部容易泛紅敏感，粗糙脫屑，經常因為壓力大或發怒使皮膚問題加重，膚色多為暗沉無光澤，易長斑。

全身症狀

失眠，頭痛、胸悶、肩頸僵硬、口苦、情緒不穩定，眼睛乾澀紅癢，便祕，經前乳房脹痛、經行不暢、痛經。

調養方藥

治療原則以「疏肝理氣，解鬱瀉火」為主，視個人體質選用柴胡、龍膽草、菊花、玫瑰、夏枯草、丹參、川芎、鬱金、當歸、赤芍、蒲公英、薄荷等藥材調理。

三、陰虛內熱

常見成因

這類型的問題常與熬夜有很大的關係。年輕人多為長期熬夜上火，煎熬陰血津液，或中年婦女進入更年期，體內荷爾蒙改變所引起。

皮膚特徵

乾性肌膚較多見，長痘痘之後痘疤不容易褪色，肌膚乾燥、易生細紋，也可見敏感性肌膚。常見面部或兩顴潮紅，痘痘粉刺，長期熬夜，免疫力降低，細菌易滋生，易生閉鎖型粉刺，一旦毛囊阻塞破裂，發炎相連，形成囊腫型痘痘。此類敏感性肌膚容易泛紅乾癢，緊繃刺痛，易因情緒、換季或天熱、吃烤炸辣食物等因素影響而惡化。

全身症狀

失眠，便祕，頭暈耳鳴，五心煩熱，腰痠腿軟，反覆嘴破，心悸，足跟痛，消瘦，早衰，口乾舌燥，眼睛乾澀，月經提前，崩漏，經量少（陰血虛偏盛）或多（虛火偏旺）。

調養方藥

治療原則以「養陰清熱，潤燥養顏」為主，視個人體質選用熟地、生地、牡丹皮、白芍、山茱萸、澤瀉、山藥、茯苓、知母、黃柏、女貞子、何首烏、枸杞、天門冬、阿膠等藥材調理。

【中醫樂活】實用抗痘妙招

妙招一 三道對症美膚茶飲，提升妳的戰「痘」力！

1. 肺胃蘊熱型的保健茶飲【銀花檸檬蜜茶】

藥材 金銀花2錢、甘草2錢、檸檬切片榨汁、蜂蜜

作法 將藥材洗淨，包入過濾袋置入鍋中，用1000cc水同煮至沸騰，轉小火再煮10分鐘。放涼後即可飲用，加入擠好的檸檬汁及適量蜂蜜，口感更佳。

服法 1週2至3次，飯後飲用，經期不宜。

2. 肝鬱化火型的保健茶飲【菊花美膚茶】

藥材 白菊花2錢、夏枯草1.5錢、薄荷1錢、紅棗2顆（去籽）

作法 將藥材洗淨，包入過濾袋置入鍋中，用1000cc水同煮至沸騰，轉小火再煮10分鐘即可飲。

服法 一週2至3次，飯後飲用，經期不宜。

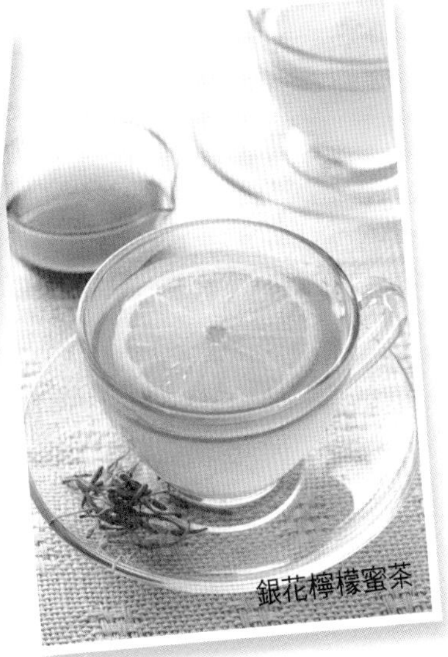
銀花檸檬蜜茶

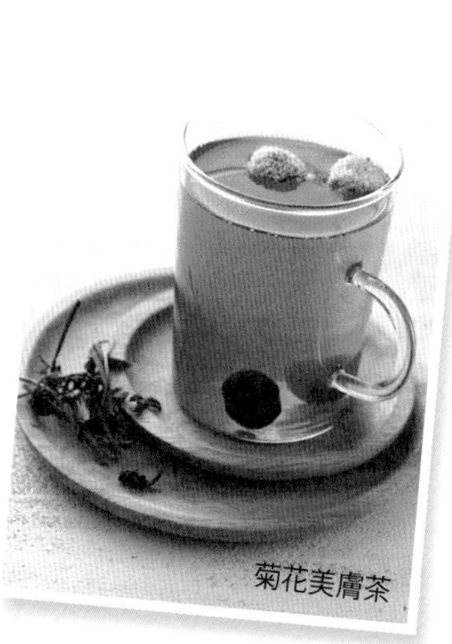
菊花美膚茶

3. 陰虛內熱型的保健茶飲【丹皮涼膚茶】

藥材 牡丹皮2錢、茯苓2錢、白芍1錢

作法 將藥材洗淨，包入過濾袋置入鍋中，用1000cc水同煮至沸騰，轉小火再煮10分鐘，加入糖或蜂蜜適量即可飲用。

服法 一週2至3次，飯後飲用，經期不宜。

妙招二 害怕皮膚出油冒痘、毛孔粗大的妳，最該「遠離」的上火食物！

害怕臉部出油、毛孔粗大以及冒痘痘粉刺的妳，請下決心遠離容易上火的燒烤、油炸、辛辣刺激性食物及酒精性飲料，如雞排、鹹酥雞、炸雞薯條、麻辣鍋、花生、菸酒、黑胡椒、辣咖哩等，免得加重體內的燥熱。此外，應減少食用高糖分油脂食物（甜點、餅乾、巧克力），以免延長發炎反應。

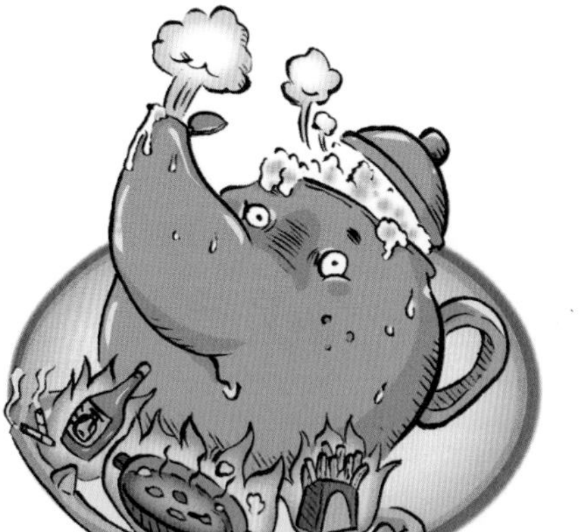

吃燥熱食物就像燒開水，火轉太大，會燒乾鍋內的水分
→火熱向上薰蒸頭面部，出油、冒痘、泛紅
→相對的肌膚水分不足，細紋、乾燥、脫屑

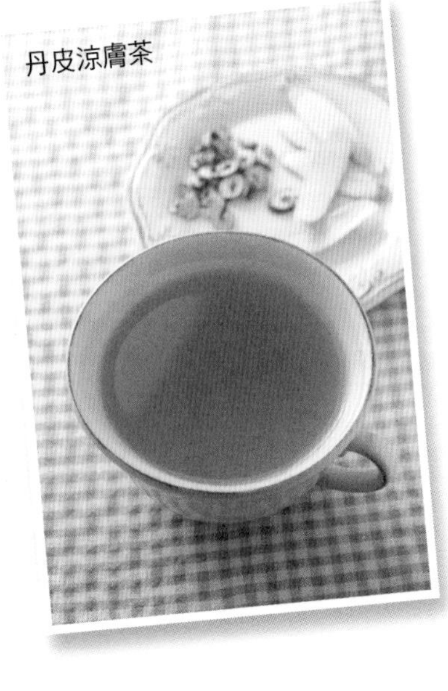

丹皮涼膚茶

妙招三 拒絕當痘花妹的7 Tips

害怕臉部出油、毛孔粗大以及冒痘痘粉刺的妳，請下決心遠離容易上火的燒烤、油炸、辛辣刺激性食物！

1. 多食用新鮮的水果（草莓、蘋果、奇異果、柳橙……）與深綠色蔬菜。每天早晨起床喝一杯溫開水啟動一整天代謝，促進腸胃蠕動、幫助排便，養成定時排便習慣。
2. 不要自行用手擠壓痤瘡及粉刺。若有需要臉部護理，必須尋找合格美容師。
3. 避免使用油性的卸妝油或是過度滋潤的保養品，以清爽控油保濕為佳；化妝時間勿過長，減少粉底液及ＢＢ霜使用的頻率及時間。以免阻塞毛孔。
4. 每天必須有充足睡眠滿8小時，盡量晚上11或12點以前就寢。放鬆心情保持愉快，如果精神緊張或睡眠品質不佳，會加速痤瘡的惡化程度。
5. 經常清洗並且更換枕頭巾或安全帽，尤其是兩頰長青春痘的患者，不潔的枕頭巾或安全帽帶經常是造成反覆感染的原因，還要注意如果長期在外騎機車需戴口罩，記得口罩勤換洗，以免滋生細菌，加重臉部痘痘發炎狀況。
6. 若青春痘長在額頭，因頭髮常有細菌，會使痤瘡惡化，應每日清洗，不要噴太多造型品以免隨頭髮接觸到臉部皮膚，髮型宜清爽，以不遮掩額頭及臉頰為宜。
7. 粉刺痘痘肌膚可一週1至2次使用深層潔淨面膜暢淨毛孔；「外油內乾」膚質請記得先「安內」（清爽的保濕）再「攘外」（抗痘控油去角質），不要只著眼於去角質和控油，讓皮膚以為乾燥又再度分泌油脂！

痘痘到底要調多久才會好？

常有患者詢問：「醫師，我的痘痘要多久才會好？」通常青春痘的治療無論是西醫或中醫，都需要耐心配合才能明顯改善，長期內服抗生素，或只靠外擦消炎殺菌藥膏凝膠，是「治標不治本」的作法，從「內在體質」徹底調理更為重要。

「輕度」青春痘會在數週內改善，「中度」青春痘須要1至3個月的時間，「嚴重」青春痘則須4至6個月的治療時間。所以必須定期複診，遵從醫師指示，耐心服用藥物，注意日常生活飲食，保持良好的生活作息，適當的調節情緒壓力，才能讓青春不「痘」留！

3-2

對抗肌膚「初老」症狀——細紋、斑點，中醫不老養顏術教妳凍齡

妳的肌膚是否開始出現「初老」症狀？細紋、鬆弛、乾燥粗糙、暗沉、斑點是否悄悄爬上妳的臉龐？如果有這些情形，表示妳的肌膚已經開始老化了，該怎麼辦？「無齡肌膚」是女人的夢想，掌握關鍵養生要訣，學會中醫不老養顏術，凍齡就從現在開始！

開始長細紋、鬆弛、乾燥粗糙、暗沉

皮膚的膠原蛋白存在真皮層裡，由纖維母細胞製造，能讓皮膚有彈性、光澤潤滑，但一過25歲，膠原蛋白的合成能力便開始下降，膠原蛋白就會逐漸隨老化而流失，皮膚變得乾燥、粗糙，開始出現皺紋。40歲時的合成能力大約只有20歲時的一半，若不重視肌膚就會加速老化。

在中醫觀點看來，肌膚的老化是一種腎陰的耗損，腎為先天之本，中醫的「陰」是指體內的精華物質，陰液的功能是要滋潤、濡養人體的各個臟腑器官以及全身皮膚，隨年紀增長，尤其

缺乏腎陰滋潤的初老現象

- 易長斑點
- 黑眼圈
- 面部或兩顴泛紅敏感
- 皮膚容易乾燥粗糙、易生細紋
- 肌膚暗沉，缺乏彈力而鬆弛
- 其他症狀如口乾舌燥、視力衰退模糊乾澀、頭髮乾澀易斷早白

女性更年期之後，或是年紀輕輕卻經常熬夜、工作過勞或長期失眠，體內津液會自然流失，漸漸造成腎陰（水）不足，此為一種老化現象。當水不足時，陰陽不平衡，身體自然容易上火，水快被火燒乾時便容易出現沉澱的雜質，臉上的斑點因而產生，因此「護腎滋陰」是延緩老化的關鍵，「養陰」能保持皮膚水嫩Q彈，使皮膚不易乾燥，減少皺紋的產生。

中醫樂活，實用養生妙招

妙招一 拒絕老化惡勢力——辛辣油炸食物&高糖分食物

長期大量食用辛辣油炸等刺激性燥熱食物，就像燒開水時把火轉大，會燒乾鍋內的水分，水分一旦不足，肌膚就容易出現乾燥、長細紋等「初老」症狀；上火之後，令人討厭的出油、冒痘、泛紅、毛孔粗大等問題也會接踵而至。

女生在排卵後之後一直到月經來之前，尤其是第20至25天是黃體激素分泌的高峰期，可以說是肌膚的超級危險期，黃體素和雄性激素結構類似，會使皮膚角質粗糙增厚，油脂分泌旺盛、皮膚容易出油、毛孔粗大、體溫升高使毛細血管擴張，臉部變得容易泛紅，容易出現青春痘（尤其是膿皰型或囊腫型痘痘）、酒糟和脂漏性皮膚炎加重等問題，此時體溫較高，切勿吃燥熱刺激性食物或大熬夜，否則會火上加油，造成出油冒痘更嚴重，加速皮膚老化！

1. 減少燥熱食物的攝取：例如麻辣鍋、油炸燒烤料理（鹽酥雞、炸雞），或羊肉爐、麻油雞、薑母鴨、荔枝、龍眼、榴槤等這一類熱性食物。

2. 減少刺激性飲料或辛香料如：菸酒、咖啡、濃茶、咖哩、胡椒、沙茶、辣椒醬。

3. 減少食用高糖分食物，如甜點、餅乾、巧克力、含糖量高的飲料。高糖分會加速皮膚老化。血液中的糖分會附著在蛋白質上，產生糖化終產物（AGEs），破壞膠原蛋白、彈力蛋白等支撐皮膚的蛋白纖維，導致皮膚老化，出現皺紋或鬆弛下垂。

妙招二 「滋陰養血」食材是肌膚最佳的玻尿酸與膠原蛋白！

「護腎滋陰」是延緩老化的關鍵，中醫理論認為腎主「黑」，一般黑色食物多入腎，可補腎滋陰養血，「滋陰養血」能滋潤肌膚，使皮膚不易乾燥，減少皺紋的產生。保持皮膚光澤水嫩，防止肌膚老化鬆弛，留住青春，是眾多食材中最佳的天然玻尿酸與膠原蛋白！

例如莓果類即屬於深黑色食物，現代研究指出莓果類含有高單位的花青素OPC及多酚，能有效抗氧化，抵禦自由基，延緩衰老；補充膠原蛋白的深黑色食物，如魚皮、海參、黑木耳等，則可讓肌膚保持彈性，預防鬆弛變皺；此外，深色蔬果及紅肉例如牛肉、菠菜、蘋果、香菇，也含有豐富的鐵質，可以養血潤膚，增添紅潤氣色！

女生從月經來潮一直到經期剛結束的幾天，可加強補充「滋陰養血」食物，此段時間為皮膚的黑暗期，這時雌激素與黃體素分泌急速降低，子宮內膜剝落而經血出，此時不但體力差，鐵質等營養素隨經血流失、體溫降低、血液循環變差、抵抗力變弱，肌膚的新陳代謝也會跟著變慢，對外在環境的防護力降低，皮膚較易敏感、乾燥脫屑、容易浮粉脫妝、容易有細紋、臉色暗沉、氣色差，此時多吃「滋陰養血潤燥」的食物能滋潤肌膚，使皮膚不易乾燥敏感，減少皺紋的產生，維持皮膚光澤水嫩。

凍齡美女必吃的抗老防皺最佳食物

1. **蔬菜類：**黑木耳、菠菜、紅鳳菜、胡蘿蔔、番茄、香菇、茄子。
2. **水果：**櫻桃、葡萄、蘋果、番茄，莓果類更是富含花青素及多酚，是抗氧化美白不可或缺的元素！如草莓、藍莓、覆盆子、桑椹、桑椹、黑醋栗、蔓越莓等。
3. **動物性蛋白質、膠質及鐵質：**海參、雞蛋、牛肉、牛筋、豬腳筋、雞爪、豬肝、烏骨雞、魚肉魚皮、蛤蜊。
4. **藻類：**海帶、紫菜含有豐富的碘、鐵及維生素B_{12}，是養血潤肌的重要營養素。
5. **油脂類：**黑芝麻、核桃（一天堅果類約吃15公克，不宜過多，否則熱量過高肥胖上門！）

妙招三 解除老化危肌，就靠這道茶飲

【首烏玉竹抗老茶】

材料 何首烏2錢、玉竹2錢、玫瑰1.5錢、黃耆2錢、紅棗去籽2顆

作法 將藥材洗淨，包入過濾袋，置入鍋中，與1000cc水同煮至沸騰，轉小火再煮10分鐘。

作用 補腎抗老，美白抗斑，調理氣血。其中何首烏屬於補血藥，入肝腎，苦甘微溫，補血益精，宋代《開寶本草》稱之「益血氣……，久服長筋骨，益精髓，延年不老」，有良好的抗氧化抗老化作用；玉竹滋陰潤燥，改善皮膚老化現象（乾燥、細紋、鬆弛……），是很好的抗老美白淡斑藥材；玫瑰疏肝解鬱，行氣活血，緩解緊張情緒又改善循環，使氣色紅潤；黃耆補充元氣增加體力，搭配何首烏、紅棗調理氣血，能使氣色更加潤；紅棗補氣養血，健脾和胃。

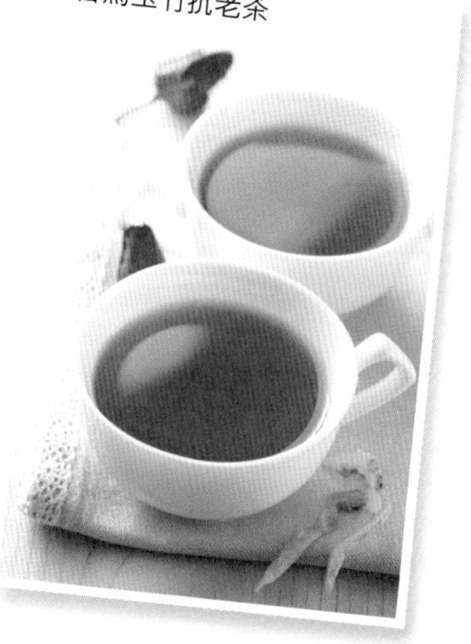
首烏玉竹抗老茶

適合對象 壓力大或經常熬夜，氣色暗沉，長斑長痘，臉部乾燥敏感甚至出現細紋的美眉。

飲用時機 一週2至3次。

肝斑、孕斑、曬斑、雀斑、老人斑……，和體質也有關？

黑斑包括肝斑、孕斑、曬斑、雀斑、老人斑以及發炎後的色素沉著等，其成因和雌激素、黃體激素、紫外線最相關。黑斑一直是不少女生的困擾，其實黑斑不止跟曬太陽有關，內在的體質影響更是扮演重要的角色！舉凡睡眠、飲食、作息、壓力情緒都可能造成內分泌失調而長斑；月經來潮之前和懷孕時，也會因為荷爾蒙波動變得容易長斑。除了雷射的快速途徑之外，建議各位美眉們要從體質調理和日常生活保健做起，才能杜絕長斑；雷射之後因為東方人的體質比其他種族容易反黑，更是利用中藥調理體質及膚質的好時機，可減低黑斑復發的機率！

【中醫體質說】哪些體質容易長斑？

一、腎陰不足

常見成因 長期熬夜或者接近更年期。

全身症狀 常見深褐色斑片，且臉色暗沉，兩頰乾燥，有細紋；伴隨出現頭暈耳鳴、腰膝痠軟、心悸、失眠等問題。

調養方藥 **治療原則以「滋陰補腎」為主，視個人體質選用熟地、山藥、枸杞、何首烏、麥冬、玉竹等藥材調理。**

二、肝鬱氣滯

常見成因 壓力大，情緒失調，憂鬱或易怒。

全身症狀 常見淺褐色至深褐色斑片，大小不一，邊緣不整，經前斑色加深；伴隨憂鬱或焦慮、失眠、急躁易怒、頭痛、月經不調、經前症候群明顯等症狀。

調養方藥 **治療原則以「疏肝理氣、活血淡斑」為主，視個人體質選用玫瑰、柴胡、當歸、丹參、薄荷等藥材調理。**

三、氣滯血瘀

常見成因 多重因素阻礙氣血運行，造成氣血循環不暢，均可能導致氣滯血瘀。

全身症狀 深黑褐色斑片，可能有輕微疼痛感，面色黯黑；全身肌膚乾燥暗沉如魚鱗狀脫屑（肌膚甲錯）、經來有血塊、唇色暗紫、面黃消瘦、容易煩躁、胸脅脹滿。

調養方藥 **治療原則以「養血活血，疏風通絡」為主，視個人體質選用紅花、桃仁、赤芍、鬱金、川芎、枳殼等藥材調理。**

【中醫樂活】實用養生妙招

妙招一 美白淡斑的飲食守則

紫外線是造成長斑的最大兇手，害怕曬黑、長斑的女生應盡量避免食用芹菜、韭菜、九層塔、香菜這一類高感光食物；多吃富含維他命C的美白食物，能抗氧化防老，減少黑色素形成，如草莓、奇異果、檸檬、蕃茄、芭樂、百香果、柳丁、木瓜、葡萄、櫻桃、蘋果、

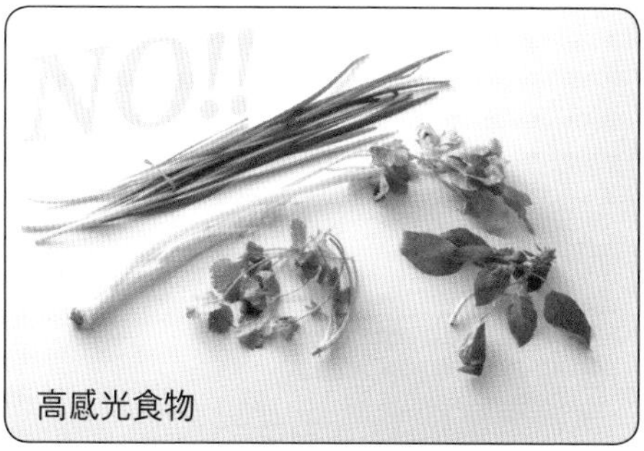

高感光食物

藍莓、蔓越莓；日常生活中容易取的中藥材薏仁、白茯苓、山藥、蓮子、白木耳、燕窩、珍珠粉等，也可以輪流作為美白淡斑的養顏食品。

妙招二 「好心情，不熬夜」是遠離斑點的祕訣

壓力、情緒不佳、身體疲倦或睡眠不足等因素，都可能造成內分泌失調而導致長斑或斑色加深，不想當「斑花」，請妳盡量在11至12點之間就寢，根據中醫經絡理論，肝膽經的氣血，是在夜晚11點至凌晨3點最為旺盛，如果長期熬夜，肝臟解毒功能會受到影響，容易引起肝氣鬱結或是肝膽火旺等病理反應，使皮膚循環代謝不良而扼殺妳的美麗，想要達成美白淡斑的效果，把作息和心情調養好才是最重要的基本功。

妙招三 美白抗斑必按的穴位

按摩方式&時機：

以指腹深層按壓，顴髎穴用中指指腹，太衝穴用大拇指指腹較順手，一次按壓10秒，一個穴位各按10下，早晚至少各一次。

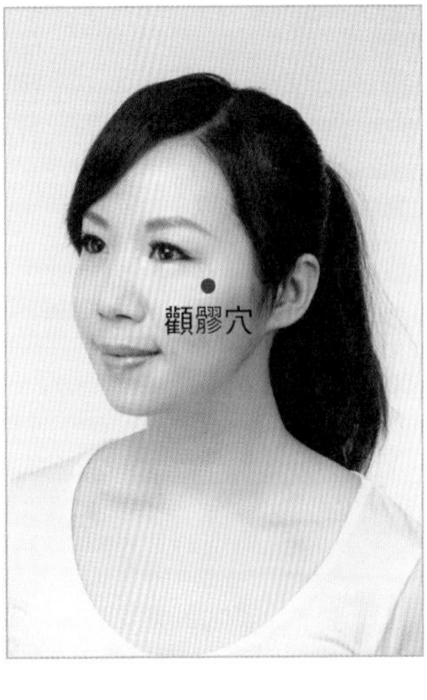

顴髎穴

位置 沿眼外角直下，摸到顴骨突起下緣凹陷處。

功效 屬小腸經，常按此穴可防止顴骨長斑，促進臉部血液循環，使氣色紅潤。除了用指腹按摩之外，棉花棒也是很好的按摩小幫手。

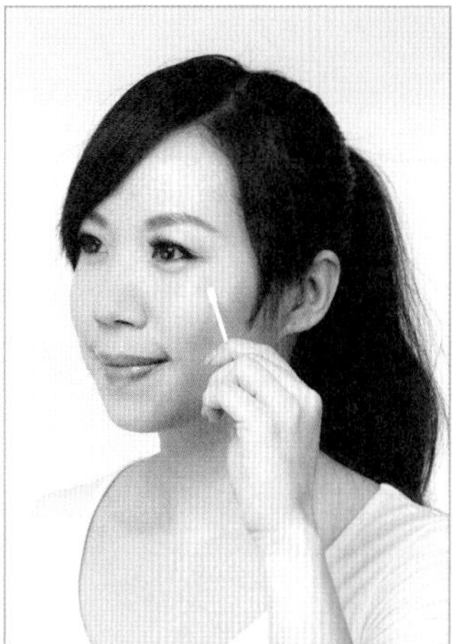

太衝穴

位置 大拇趾和第二趾中間，第1與第2蹠骨之間凹陷（大約在夾腳拖鞋區域）。

功效 屬肝經，疏肝理氣，活血化瘀、調理情緒、瀉肝火及淡化黑斑的功效。

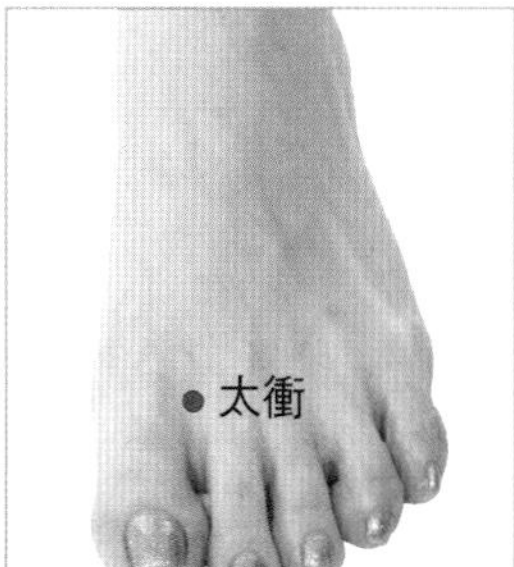

怕長斑的愛美一族，可要牢記顴髎穴，在擦美白淡斑乳液保養的同時，勤勞的按摩顴髎穴，更加提升美白淡斑的效用，而且現代女性壓力大，更要記得多愛自己一點，適當紓壓，別讓壓力造成老化，帶來疾病！此外，平時可多按壓肝經上的太衝穴，有助於調理情緒、活血淡斑、改善暗沉。

宮廷美女私藏的美容祕方大揭密

■慈禧太后的最愛——服珍珠粉、敷玉容散

古時候沒有Q10、膠原蛋白、雷射除斑，宮廷美女為何可以閃閃動人，傾國傾城呢？

其實古代美女也有自己的私房保養祕方喔！像清朝的一代女霸君慈禧太后，據傳每天一清早，都會吃一茶匙珍珠粉來保持吹彈可破的肌膚；此外，根據清代醫書《醫宗金鑒》記載，慈禧太后自30歲開始，天天使用「玉容散」敷臉，其中最重要的成分也是珍珠粉，讓她在60年華看起來依然青春美艷，柔嫩白皙亮麗！

美白中藥材裡，除了一般人熟悉的珍珠粉之外，其他名字以「白」開頭的中藥，例如白芷、白芨、白朮、白附子、白茯苓等等，中醫認為也有美白、修護皮膚的作用。傳說中，慈禧太后天天用來護膚的「玉容散」裡，就含有珍珠粉及10種以上的白色中藥材，包括：珍珠粉、白茯苓、白芷、白蘞、白芨、白牽牛、白細辛、白蓮蕊、白朮、白僵蠶、白附子、白扁豆、白丁香、防風、荊芥、二活、檀香。根據現代研究，玉容散能有效抑制麥拉寧黑色素形成，達到快速美白淡斑的效果，活絡肌膚微血管，加速細胞新陳代謝，活化肌膚細胞再生能力，解毒去瘀。

自古以來，珍珠粉一直被視為美白聖品，其性寒味甘鹹，功用能鎮心安魂、清熱排毒，外用能收斂生肌，促進化膿傷口癒合，並且可以用來敷面使肌膚潤澤。《本草綱目》記載如下：「珍珠味鹹，甘寒無毒。鎮心點目。塗面，令人潤澤好顏色……除面斑。安魂魄……，解痘瘡毒。」古代的宮廷美女們深諳此理，將服用珍珠粉視為一帖美容良方！

現代研究發現，珍珠粉不但能收斂毛孔，改善毛孔粗大，而且富含鈣質，為保護皮膚免於受損、乾裂的主要成分；珍珠粉含有大量生物活性鈣和18種對人體有益的珍貴氨基酸，及多種天然微量元素，能促進細胞再生，生肌作用強。此外還能延緩肌膚老化，淡化色素，改善黑斑、痘疤及面色暗沉等肌膚問題。

特調妳的御用面膜【珍珠淡斑面膜】

材料 珍珠粉1克、白茯苓2.5克、白芨2.5克、適量蜂蜜水或玫瑰水。

作法
1. 取適量蜂蜜水或玫瑰水，加入所有中藥粉與蜂蜜水調勻後，敷於臉上。

油性、痘痘肌膚可改用蛋白，再加入黃芩粉1克，加強控油抗痘、鎮靜舒緩。

2. 敷大約15至20分鐘，以清水洗淨，立即擦上後續的保濕乳液等保養品。

作用 美白淡斑，改善皮膚暗沉。

提醒 1. 一週使用2至3次。

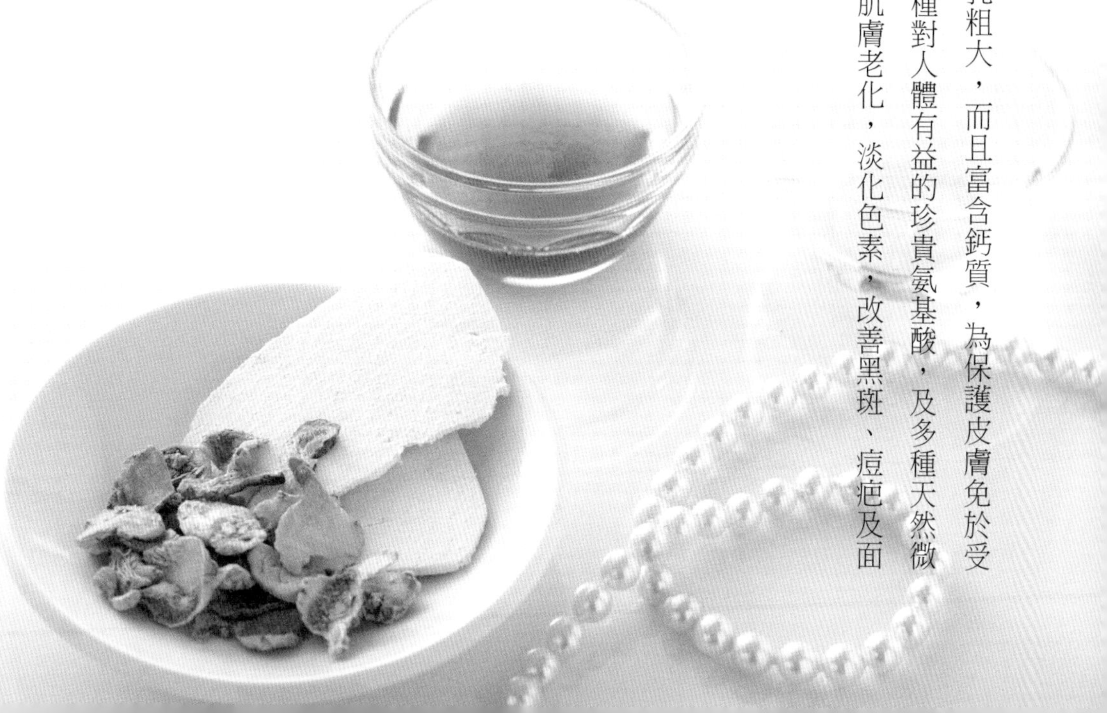

2. 敏感膚質的人可先將調好的面膜敷於手臂內側15分鐘左右，測試有無搔癢、紅腫、刺痛等過敏反應，再使用較安心。

3. 皮膚有傷口、過敏現象時，應暫停敷面膜。

■楊貴妃與甄嬛的最愛——阿膠

備受恩寵的宮廷美女，總是有太醫和御膳房為她們的健康美麗打點一切，楊貴妃深得唐明皇寵愛，集三千寵愛於一身，唐代詩人白居易說她具有「回眸一笑百媚生，六宮粉黛無顏色」的美貌，並對她的肌膚有「春寒賜浴華清池，溫泉水滑洗凝脂」的描述。楊貴妃除了愛吃荔枝之外，私藏美容祕方是「阿膠羹」。

曾在兩岸引起收視熱潮的中國宮庭劇《甄嬛傳》，除了劇情與演員備受討論外，劇情中常出現的幾種中藥，儼然成為後宮嬪妃們相互爭寵的祕密武器！其中阿膠更是甄嬛特愛的養生美容聖品，溫太醫更是隨時根據她的體質悉心照料。

特調妳的美容飲品【黑木耳阿膠紅棗甜湯】

材料 新鮮黑木耳1斤、阿膠5錢、紅棗去籽10顆、枸杞1兩、黑糖適量。

作法 1. 黑木耳洗淨，去除蒂頭，切成細絲狀，如果

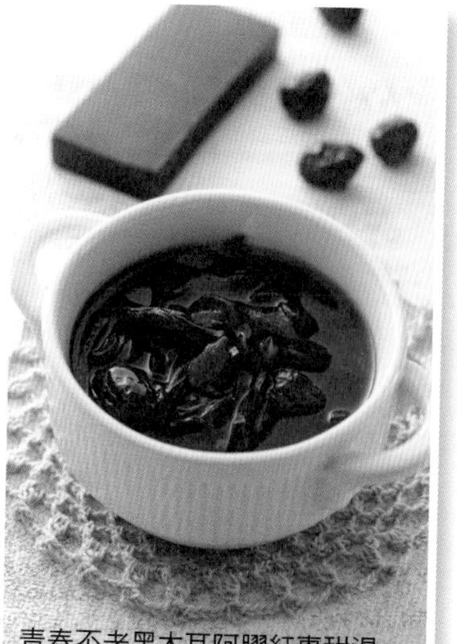

青春不老黑木耳阿膠紅棗甜湯

是買乾貨記得要先泡軟；阿膠記得請中藥材店搗碎成細顆粒狀，熬煮時比較容易熔化；紅棗、枸杞簡單清洗一下即可。

2. 鍋內加5碗水，放入材料同煮至沸騰，之後轉成小火再熬煮20分鐘，最後5分鐘再加入適量黑糖攪拌均勻即可食用。

功效

滋陰養血潤肌，養顏美容，調補肝腎，預防老化。

飲用叮嚀

一週2至3次。阿膠雖為補血滋陰聖品，卻較為滋膩礙胃，消化不好或容易腹瀉的人不要吃太多，一週1次即可；此外，紅棗和枸杞本身已有甘甜口感，黑糖勿加太多，才能在養顏美容的同時窈窕依舊。

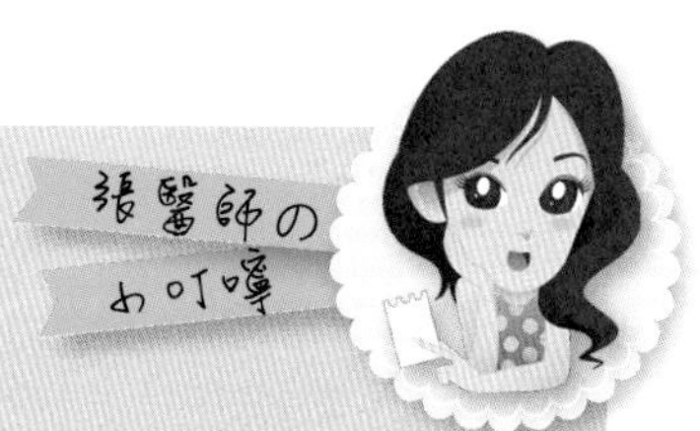

黑木耳可滋陰養血潤膚，營養豐富，物美價廉，富含膠質、蛋白質、鐵、鈣、胡蘿蔔素，維生素B_1和B_2，尤以鐵含量最高，是菠菜的30倍、芹菜的6倍、豬肝的4.3倍，而脂肪含量卻不高，是最經濟實惠的養顏美容食品，兼有活血功效，可預防心血管疾病，尤其是膽固醇過高或者想減重的朋友們，食用黑木耳對健康較無負擔。

中國山東出產的阿膠最有名，因原產地為山東「東阿縣」，所以「東阿阿膠」歷來名冠天下，幾乎已成為阿膠的代名詞。近年來中國阿膠價格飆漲，屬於昂貴藥材，為驢皮去毛熬製而成的固體膠，阿膠性味甘平，滋陰潤燥、養血潤膚，調補肝腎，被視為「補血聖藥」之一，用於調理婦科疾病、貧血、失眠、乾咳或一些出血症，很多飯店也趕搭戲劇風潮，拿阿膠來熬煮雞湯藥膳或甜湯。

3-3 天然溫和一定無負擔嗎？漢方保養正夯，如何挑對漢方保養品？

天然溫和，一定無負擔嗎？

27歲的小芬從大學時代就時常熬夜上線聊天，平時愛吃烤炸物和麻辣火鍋，使得她的臉上長了很多膿皰型及囊腫型痘痘，混合性膚質讓她T字部位容易出油，但是兩頰卻乾燥泛紅、敏感搔癢，毛孔粗大。她總是挑選不到適合自己的保養品。買了收斂毛孔的化妝水，卻因為含有酒精成分太刺激，使得皮膚敏感泛紅更嚴重，一般的保濕控油乳液，對她的兩頰來說又太乾不夠滋潤；最近聽了朋友的介紹買了添加人參、當歸等漢方成分的修復保濕乳液，原本以為漢方保養品天然溫和，對肌膚不會造成負擔，沒想到擦了2個星期，臉上的痘痘卻愈冒愈多，出油加重，於是前來求助中醫，想了解自己體質及皮膚究竟有什麼問題！

相信大家都了解內在體質的調理在中醫扮演著極為重要的角色，但是外用漢方美容成分，針對不同膚質的調養亦不可或缺。近年來漢方保養品盛行，許多知名的化妝品都添加不少漢方藥材精華成分：如「薏仁」精華，能保濕淨白抗痘，促進皮膚新陳代謝，延緩皮膚衰老；「芍藥」精華能勻嫩膚質，養血潤膚保濕；但是，漢方產品真的天然溫和，對肌膚無負擔嗎？像小芬使用含有人參、當歸的保濕乳液，主要是用來抗自由基，延緩老化，嫩白淡斑，對她而言太過於滋潤，並不適合她的年齡及混合性痘痘膚質。

除了針對小芬的體質調配中藥材之外，根據膚質的狀況建議小芬挑選含有「黃芩、甘草」漢方萃取成分的保養品，「黃芩」淨痘消炎，清熱解毒，抗敏舒緩，改善皮膚泛紅搔癢及痘痘紅腫狀態；「甘草」可抗敏、消炎、舒緩鎮定，改善肌膚敏感泛紅。經過3個月中藥內服加上外用漢方萃取液調理，膿皰和囊腫型痘痘明顯消褪，兩頰泛紅敏感的狀況也逐漸穩定。

所以，唯有選對適合自己膚質的漢方成分，才能真正改善皮膚問題，愛漂亮的妳不可不知！

如何選擇適合自己膚質的漢方保養品？

若妳對自己的膚質不夠了解，切勿隨意嘗試坊間保養品，以免造成肌膚的負擔，也有些人皮膚會對某些草本及精油成分過敏，挑選前可諮詢醫師提供專業的建議。

當然生活作息和飲食習慣才是最重要的根本囉！如果一直熬夜又愛吃油炸辛辣食物，身體火氣變大，免疫力降低，一樣會再被細菌感染型成膿皰或囊腫型痘痘，這時候再貴的保養品也沒用！

外用漢方美容藥材的作用

1. **局部刺激：**使局部血管擴張，加速血液循環而改善周圍組織營養，而起到改善氣色作用或提高肌膚免疫力。

2. **藥物吸收：**經皮膚、粘膜吸收進入血液循環、淋巴系統，進而達體內發揮藥效（抗痘、美白、除斑、保濕、抗老）而達到治療目的。

3. **經絡調衡：**搭配臉部穴位按摩利用藥物作用對穴位刺激而產生溫經通絡、行氣活血、化瘀祛斑、排毒美顏、消炎退腫功效。

市售臉部漢方保養品的美麗祕密

市面上琳瑯滿目的保養品，無論是專櫃、藥妝或開架式的通路，漢方保養品正夯！但是這些添加的成分到底對皮膚有什麼保養功效呢？參考古今研究文獻並且加上自己的體會心得，以下就讓我帶各位美眉們一同了解含有漢方成分的知名保養品，其美麗肌膚的關鍵祕密。

單味漢方精華畫龍點睛，提升美肌力

人參精華

內服 人參味甘、性微溫，為上選的珍貴補氣藥材，內服能大補元氣，改善腦力益智，提升免疫力，延緩衰老。

外用 其萃取成分外用能提高肌膚免疫力，抗自由基，延緩皮膚衰老，增加細胞再生能力，促進皮膚毛細血管的血液循環，調節皮膚的水分平衡，抗皺滋潤。

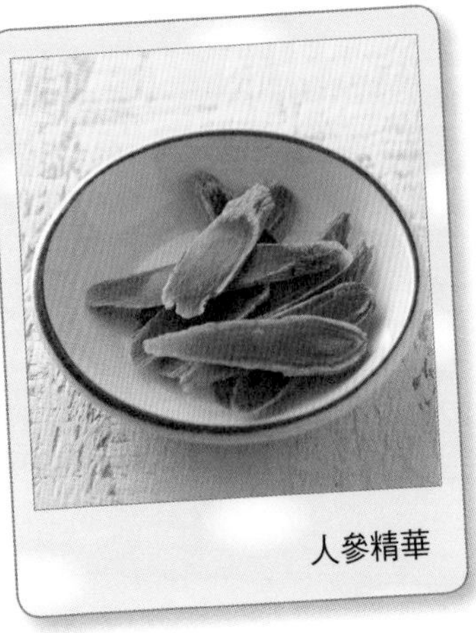

人參精華

珍珠精華

內服 珍珠味甘鹹、性寒，內服能鎮驚安神，常用於調理睡眠問題。

外用 磨粉外用能收斂生肌，促進化膿傷口癒合，並且可以調敷成面膜，收斂毛孔，淨白控油，此外還能延緩肌膚老化，淡化色素，改善黑斑、痘疤及面色暗沉等肌膚問題，自古以來，珍珠粉一直被視為美白聖品。

薏仁精華

內服 薏仁味甘、性微寒，內服能滲濕利水，清熱排膿，被許多愛美人士用於美容、瘦身，薏仁飲品可用來消水腫，是藥食兼優的養生聖品。

外用 磨成薏仁粉可以敷臉，萃取後的漢方精華應用於保養品添加成分，外用能代謝老化角質及表淺粉刺，使皮膚光滑，同時還能抑制色素沉著，用於淡化痘疤和美白淡斑。

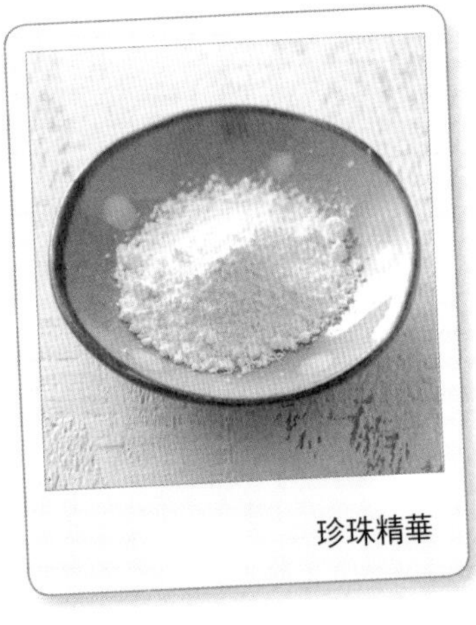

珍珠精華

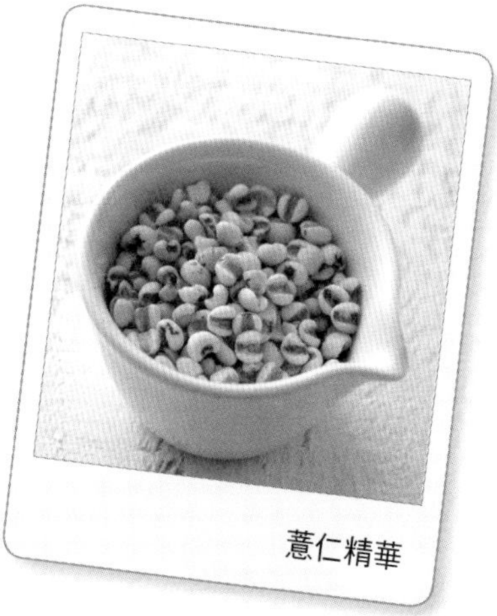

薏仁精華

黃芩精華

內服 黃芩味苦、性寒，內服能清熱燥濕，瀉火解毒，臨床應用於清肺胃熱、肝膽濕熱引起的各種症狀。

外用 其萃取成分外用能淨痘消炎，清熱解毒，抗敏舒緩，改善皮膚泛紅搔癢及痘痘紅腫狀態，同時具有抗氧化作用，適用於發炎性痘痘膚質及敏感膚質；具有控油的功效，不宜用在乾性肌膚。

蘆薈精華

內服 蘆薈味苦、性寒，內服能清肝火，促進排便，酷熱的夏天總喜歡喝杯蜂蜜蘆薈來清清體內的火氣。

外用 其萃取成分外用可作為天然的保濕劑，能滋養美顏，鎮靜舒緩；又能抑菌抗痘消炎，尤其針對囊腫型痘痘；此外，蘆薈也是常用的天然防曬原料，蘆薈凝膠可在皮膚上形成一層屏障，保護肌膚免受紫外線傷害，更可抗氧化及抵禦自由基。

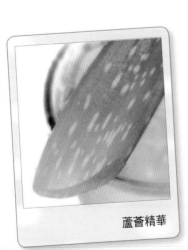

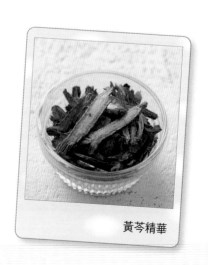

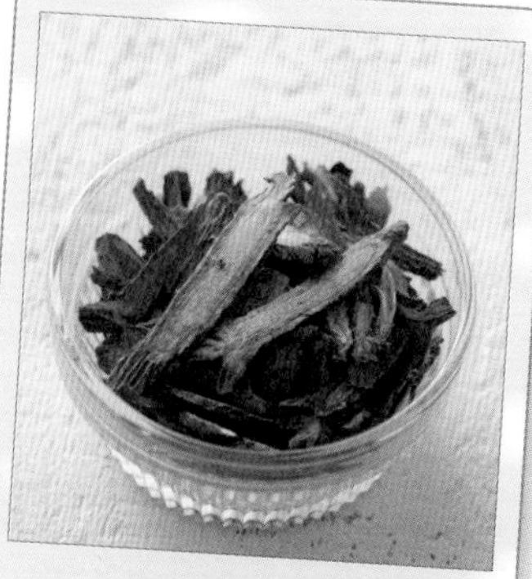

黃芩精華

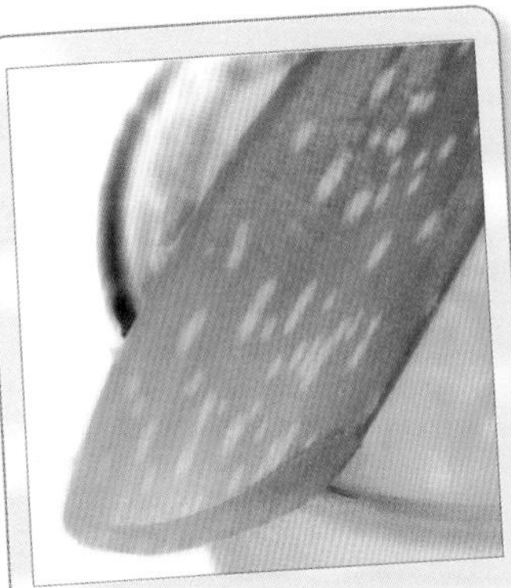

蘆薈精華

當歸精華

內服 當歸味甘、性辛溫，內服能補血活血，調經止痛，為補血要藥。

外用 其萃取成分外用能養血潤膚，改善肌膚乾燥缺水狀況，兼具活血作用，能促進局部血液循環，抑制黑色素，預防黑斑，改善痘疤及膚色暗沉。

芍藥精華

內服 芍藥味苦酸帶甘、性微寒，內服能養血斂陰，柔肝止痛，用於補血及調理疼痛症。

外用 其萃取成分外用能養血潤膚，在保養品成分中主要扮演保濕勻嫩膚質的角色，能改善面色萎黃和無光澤。

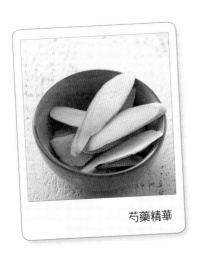

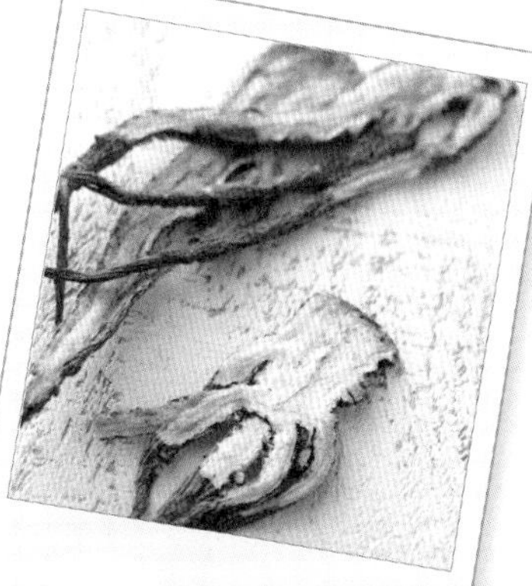
當歸精華

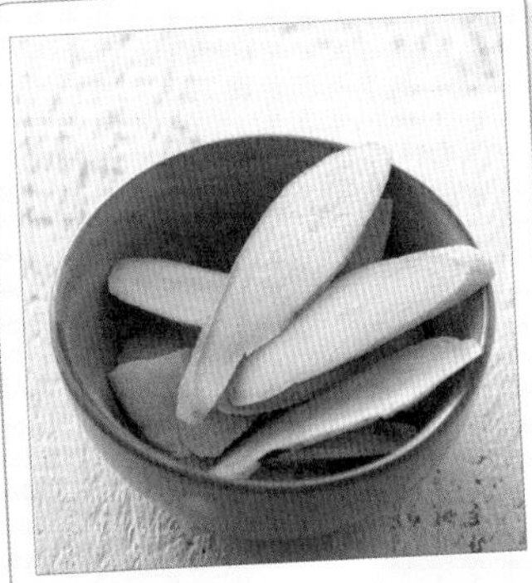
芍藥精華

甘草精華

內服 甘草味甘、性微寒，生甘草內服可清熱解毒，蜜炙後藥性轉微溫，能補心脾之氣，去痰止咳平喘，常用在中藥的複方調和各種藥材的藥性。

外用 能改善肌膚敏感泛紅，尤其針對囊腫型痘痘，抗敏、消炎、舒緩，其中甘草酸是從甘草中萃取之有效成分，天然無刺激性，具舒緩鎮靜的功效，經常使用於抗敏的護膚產品中，降低皮膚刺激不適感，減少皮膚在日曬後產生敏感暗沉現象。可快速舒緩肌膚，降低紅、熱、刺激等不適。

玫瑰精華

內服 代表浪漫情調的玫瑰花其實也是一種中藥材，玫瑰味甘、性辛溫，內服能行氣解鬱，活血止痛，臨床上常用於紓壓及調理月經，可做為藥材、入菜、泡茶或泡澡的良伴。

外用 其萃取成分外用能紓壓保濕，鎮靜抗敏，玫瑰的芬芳香氣更能令人愉悅放鬆，改善壓力性膚色暗沉，特別對熟齡、乾燥及敏感性肌膚，為保養品及香氛產品所鍾愛添加的成分。

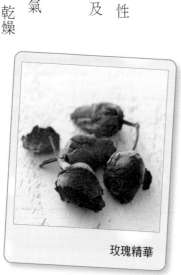

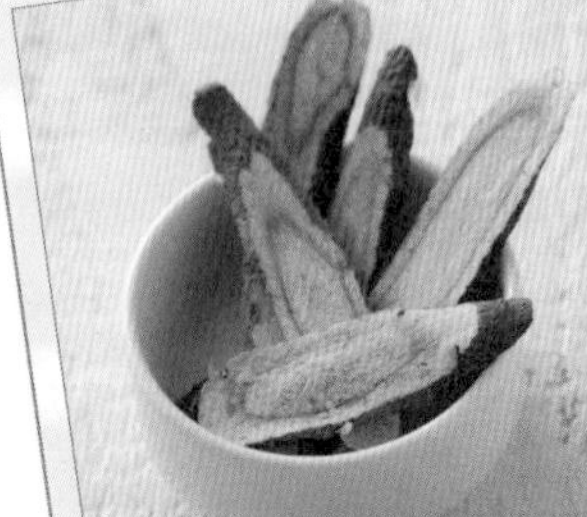
甘草精華

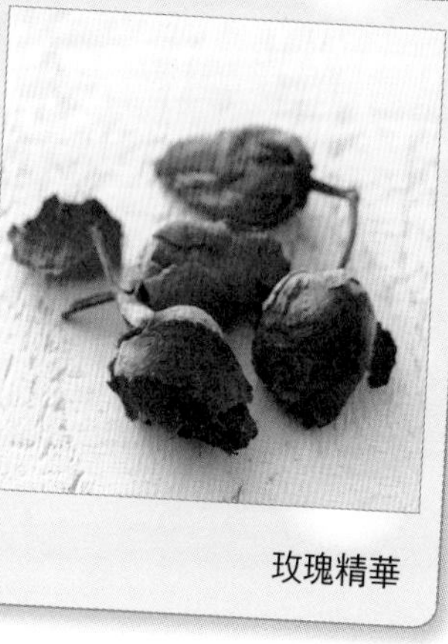
玫瑰精華

丹參精華

內服 丹參味苦、性微寒，內服能活血化瘀，涼血清心，消癰腫瘡毒，經常用於調理婦科疾病、跌打損傷和皮膚問題。

外用 其萃取成分外用能促進局部血液循環，排膿生肌，淡化斑點及痘疤，以及改善膚色暗沉。

杏仁精華

內服 杏仁味苦、性微溫，內服能止咳平喘，降氣化痰，臨床上常用於治療感冒、咳嗽和氣喘等呼吸道疾病，其質潤多脂，故兼能潤腸通便，製成的飲品杏仁茶更是家喻戶曉的養生飲料。

外用 因為杏仁富含油脂的特性，其萃取成分外用能滋潤肌膚，改善小細紋，防老抗皺，適合中性、乾性肌膚使用。

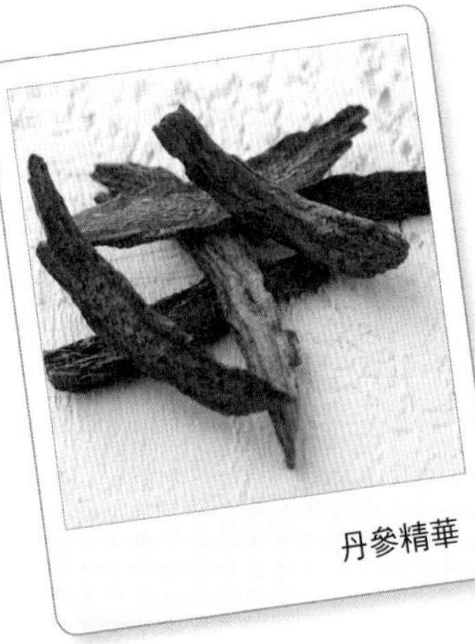
丹參精華

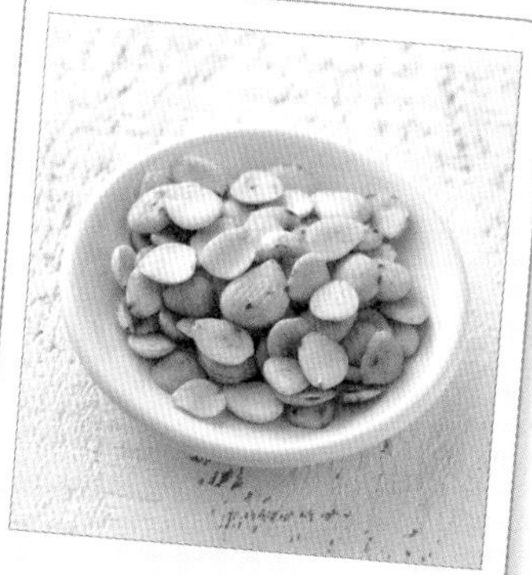
杏仁精華

複合漢方精華多種藥材提煉，講究協同或平衡

談到複合漢方精華的發揮運用，近年來韓國對於研發和行銷保養品非常用心，結合民間單位與官方研究機構共同技術合作，使得漢方精華在保養品佔有重要的一席之地，期待未來台灣開創的漢方保養品也會有此蓬勃發展。

其挑選的中藥材種類時，極為講究中醫水火陰陽平衡的概念，例如運用眾多滋陰藥材的協同作用，來加強滋潤肌膚的效用，如玉竹、芍藥、地黃、百合等「滋陰藥材」提煉的精華，主要用於滋養皮膚，保濕潤燥，改善皮膚乾燥、粗糙以及無光澤的狀況，增加肌膚水嫩彈性。

此外，有些保養品牌講究的是陰陽平衡的概念，如當歸、地黃、枸杞、山茱萸、山藥等漢方精華，由「養陰補血」藥材提煉，能養血潤膚，增加皮膚的保濕度，其中當歸還能活血，促進循環；而鹿茸、人參、黃耆等漢方精華，萃取自「補氣補陽」藥材，可抗自由基，延緩老化，增加肌膚彈力緊實。在養陰（血）及補陽（氣）兩大漢方精華作用之下，引領出水升火降，陰陽平衡的概念，為漢方肌膚保養奠定了新的里程碑。

3-4 皮膚癢——春夏癢與秋冬癢大不同

原來皮膚癢也和「體質」有關？

只靠擦藥止癢絕不夠，內在體質調理才能「治本」！

癢、癢、癢，癢不停！癢可以不同症狀來表現，有的起紅疹、甚至長小水皰，有的皮膚灼熱難耐，有的皮膚乾裂到快流血；癢還可分季節來表現，有的春夏比較癢，有的卻是秋冬比較嚴重，皮膚癢的困擾令人心浮氣燥，甚至影響睡眠，一樣是皮膚癢，其實體質大不同，許多民眾通常簡單去藥房買個止癢藥膏來擦，或者看了皮膚科之後仍然反覆發作，殊不知其實「皮膚癢」和體質、飲食、生活習慣息息相關。

以中醫的觀點來看，皮膚搔癢分成實證和虛證，癢和「風邪」相關，中醫認為風邪會致癢，《醫宗金鑒 • 癰疽辨癢歌》中明確提出：「癢屬風」，《外科大成》提出：「風盛則癢」。

實證搔癢多因外來風邪引起，如「風熱」、「風濕」此類型的皮膚癢常發生在春夏季節或夏秋交替季節，風為百病之長，各種病邪易隨風，風又常兼雜寒、濕、熱邪而侵襲人體，產生各種疾病。風性開泄，風邪在中醫觀點屬於陽邪，易搏於肌表，故搔癢生在頭面部，甚至延及全身。風性善行數變，使氣血不和則發生皮疹、搔癢，一旦在於體表，或往來穿行於脈絡之間，或蠢蠢欲動在皮膚腠理，所以會一下這裡癢，一下又那裡癢，癢無定處。

虛證搔癢多屬「血虛生風」，此類型的皮膚癢常發生在秋冬季節，血具有濡養滋潤全身臟腑組織的作用，如果血液虧虛不能濡養全身則會出現全身的病變，表現在皮膚為皮膚乾燥搔癢。

【中醫體質說】哪些體質容易出現皮膚癢？

一、風熱型

特徵　好發於春夏季，通常為突然發生。

皮膚症狀　常見於異位性皮膚炎、急性蕁麻疹、急性濕疹、泛發性神經性皮炎、單純皰疹、藥物疹的蕁麻疹樣型。

皮膚搔癢呈現全身性分佈，紅色丘疹、風團塊或部分融合成大片，遇熱搔癢加重，得冷則減緩，自覺皮膚灼熱感。風甚者，四處走竄，全身劇癢；熱甚者，皮疹鮮紅，腫脹痛癢。

全身症狀　發熱、微汗或汗出不暢、口渴。

調養方藥　**治療原則以「疏風清熱，解表止癢」為主，視個人體質選用荊芥、防風、僵蠶、金銀花、連翹、蟬蛻、牛蒡子、牡丹皮、生地、薄荷、黃芩等藥材調理。**

二、血熱型

特徵 好發於夏季，多發生於青壯年人，血熱皮膚搔癢多因心情煩躁，或過食辛辣烤炸之物導致血熱風生。青壯年血氣方剛者多患之，因為夏季陽氣正旺，外熱與內熱相合，導致皮膚搔癢更嚴重。

皮膚症狀 常見於藥物疹的固定性紅斑型、過敏性紫癜（類過敏性紫斑）、尋常型銀屑病的進行期皮膚搔癢，泛紅摸起來灼熱，搔破呈條狀血痕或滲血水，或出現紫斑，夏重冬輕或遇熱尤甚，遇冷則症狀緩解，也可能受情緒波動影響。

全身症狀 口乾舌燥喜冷飲、心煩易怒、眼脹有血絲、大便乾硬、小便黃。

調養方藥 **治療原則以「清熱涼血，消風止癢」為主，視個人體質選用牡丹皮、梔子、生地、赤芍、玄參、丹參，蟬蛻、白蒺藜、白蘚皮、連翹、麥冬、生甘草等藥材調理。**

三、風濕型

特徵 好發於濕氣重的長夏季節，或夏秋交替之際，多見於青壯年。多因過食肥甘厚味與辛辣烤炸，常吃冰冷食品，使體內蘊藏濕氣，再復感風邪，則風濕相搏為患，風盛則癢，故搔抓不止；濕盛則起水皰。

皮膚症狀 常見於慢性頑固搔癢性皮膚病，如慢性濕疹、汗皰疹、神經性皮炎。皮膚搔癢不定處，搔抓後起水皰、丘疹，滲出液多使皮膚變為糜爛。

全身症狀 四肢困倦，容易脹氣，食慾不振，大便稀軟或黏滯不暢，女生白帶多，經前易水腫。

調養方藥 **治療原則以「健脾利濕，疏風止癢」為主，視個人體質選用荊芥、防風、羌活、薏苡仁、陳皮、茯苓、金銀花、威靈仙、苦參、白蘚皮、土茯苓、黃柏、生甘草等藥材調理。**

四、血虛型

特徵 多見於長期熬夜傷陰血、先天體質虛弱或年老陰血不足，無法潤澤肌膚，秋冬尤劇，春夏轉輕。

皮膚症狀 常見於冬季皮膚癢（尤其是老人）、慢性濕疹、慢性蕁麻疹。皮膚乾燥粗糙搔癢，甚至乾裂流血、臉部敏感脫屑，全身皮膚脫屑如糠秕狀，遍佈抓痕，經常搔抓處經年累月之後可呈苔蘚樣改變，晚上搔癢比白天嚴重。

全身症狀 面色蒼白無光澤、頭暈眼花、心悸失眠、疲倦無力、怕冷、手腳冰冷、月經量少。

調養方藥 **治療原則以「養血潤燥止癢」為主，視個人體質選用熟地、白芍、生地、當歸、川芎、何首烏、玉竹、白蘚皮、荊芥穗、防風、蟬蛻等藥材調理。**

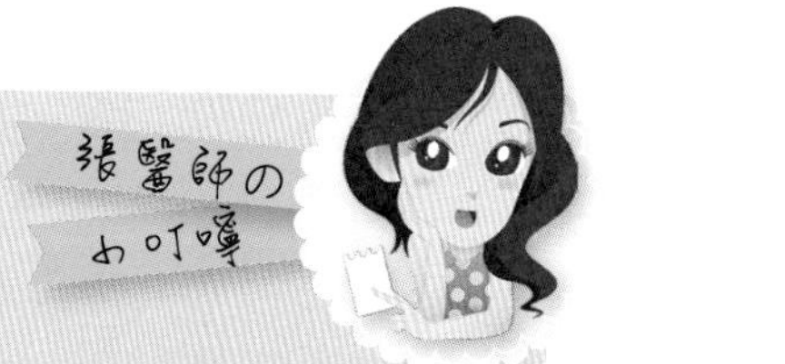

「血虛」體質為什麼容易有冬季癢？是因為血具有濡養滋潤全身臟腑組織的作用，皮膚的水分是來自體內血液循環供給，如果血液虧虛不能濡養全身，表現在皮膚上就會出現乾燥搔癢脫屑的現象；尤其在冬天容易發生，因氣候寒冷，皮膚血管收縮，水分供給減少，皮脂腺的出油量也減少，加上空氣濕度低，皮膚的水分更容易散失在空氣中，使得皮膚層的保護力變薄，易受到刺激而搔抓。

老年人因為陰血不足無法潤澤肌膚，是經常發生冬季癢的族群，不過年輕族群發生率也日益升高，多半是因為長期熬夜耗傷陰血，加上喜歡吃辛辣炸烤等燥熱刺激食物，加重血虛的情況，使得皮膚更加乾癢甚至脫屑；此外，愛洗很燙的熱水或溫泉也會洗去身上保護性的油脂，造成皮膚過度乾燥而搔癢泛紅，這也就是為何冬季癢總在泡溫泉、吃麻辣鍋或大大熬夜之後特別容易誘發的原因。

【中醫樂活】實用養生妙招

妙招一　杜絕皮膚癢，從飲食做起！

1. **忌食燒烤油炸、辛辣刺激性食物或溫燥進補食材**，少喝咖啡、含酒精飲料，這些食材偏燥熱，助長身體的火氣，而身體的陰血就好比是水分，火越大越容易把身體的陰血津液等滋養濡潤的物質燒乾，身體更加缺水，無法滋養肌膚，加重搔癢的情況。

2. **少吃發物**（尤其是皮膚濕疹、蕁麻疹或嚴重的痘痘粉刺）：例如鳳梨、芒果、竹筍、蝦蟹、酒、鵝肉、羊肉、豬頭皮、辣椒、胡椒、香菇。

3. **多吃「滋陰養血」食物及藥材**，幫助皮膚築一道防護罩：皮膚障壁及保護功能一旦受損，便容易受到一些刺激物或是接觸過敏原而導致惡化，平時多吃「滋陰養血」食物可滋潤肌膚，遠離敏感、搔癢，舉凡紅色、紫色和黑色系食物或含有膠質、鐵質的食物多半具有此功效，如菠菜、紅鳳菜、黑木耳、胡蘿蔔、蕃茄、茄子、秋葵、海帶、紫菜、珊瑚草、櫻桃、葡萄、蘋果、藍莓、覆盆子、桑椹、蔓越莓、黑芝麻、海參、雞蛋、海蜇皮、牛筋、豬腳筋等。此外，挑選「滋陰養血潤燥」的中藥材入藥膳，如阿膠、麥冬、百合、玉竹、熟地、當歸、黑芝麻、何首烏、枸杞、山藥、山茱萸、女貞子、丹參、紅棗，藥材結合食材更加事半功倍！

到底什麼是「發物」？

「發物」一詞在民間流傳已久，老祖宗認為多食發物會誘發新病或令舊疾復發。其實發物也屬於日常生活中常見的食品，適量食用，對大部分的人來說並不會產生副作用，但過量食用，對一些特殊體質或有皮膚疾病的人來說，可能誘發不適，如加重蕁麻疹或濕疹。

從現代醫學角度，發物多含有異物蛋白質，被人體攝入後較易被免疫系統攻擊；或含組織胺誘發過敏反應，使皮膚病加重。每個人的「發物」不盡相同，甚至有些異位性皮膚炎患者會對雞蛋過敏，這類的人可經由抽血檢查有免疫球蛋白（IgE）確定對蛋過敏，才須避開奶蛋類製品，所以體質較特殊的朋友們應當注意自己在日常飲食中容易對哪些食物過敏，盡量避開。

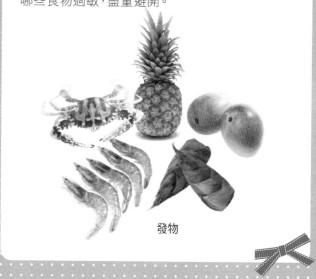

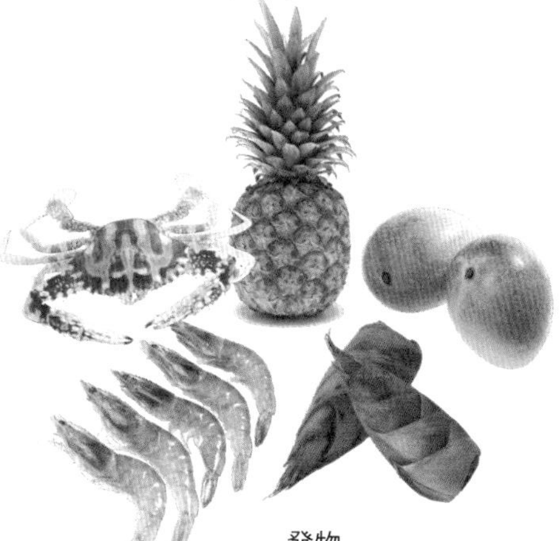

發物

妙招二 止癢就按這2個穴位！

按摩方式&時機：

以大拇指深層按壓，一次按壓5秒，一個穴位各按20下，早晚至少各一次。

血海穴

位置 採坐姿找穴，屈膝90度，膝蓋骨內側邊緣上方三指幅併攏寬度按壓凹陷處。

曲池穴

位置 屈肘時，手肘橫紋端骨邊凹陷處。

妙招三 居家5大抗癢對策

1. 避免過度清洗身體

洗澡水不要太熱，冬天洗澡水溫不要超過攝氏35度，勿泡溫泉，高熱會使皮膚水分過度蒸發；此外，過度清洗反而會使皮膚更乾燥而惡化，少用鹼性肥皂或有香料的沐浴清潔用品，多用清水清

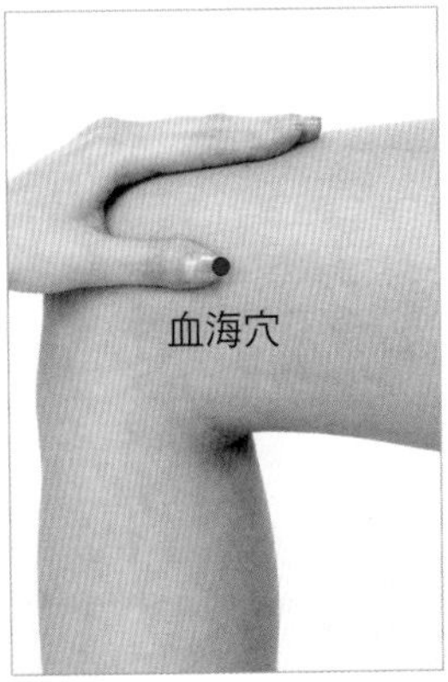

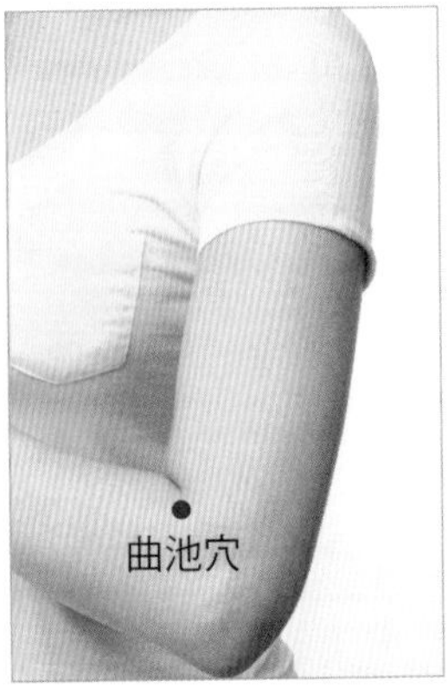

洗身體，沐浴乳用在局部重點部位，其餘帶過即可，免得將皮表上的保護性油脂全部洗掉，而誘發搔癢。

2. 適當的使用保濕乳液

維持皮膚的保護屏障，減少角質層的水分及皮脂散失，平時可選用溫和的保濕乳液擦身體，挑選原則以不含香料、防腐劑、抑菌劑的產品為主，以免刺激皮膚導致皮膚癢加重。

3. 選用透氣、吸汗、寬鬆的衣物

宜穿著柔軟吸汗的棉質衣物，避免粗糙、太緊或羊毛、兔毛材質的衣物，容易摩擦或刺激皮膚導致惡化。

4. 避免大量流汗

汗水鬱積在皮膚上易刺激發癢，導致皮膚炎惡化，尤其在夏天或運動完容易發生，所以大量流汗後，最好趕快用清水沖洗掉，或是以濕毛巾擦拭，再換上乾爽的衣物。

5. 避免搔抓過度感染

盡量不要用指甲搔癢，因為抓破皮後易引起細菌感染甚至化膿，建議妳可用手輕拍止癢，或者用冷毛巾濕敷減輕癢感；若天氣悶熱引起皮膚癢熱感，則可開空調以降低燥熱感。

3-5 亮眼——擺脫無神、黑眼圈、小細紋，假睫毛、放大片out！

女星名模在鏡頭前的一顰一笑，總是能輕易抓住眾人的目光，尤其那雙勾人的水汪汪大眼，更是許多女生的夢想。除了各種眼周保養品之外，眼線、遮瑕膏、假睫毛、瞳孔放大片等讓眼睛變大有神的各種產品，近幾年也不斷推陳出新。在這股大眼流行熱潮中，除了善用美妝品修飾外，該如何擺脫黑眼圈、撫平細紋、消除泡泡眼，更是女孩所應該關注的基本課題。

即使妳不累，但眼下老是掛著兩個黑圈圈、細紋，朋友見面就問：「昨晚熬夜了嗎？最近是不是比較累？」如果眼睛看起來沒精神，整個人就活生生老了十幾歲，即使遮瑕膏塗很厚也蓋不住！到底要怎麼做，才能和黑眼圈說掰掰呢？本篇與妳分享讓眼睛年輕5歲的中醫保養祕訣，「低頭一族」久盯手機、電腦螢幕，眼睛痠脹疲勞的妳，請跟我這樣做！

無神熊貓眼的一千個理由

1. 遺傳或過敏性鼻炎和呼吸道感染等問題，鼻三角處循環不良造成。
2. 化妝品使用不當、陽光照射引起色素沉澱。
3. 長期熬夜引起自主神經失調，血管血流循環不暢，或久盯手機、電腦、電視螢幕，用眼過度，眼瞼長時間緊張收縮，引起眼輪匝肌及眼瞼皮膚的靜脈血回流不暢，引起眼圈青黑。

4. 外力等因素，眼窩或眼瞼的挫傷，會引起皮下出血，而形成黑眼圈。
5. 老化皮膚變薄、鬆弛下垂、淚溝凹陷。

【中醫體質說】哪些體質容易眼睛無神、黑眼圈、細紋？

一、瘀血內停

常見成因 久坐缺乏運動造成循環不佳；久盯螢幕，用眼過度，眼瞼長時間緊張收縮，引起眼輪匝肌及眼瞼皮膚的靜脈血回流不暢。

臨床症狀 眼周呈現青黑色、眼周暗沉無神、眼部充血腫脹感、眼睛疲勞；經痛伴有血塊、臉色或唇色黯淡、身體容易痠痛、肌膚顏色暗沉或乾燥脫屑。

調養方藥 **治療原則以「活血化瘀」為主，視個人體質選用柴胡、香附、梔子、丹參、當歸、川芎、赤芍、紅花、桃仁、麥冬等藥材調理。**

二、肝腎陰血不足

常見成因 長期熬夜，壓力大，老化，耗損肝腎陰血，無法滋養眼睛。

臨床症狀 眼周圍青黑、眼睛疲勞乾澀、視力模糊、眼周皮膚細紋、眼睛癢；如果進一步肝火偏旺時，會伴隨紅癢加重和血絲；頭痛、頭暈目眩、耳鳴、五心煩熱（手心、腳心、胸口）、失眠多夢、口乾舌燥、腰膝痠軟、反覆嘴破。

調養方藥 **治療原則以「滋養肝腎，養陰清熱」為主，視個人體質選用熟地、山藥、山茱萸、丹皮、茯苓、澤瀉、何首烏、枸杞、菊花、丹參、紅花等藥材調理。**

三、痰飲阻絡

常見成因 經常食用生冷食物或暴飲暴食，使脾胃處理水分功能減弱，聚濕為飲為痰，造成眼部浮腫，循環不良。

臨床症狀 眼瞼周圍皮膚暗黑、眼袋明顯、目胞或面部浮腫；臉色暗黃、發胖、胸悶痰多、容易水腫、腸胃脹氣。

調養方藥 **治療原則以「健脾滲濕，溫化痰飲」為主，視個人體質選用黃耆、茯苓、白朮、人參、陳皮、半夏、澤瀉、蒼朮、厚朴、乾薑等藥材調理。**

【中醫樂活】實用養生妙招

妙招一 水汪汪大眼妹的「養眼」穴位

大眼美女隨身美妝小物：眼影棒&棉花棒，化身按摩穴位的法寶

愛美的女生都會隨身攜帶美妝小物，眼影棒能畫眼妝，棉花棒可擦拭暈染的眼線、眼影或沾到的睫毛膏，這兩樣小物其實還有更聰明的用途——運用在養眼穴位的按摩上，能幫忙消除忙碌一天之後的疲勞無神眼，讓妳下班後仍然亮眼動人的參加聚會，時時刻刻展現水汪汪的明眸風采！

眼周皮膚比較嬌嫩細緻，建議使用指腹（雙手洗淨，食指或中指），隨身也可攜帶乾淨的眼影棒或棉花棒來按摩，更可避免指甲壓痕，肌肉豐厚處可以較粗的，眼周皮膚比較薄可用比較細的。

產品	比較
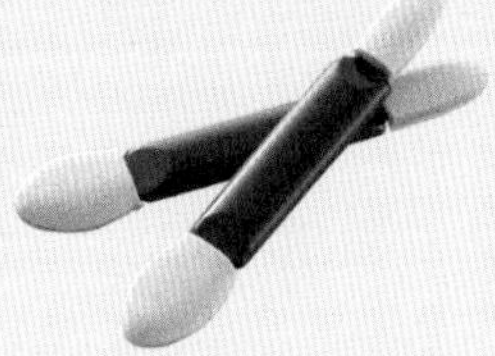	價格平易近人的眼影棒，不但能上眼妝，還能化身成按摩穴位的法寶。按摩眼周穴位時，可使用較細的一端，按摩起來比棉花棒更增添軟綿綿的舒適感；較粗的一端可以用來按摩臉部其他穴位，如幫助容光煥發的迎香穴、防止顴骨長斑，促進兩頰血液循環的顴髎穴，以及小臉的頰車穴。
	1. 過細的棉花棒可能易斷，力道拿捏不好的話可能會戳到皮膚。 2. 用花棉棒按壓穴位，按壓時有痠脹感，肌肉豐厚處力道可加強，眼周皮膚較薄較嫩，力道宜輕柔。 3. 建議可以間隔2天，一週三次即可，因為按壓時有些人太用力，可能會按壓出物理性凹痕，要給皮膚時間恢復彈性。 4. 過度按壓皮膚會有物理性凹痕以及泛紅，尤其是敏感性肌膚的美人力道宜輕微，按壓時間不宜過長。

按摩方式&時機：

由內往外，用中指指腹按壓穴位（可以利用棉花棒或眼影棒的圓頭代替指腹按摩），按摩時會有微微痠脹的感覺，每個穴位按壓10次，一次10秒，重覆沿著眼周穴位按壓至少3次。早晚各做一輪。

久盯電腦螢幕的上班族或黏著手機螢幕不放的低頭族，每用眼30鐘之後，可多加強按摩眼周穴位，尤其趁洗澡完手還溫熱時候，在敷完眼膜、或塗完眼部菁華液、眼霜之後，搭配眼周穴位按摩，更是最棒的加分保養！

五大「養眼」穴位按摩，讓眼神-5歲的中醫保養

按摩功效 促進眼周經絡氣血循環，能消除浮腫，改善黑眼圈，緩解疲勞乾澀，預防魚尾紋。

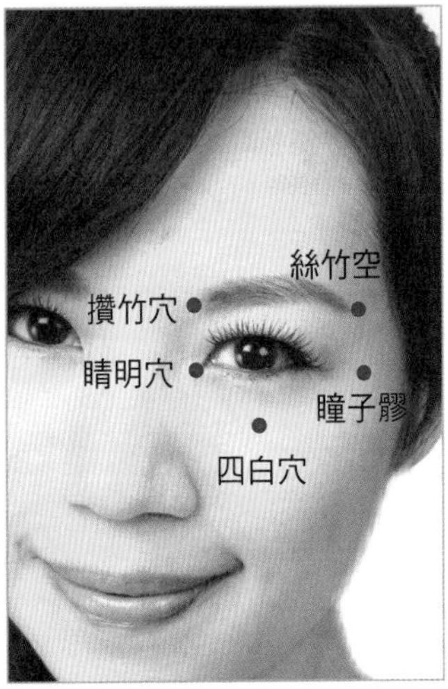

<table>
<tr><td>睛明穴</td><td>眼內角，目內眥稍上方凹陷處</td><td>尤其針對眼睛乾澀疲勞</td></tr>
<tr><td>攢竹穴</td><td>眉頭中央按壓凹陷處</td><td>尤其是舒緩眼壓、改善眼睛脹痛</td></tr>
<tr><td>絲竹空</td><td>眉尾外側，眶骨邊緣</td><td rowspan="2">尤其能預防眼尾下垂及魚尾紋</td></tr>
<tr><td>瞳子髎</td><td>眼角外側，眶骨邊緣</td></tr>
<tr><td>四白穴</td><td>瞳孔直下，當眶下孔處</td><td>尤其能改善浮腫、眼袋</td></tr>
</table>

【迎香穴】改善鼻過敏造成的黑眼圈

位置 鼻旁5分，平行鼻孔下緣，與法令紋交界處，按壓有一凹孔，有酸脹感。

功效 能改善鼻過敏，促進面部鼻三角循環，讓人容光煥發，進而淡化黑眼圈。

妙招二 千年不退流行的枸杞菊花茶，加點藥材亮眼更升級！

【活膚亮眼茶】水汪汪大眼妹必喝

藥材 枸杞2錢、菊花1.5錢、黃耆1.5錢、紅棗3顆 去籽
（肝火較旺者多加炒決明子1錢）

作法 將藥材洗淨，包入過濾袋，置入保溫杯中，沖入沸水800cc，悶泡20分鐘；或置入鍋中，與1000cc水同煮至沸騰，轉小火再煮10分鐘，用煮得更能入味。

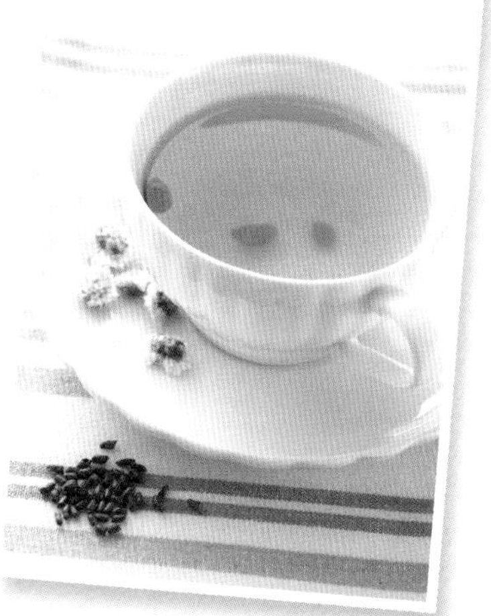
活膚亮眼茶

功效 枸杞：調補肝腎，益精血，明目，改善眼睛乾澀疲勞；菊花、炒決明子：清肝火明目，改善眼睛脹痛、紅色血絲；炒決明子清肝火作用勝於菊花，且多了潤腸的作用，肝火較旺（眼睛

紅癢及血絲明顯）並且伴有便祕問題的人可多加決明子1錢，平時排便偏軟或腹瀉的人不宜；黃耆、紅棗：補氣養血，緩解疲勞，改善眼周循環，紅潤明亮膚色。

妙招三 黃金「養眼」時刻

中醫觀點「肝藏血」，「肝開竅於目」，肝血充盈才能滋潤養護眼睛，使兩眼光澤有神。如果妳也想要有一雙閃閃動人的水汪汪大眼，可要好好地注意肝的保養，包括情緒和睡眠的調節，不要太常熬夜。大家經常好奇中醫的肝到底指什麼？簡單來說，比較像大家所熟知的自律神經系統，也和一部分現代醫學的肝臟代謝解毒功能有關，肝火旺最常見的是眼睛紅癢、刺痛或充滿血絲，而肝血不足則眼睛缺乏濕潤度，會乾澀容易疲勞。

晚上十一點至凌晨三點是「護肝養眼」、呵護肌膚的黃金時刻！《黃帝內經》提到：「人臥則血歸於肝。」因此，充足睡眠是維持美麗和水汪汪大眼的關鍵祕密。任何保養品和飲食都比不上好好的睡一覺！

根據中醫經絡理論，肝膽經的氣血，是在**夜晚11點至凌晨3點**最為旺盛，此時若不休息，則肝臟解毒功能將受到影響，易引起肝腎陰血不足或是肝膽火旺等病理反應，使皮膚新陳代謝不良，扼殺肌膚和眼睛的美麗！

平常也要記得讓眼睛多休息，如使用手機、打電腦、看書、看電視時，每50分鐘至少要讓眼睛休息10分鐘，可以閉目養神、看看遠方或欣賞綠色盆栽。

妙招四 養眼食物特蒐

最佳的養眼食物當然是各種新鮮蔬果，不論深綠色葉菜，或是紅、橘、黃、紫等各種顏色漂亮的蔬果，都能提供不同的抗氧化劑來保護眼睛。

其中類胡蘿蔔素（β胡蘿蔔素、葉黃素和茄紅素……），多從黃、橘、紅色和深綠色食物獲得，如南瓜、紅蘿蔔、木瓜、甘藍、菠菜、芥菜、花椰菜、玉米；花青素則從紅、紫、黑、藍色食物獲得，如：紅甜菜、蕃茄、藍莓、葡萄、桑椹、黑醋栗、茄子、黑櫻桃等食物。中醫的角度大多數的深紅色、深紫色和黑色食物，多可滋補肝腎，滋陰養血，潤澤眼睛，能舒緩眼睛疲勞、改善視力模糊、預防視力減弱。

此外，多補充膠原蛋白的食物，如魚皮、海參、黑木耳、魚皮、秋葵、海帶等，則可讓肌膚保持彈性，預防眼周皮膚鬆弛變皺。

小結

張醫師的私房美膚保養分享

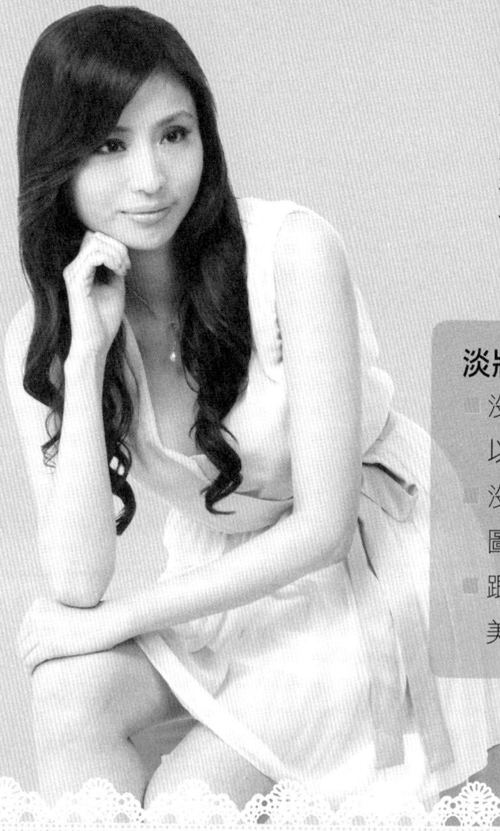

淡妝也很美麗，元氣美人養成六大步

- 沒有濃妝、假睫毛和放大片的加持，也可以自信的約會去！
- 沒有美肌模式的後製，拍照完不需等修圖，也能立即上傳！
- 跟著我一起努力，養成「靚體質」，從內美到外，即使淡妝也可以美得冒泡！

跟著我一起努力，拍照不再依賴美肌模式！

擁有水水嫩嫩、白裡透紅的蘋果肌，總能吸引多數人的眼光，在假睫毛、放大片、ＢＢ霜盛行的時代，簡單清爽的「裸妝」依然是我的最愛，此時「好膚質」、「好氣色」就是關鍵，最基本的工作是先把內在體質調養好，外在的肌膚自然會呈現健康紅潤的最佳狀態，「從內美到外」，拍照不再依賴美肌模式！

暖暖的陽光可以抗憂鬱，帶來好心情，但陽光卻是造成皮膚老化最主要的原因，尤其是紫外線。因此當我們迎向陽光之前，要建立正確的防曬觀念，「防曬」是皮膚健康美麗的根本，也是最經濟有效、最重要的保持白皙、對抗皮膚老化方法，不僅可預防皮膚出現細紋、暗沉、黑斑、敏感泛紅甚至曬傷，更能減少皮膚病變癌變的發生率。

陽光、海水、沙灘一向是我熱愛的旅遊要素，這幾年即使工作再忙碌，也都會抽空到國外旅行放鬆，而熱情的海島國家普吉島、關島、巴里島一直是我的首選。在陽光熾熱的海島外拍，「不曬黑、不曬傷、不長斑」

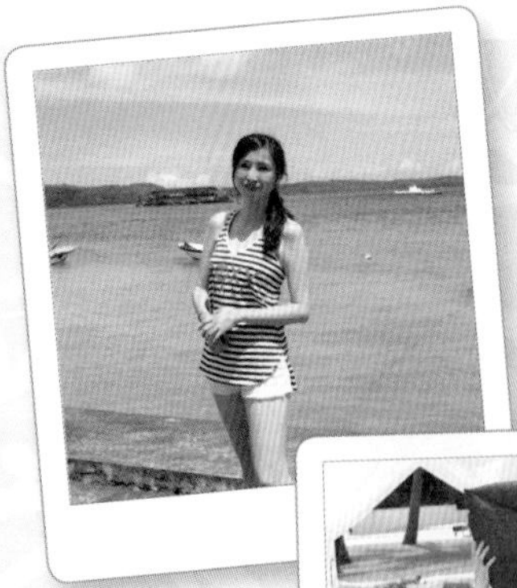

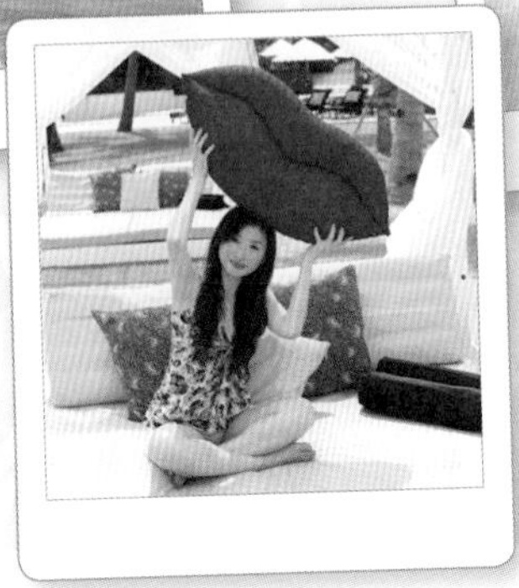

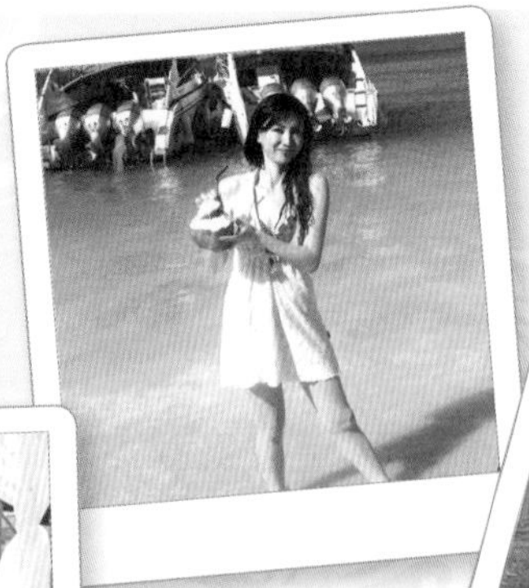

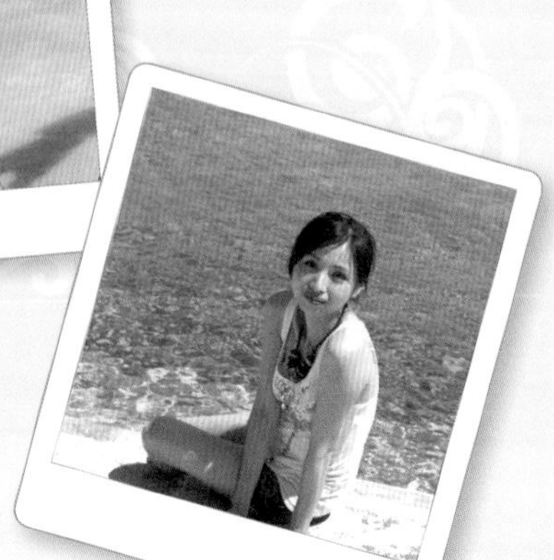

是我最在意的護膚重點，因此是最重要的。由於**防曬乳**會隨著汗液流失，大約每2至3小時補擦一次，如果玩水就會更密集補擦，沒拍照時會盡量**撐陽傘或戴帽子**，因為皮膚白的女生一旦長斑就明顯。即使沒出國，平時外出時，我也都一定會隨身帶著折疊傘。

海島旅遊，不曬黑、不曬傷、不長斑的私房護膚法

經過一整天日曬遊玩之後，回到飯店我會敷上含有漢方成分蘆薈、甘草或黃芩等保濕鎮定、抗敏舒緩的凍膜，進行曬後修復，避免皮膚因過度日曬而敏感泛紅。

「蘆薈」是天然的保濕劑，能滋養美顏，鎮靜舒緩；又能抑菌抗痘消炎，是天然防曬原料，蘆薈凝膠可在皮膚上形成一層屏障，保護肌膚免受紫外線傷害，更可抗氧化及抵禦自由基。**「黃芩」**可淨痘消炎，抗敏舒緩，改善皮膚泛紅搔癢及痘痘紅腫狀態；**「甘草」**可抗敏、消炎、舒緩鎮定，改善肌膚敏感泛紅。

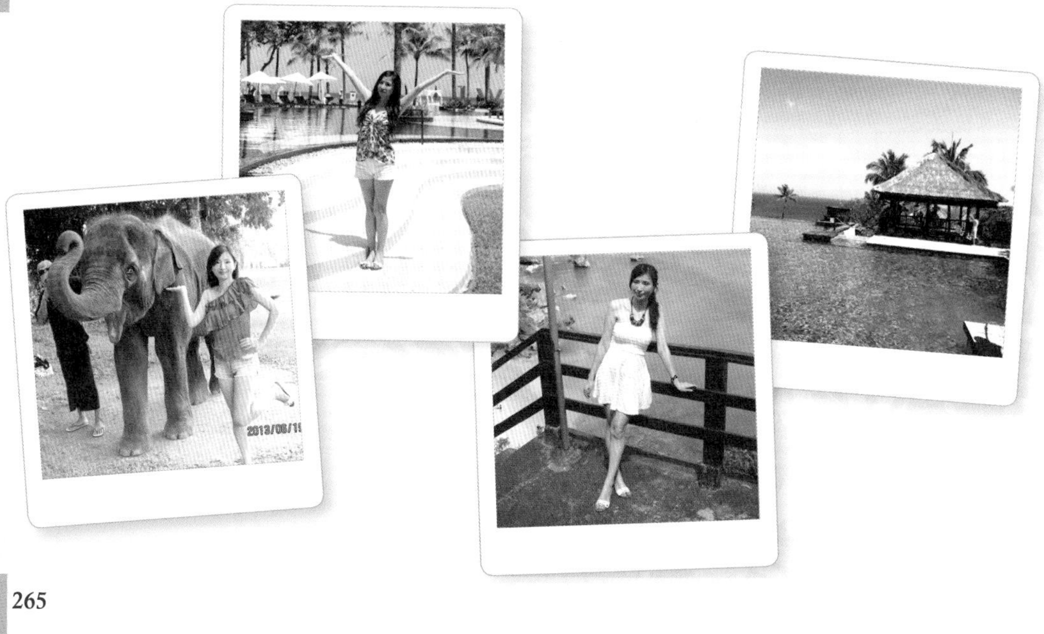

凍膜敷15分鐘之後，我會簡單按摩兩個美膚穴位：**迎香穴**與**顴髎穴**來促進臉部血液循環，使氣色紅潤，防止顴骨長斑，用中指指腹按壓穴位，按摩時會有微微痠脹的感覺，按完之後再用清水洗去凍膜，接著擦上保濕乳液便可以開始睡美容覺，只有在度假的時候，最能幸福的睡足晚上十一點至凌晨三點這段肝膽經循行旺盛的黃金美膚時段。

我深信美麗是睡出來的！充足睡眠是維持美麗的關鍵祕密。任何再昂貴的保養品和食補都比不上好好的睡一覺！根據中醫經絡理論，肝膽經的氣血，是在夜晚11點至凌晨3點最為旺盛，此時若不休息，則肝臟解毒功能將受到影響，容易引起肝氣鬱結或是肝膽火旺等病理反應，使皮膚新陳代謝不良而扼殺美麗。

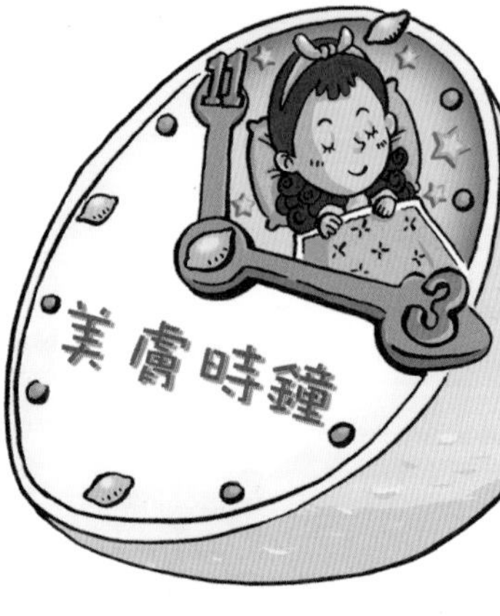

美膚的最佳時刻是
PM11:00～AM3:00

守住美麗，步步「精」心：元氣美人養成六大步

第一步 每天必按的美容穴位

白肉底的女生一旦長斑或氣色暗沉會很明顯，平時在敷凍膜要清洗之前或擦保濕或美白淡斑乳液之後，可以天天勤勞按摩迎香穴和顴髎穴，促進臉部氣血循環，使氣色更加明亮紅潤、並且預防長斑、暗沉，按摩方式可用中指指腹按壓穴位，按摩時會有微微痠脹感，每個穴位按壓10次，一次10秒。

容光煥發必按的穴位

迎香穴

位置　鼻旁5分，平行鼻孔下緣，與法令紋交界處，按壓有一凹孔，有酸脹感。

功效　屬大腸經，能促進面部循環讓人容光煥發。

美白抗斑必按的穴位

顴髎穴

位置　沿眼外角直下，摸到顴骨突起下緣凹陷處

功效　屬小腸經，常按此穴可防止顴骨長斑，促進臉部血液循環，使氣色紅潤。

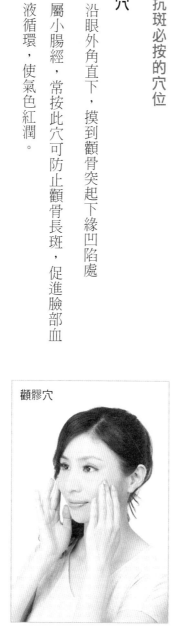

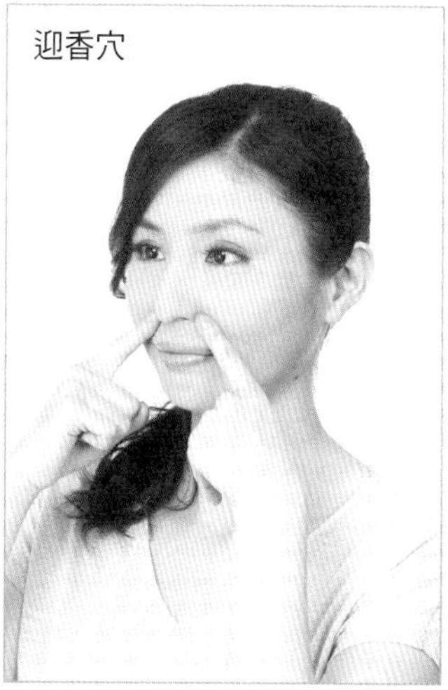

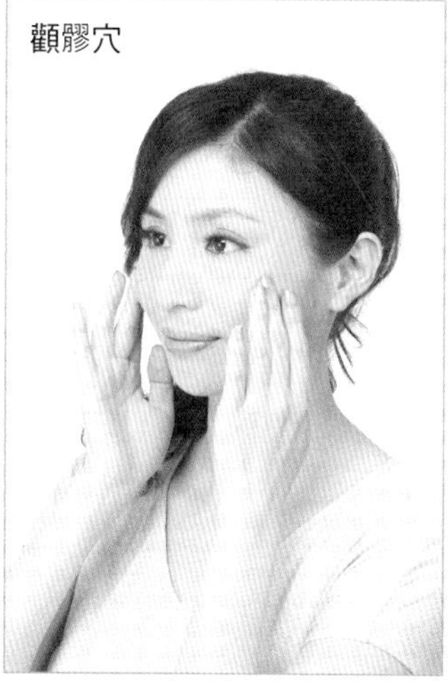

第一步 美白淡斑食物大補帖！

每天必吃的美白食品

- 含維他命C的食物，抗氧化防老，減少黑色素形成，促進膠原蛋白再生，如草莓、奇異果、檸檬、蕃茄、芭樂、百香果、柳丁、木瓜、葡萄、櫻桃、蘋果、藍莓、蔓越莓。
- 多喝牛奶、蜂蜜、豆漿。

具有美白滋潤效果的中藥材

日常生活中容易取得的中藥材薏仁、白茯苓、山藥、蓮子、白木耳、燕窩、珍珠粉等，也可以輪流作為美白養生的挑選。

美顏食品中，我最愛吃的水果是草莓、櫻桃、柳丁和百香果，最愛喝的飲品是牛奶搭配紅茶或普洱茶一起喝，豆漿則是早餐或忙碌時墊肚子的選擇，此外，害怕長斑的我會盡量避免吃芹菜、韭菜、九層塔、香菜這一類高感光食物。

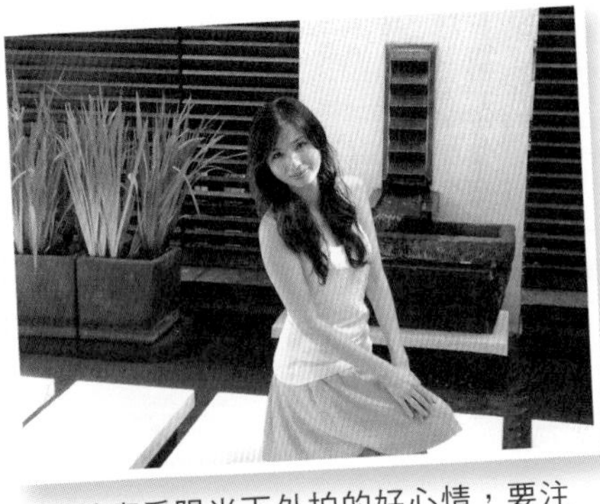

盡情享受陽光下外拍的好心情，要注意防曬，曬後要注意修護和食療，才能依然白皙、不長斑。

第三步 降火：擔心毛孔粗大、出油、長痘的妳最應該「拒絕」的食物！

學生時代經常到半夜兩三點才睡，加上愛吃炸辣食物，尤其是鹹酥雞、雞排和麻辣鍋，讓我臉上冒出膿皰型痘痘，肌膚變得容易泛紅敏感，有一年夏天跟同學們去墾丁衝浪防曬沒做好，曬傷之後皮膚變得更敏感，除了痘痘之外，還會紅癢脫屑起紅疹，兩頰的敏感泛紅還被誤以為是擦腮紅，一點都開心不起來。愛漂亮的我為了恢復健康的皮膚狀態，忍痛戒掉吃辣和炸雞的習慣，現在幾乎很少吃了，不過後來發現其實沒吃炸辣食物，還是有非常多美食可以享受的！

如果妳也跟我一樣，不喜歡看到皮膚出油冒痘、毛孔粗大和敏感泛紅的模樣，請一起遠離容易讓身體上火的燒烤油炸、辛辣刺激食品，如雞排、鹹酥雞、炸薯條、麻辣鍋、餅乾、花生、酒、咖哩、胡椒等。

經常食用燒烤炸辣食物，身體容易上火，造成肌膚出油、冒痘、毛孔粗大或起紅疹；而火氣越旺，體內負責滋潤的精華物質「陰液」會因為火氣大而提早耗損，陰液的功能是要滋潤、濡養人體的各個臟腑器官以及全身皮膚，一旦「陰液不足」則易出現皮膚乾燥脫屑、產生細紋等老化現象。

除了少吃「上火」食物，減少冒痘出油之外，還要記得多吃「補水」食物，強化皮膚的保護層，水火平衡才能讓肌膚保持在健康美麗的狀態。

第四步 補水：「滋陰養血」食材，是肌膚抗老防皺最佳選擇

抗老化是女生一輩子永遠寫不完的功課，任誰都想看見更年輕的自己，除了喝膠原蛋白飲之外，其實從日常生活多攝取一些「滋陰養血」食物更是最經濟實惠的選擇。腎為先天之本，「護腎」是延緩老化的關鍵，中醫理論認為腎主「黑」，一般黑色食物多入腎，可補腎滋陰養血，「養陰」能滋潤肌膚，使皮膚不易乾燥，減少皺紋的產生。保持皮膚光澤水嫩，例如莓果類即屬於深黑色食物，現代研究指出莓果類含有高單位的花青素OPC及多酚，能有效抗氧化，抵禦自由基，延緩衰老；補充膠原蛋白的深黑色食物，如魚皮、海參、黑木耳等，則可讓肌膚保持彈性，預防鬆弛變皺；此外，山藥雖不是黑色食物，但富含植物性雌激素，又能養陰益氣、健固脾腎，是預防衰老的美容聖品！

美女必吃的抗老防皺最佳食物

1. **蔬菜類：** 菠菜、紅鳳菜、黑木耳、胡蘿蔔、番茄、香菇、茄子、秋葵。
2. **水果：** 櫻桃、葡萄、蘋果、番茄、莓果類（如草莓、藍莓、蔓越莓、覆盆子、桑椹、黑醋栗）。

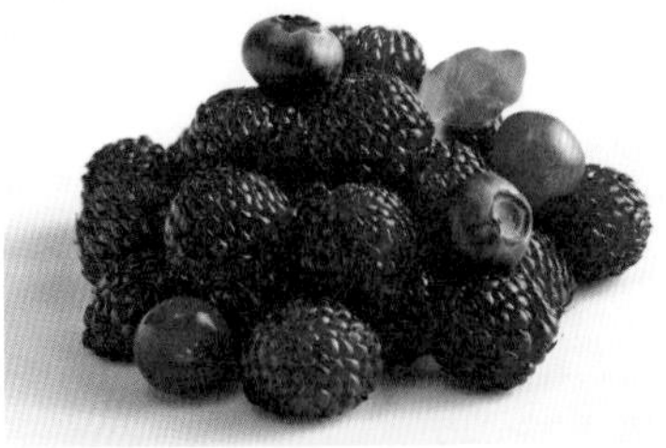

莓果類富含花青素及多酚，是抗氧化美白不可或缺的元素！

3. **動物性蛋白質、膠質及鐵質：**海參、雞蛋、牛肉、牛筋、豬腳筋、雞爪、豬肝、烏骨雞、魚肉魚皮、蛤蜊。

4. **藻類：**海帶、紫菜含有豐富的碘、鐵及維生素B_{12}，是養血潤肌的重要營養素。

第五步 張醫師的私房美白抗老甜湯

在炎熱的夏天，閒暇之餘我會煮點銀耳甜湯來喝，白木耳富含植物性膠原蛋白，能養陰潤膚，使皮膚Q彈，又能益肺養胃，是簡易製作又經濟的養顏聖品。

【美白抗老銀耳甜湯】

材料 銀耳5錢、山藥1/4條、蓮子1兩、枸杞5錢、玉竹2錢、紅棗10顆

做法

1. 先將銀耳洗淨、泡軟，撕成小朵，山藥削皮切塊；其他材料洗淨，放入鍋中。
2. 鍋中加適量的水淹沒藥材，用大火煮開之後，轉小火續煮20分鐘，最後5分鐘時放入銀耳、山藥，加少量冰糖攪拌至融化，即可食用。

作用 滋補肝腎，養陰補血潤膚，美白淡斑抗老。

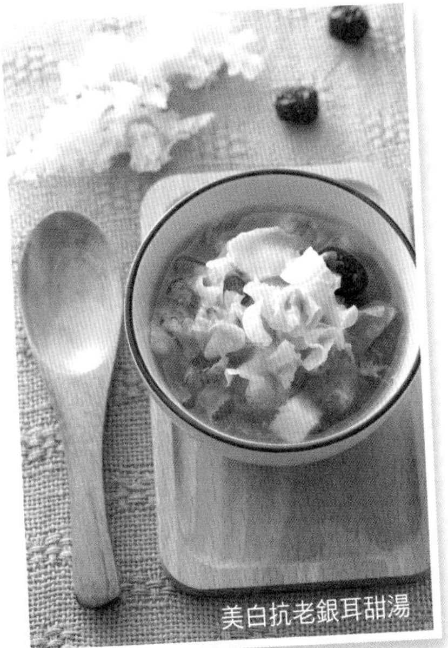
美白抗老銀耳甜湯

第六步 張醫師的私房美顏茶飲

我從小就是白肉底，但工作忙碌，有時候為了趕文章，難免會熬夜，導致臉色暗沉，這時我會利用中藥材來調配美顏茶飲，或者根據自己體質開些藥來調調身體，讓氣色紅潤和精神更好。

【玫瑰美顏茶飲】

材料 粉紅玫瑰1.5錢、黃耆2錢、枸杞1錢、白茯苓1錢、紅棗3顆（去籽）

做法 將藥材洗淨，包入過濾袋以便重複回沖，置入保溫杯中，沖入沸水800cc，悶泡20分鐘；或置入鍋中，與1000cc水同煮至沸騰，轉小火再煮10分鐘，用煮的更能入味。

作用 疏肝解鬱，調理氣血，嫩白抗痘。

注意 粉紅玫瑰兼具潤腸作用，如果妳是屬於容易腹瀉的美人，記得改挑紅玫瑰。

玫瑰美顏茶飲

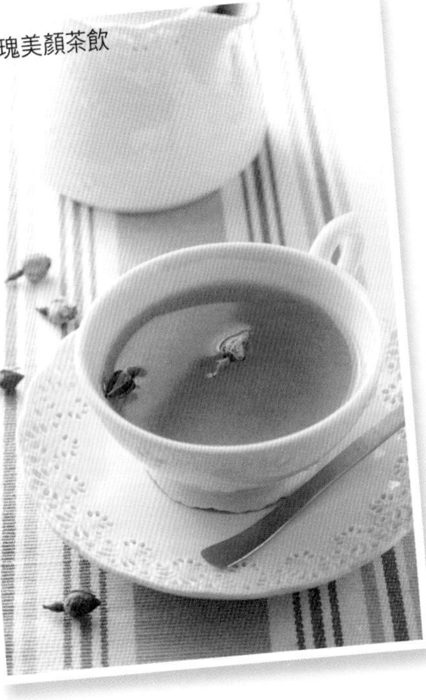

張醫師語錄

其實「好膚質」、「好氣色」的養成，取決於生活中的簡單小細節，如果培養成自然而然的習慣，妳會發現自己時時刻刻都在變美。

壓力、飲食、作息是影響妳體質的三大關鍵

第1招：好心情是健康美麗的萬靈丹

第2招：「挑食」是當一個超吸睛自然系美女的必備條件

第3招：作息規律、越睡越美麗

現代人常是混合型體質，了解自己的體質才能找對方法持久瘦、永恆美

恭喜妳修完這三大學分——**婦科、美膚、纖體！**

舒活家系列 35X

變身超吸睛自然系美女〔修訂版〕

養好婦科，打造靚瘦體質：讓女人更耐看的美膚、逆齡漢方調養術

國家圖書館出版品預行編目(CIP)資料

變身超吸睛自然系美女!：百萬人氣女中醫師分享漢方調養祕訣 / 張文馨著. -- 初版. -- 臺北市：原水文化出版：家庭傳媒城邦分公司發行, 2014.07
面；　公分. -- (舒活家系列；35)
ISBN 978-986-5853-44-0(平裝)

1.漢方 2.美容

413.9　　103012196

作　　者／張文馨
選　　書／林小鈴
責任編輯／潘玉女

業務經理／羅越華
行銷企畫／林明慧
行銷經理／王維君
總 編 輯／林小鈴
發 行 人／何飛鵬

出　　版／原水文化
台北市民生東路二段141號8樓
電話：（02）2500-7008　　傳真：（02）2502-7676
E-mail：H2O@cite.com.tw 部落格：http://citeh2o.pixnet.net/blog/
FB粉絲團：https://www.facebook.com/citeh2o/
發　　行／英屬蓋曼群島商家庭傳媒股份有限公司城邦分公司
台北市中山區民生東路二段141號11樓
書虫客服服務專線：02-25007718；25007719
24小時傳真專線：02-25001990；25001991
服務時間：週一至週五上午09:30～12:00；下午13:30～17:00
讀者服務信箱：service@readingclub.com.tw
劃撥帳號／19863813；戶名：書虫股份有限公司
香港發行／城邦（香港）出版集團有限公司
香港灣仔駱克道193號東超商業中心1樓
電話：(852)2508-6231　傳真：(852)2578-9337
電郵：hkcite@biznetvigator.com
馬新發行／城邦（馬新）出版集團
41, Jalan Radin Anum, Bandar Baru Sri Petaling,
57000 Kuala Lumpur, Malaysia.
電話：(603) 90578822　傳真：(603) 90576622
電郵：cite@cite.com.my

美術設計／果實文化設計工作室
內頁繪圖／盧宏烈、黃建中
攝　　影／林宗億
製版印刷／科億資訊科技有限公司
初版一刷／2014年7月10日
修訂一版／2018年12月27日
定　　價／400元

ISBN: 978-986-5853-44-0
EAN:471-770-290-553-8

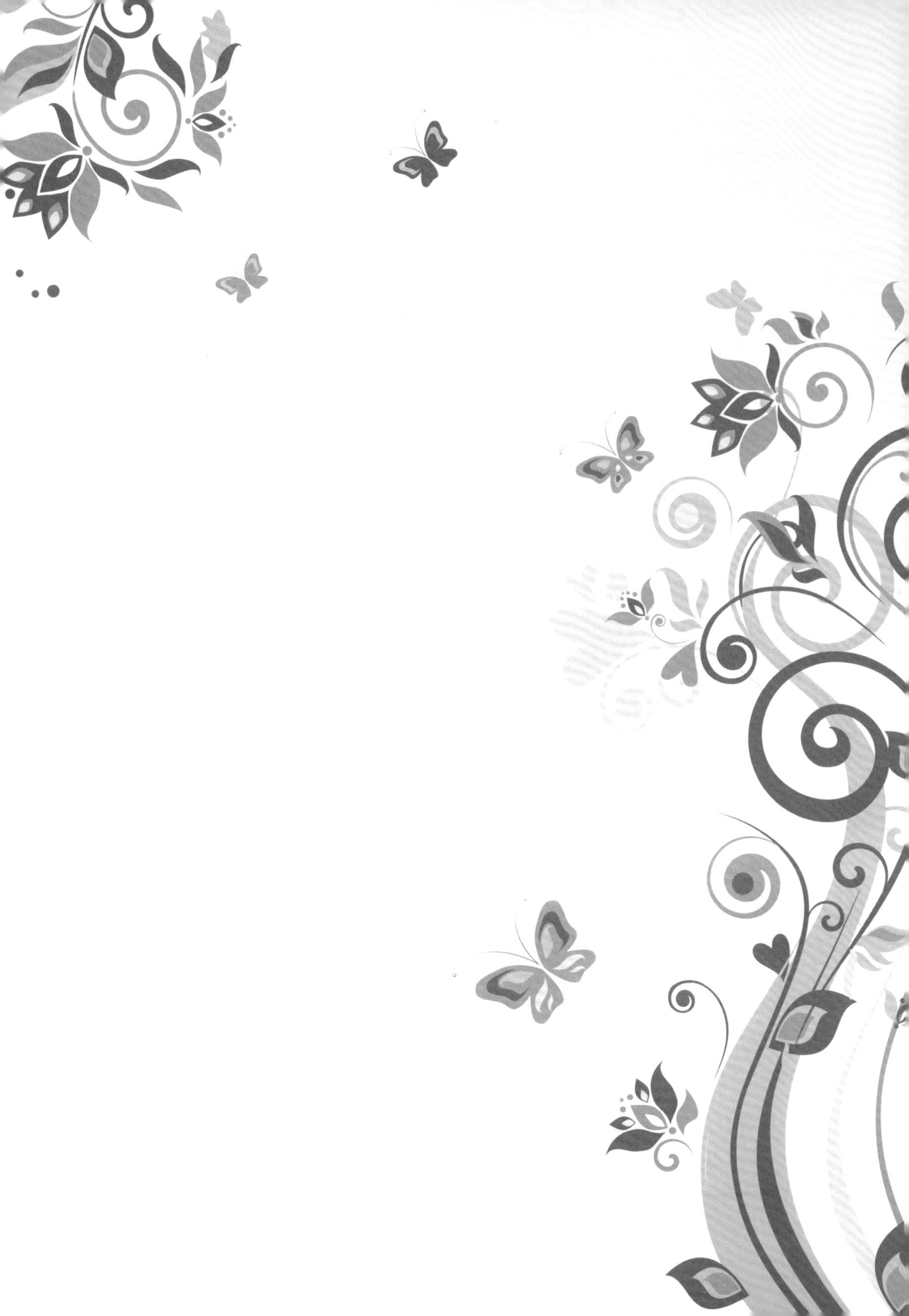

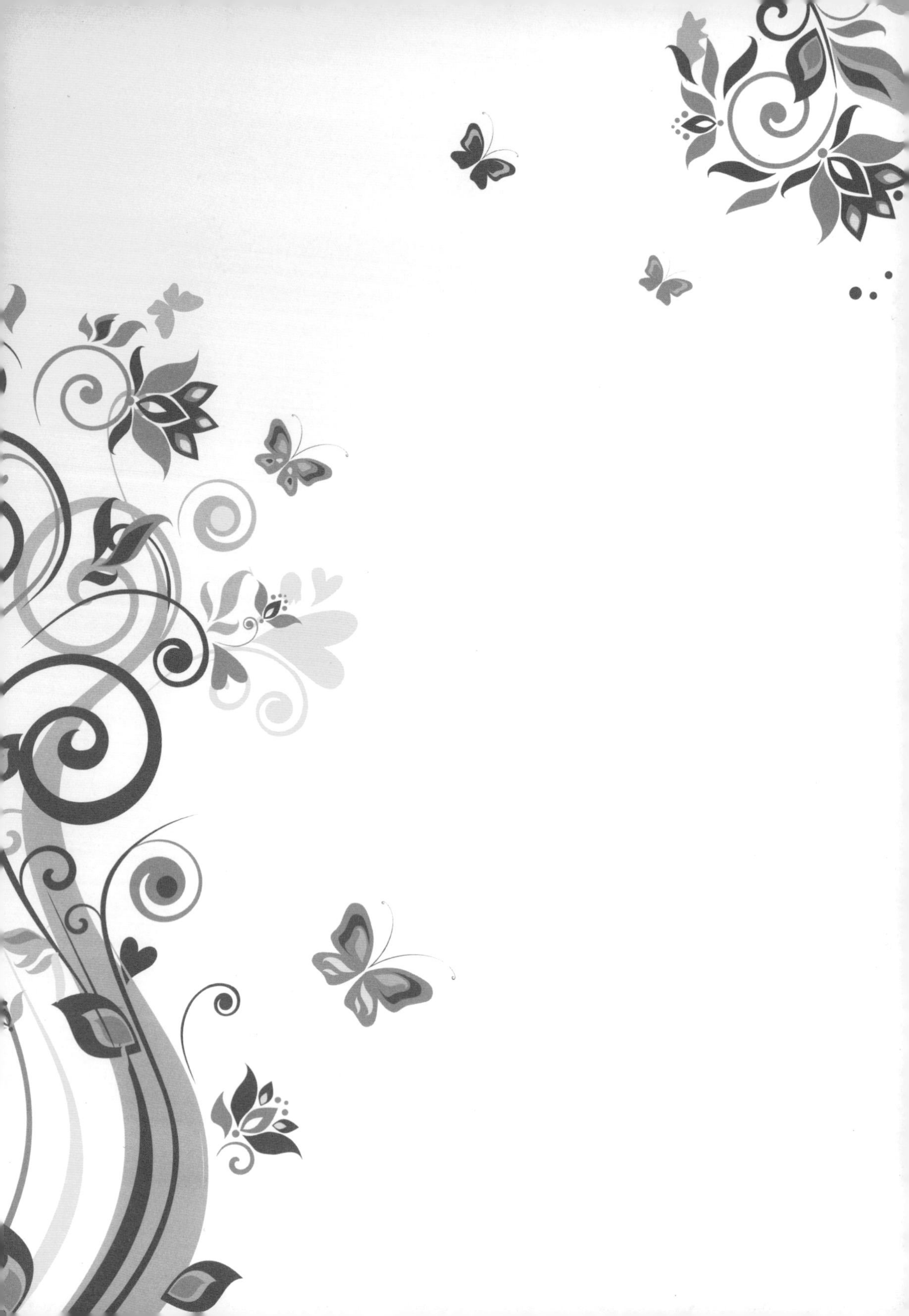